"十四五"职业教育国家规划教材
"十三五"卫生高等职业教育校院合作"双元"规划教材

供临床医学类及相关专业用

人体生理学

第5版

主　审　朱文玉

主　编　杨宏静　伍爱荣

副主编　张庆丽　闫长虹　何彦芳　胡　静

编　委（按姓名汉语拼音排序）

韩维娜（邵阳学院）　　　　　　　杨宏静（重庆三峡医药高等专科学校）

何彦芳（遵义医药高等专科学校）　杨　坦（南阳医学高等专科学校）

胡　静（岳阳职业技术学院）　　　姚丹丹（广州卫生职业技术学院）

牛小艳（洛阳职业技术学院）　　　于　航（哈尔滨医科大学大庆校区）

王晓艳（哈尔滨医科大学大庆校区）张锋雷（广西科技大学）

伍爱荣（湖南环境生物职业技术学院）张庆丽（湖南环境生物职业技术学院）

许秀娟（江西医学高等专科学校）　张艺佳（毕节医学高等专科学校）

闫长虹（菏泽医学专科学校）

北京大学医学出版社

RENTI SHENGLIXUE

图书在版编目（CIP）数据

人体生理学 / 杨宏静，伍爱荣主编. —5版. —北京：
北京大学医学出版社，2019. 10（2025. 2重印）
ISBN 978-7-5659-2087-5

Ⅰ. ①人…　Ⅱ. ①杨…②伍…　Ⅲ. ①人体生理学-高等职业
教育-教材　Ⅳ. ①R33

中国版本图书馆CIP数据核字（2019）第240478号

人体生理学（第5版）

主　　编：杨宏静　伍爱荣
出版发行：北京大学医学出版社
地　　址：（100191）北京市海淀区学院路38号　北京大学医学部院内
电　　话：发行部 010-82802230；图书邮购 010-82802495
网　　址：http：//www.pumpress.com.cn
E-mail：booksale@bjmu.edu.cn
印　　刷：北京溢漾印刷有限公司
经　　销：新华书店
责任编辑：刘云涛　责任校对：靳新强　责任印制：李　啸
开　　本：850 mm×1168 mm　1/16　印张：17.5　字数：500千字
版　　次：2019年10月第5版　2025年2月第9次印刷
书　　号：ISBN 978-7-5659-2087-5
定　　价：36.00元

版权所有，违者必究
（凡属质量问题请与本社发行部联系退换）

修订说明

《国务院办公厅关于深化医教协同进一步推进医学教育改革与发展的意见》要求加快构建标准化、规范化医学人才培养体系，全面提升人才培养质量。《国家职业教育改革实施方案》指出要促进产教融合育人，建设一大批校企"双元"合作开发的国家规划教材。新时期的卫生职业教育面临前所未有的发展机遇和挑战。

本套教材历经4轮建设，不断更新完善、与时俱进，为全国高职临床医学类人才培养做出了贡献。第3轮教材入选教育部普通高等教育"十一五"国家级规划教材15种，第4轮教材入选"十二五"职业教育国家规划教材17种。

高质量的教材是实施教育改革、提升人才培养质量的重要支撑。为深入贯彻《国家职业教育改革实施方案》，服务于新时期高职临床医学类人才培养改革发展需求，北京大学医学出版社经过前期广泛调研、系统规划，启动了第5轮"双元"数字融合高职临床医学教材建设。指导思想是：坚持"三基、五性"，符合最新的国家高职临床医学类专业教学标准，结合高职教学诊改和专业评估精神，突出职业教育特色和专业特色，重视人文关怀，与执业助理医师资格考试大纲要求、岗位需求对接。强化技能训练，既满足多数院校教学实际，又适度引领教学。实践产教融合、校院合作，打造深度数字融合的精品教材。

教材的主要特点如下：

1. 全国专家荟萃

遴选各地高职院校具有丰富教学经验的骨干教师参与建设，力求使教材的内容和深浅度具有全国普适性。

2. 产教融合共建

吸纳附属医院或教学医院的临床双师型教师参与教材编写、审稿，学校教师与行业专家"双元"共建，使教材内容符合行业发展、符合多数医院实际和人才培养需求。

3. 知名专家审定

聘请知名临床专家审定教材内容，保证教材的科学性、先进性。

4. 教材体系优化

针对各地院校课程设置的差异，部分教材实行"双轨制"。如既有《人体解剖学与组织胚胎学》，又有《人体解剖学》《组织学与胚胎学》，便于各地院校灵活选用。按照专业教学标准调整规范教材名称，如《医护心理学》更名为《医学心理学》，《诊断学基础》更名为《诊断学》。

5. 职教特色鲜明

结合最新的执业助理医师资格考试大纲，教材内容体现"必需、够用，针对性、适用性"。以职业技能和岗位胜任力培养为根本，以学生为中心，贴近高职学生认知，夯实基础知识，培养实践技能。

6. 纸质数字融合

利用二维码技术打造融媒体教材，提供拓展阅读资料、音视频学习资料等，给予学生自主学习和探索的空间及资源。

7. 课程思政融入

全面贯彻党的教育方针，落实立德树人根本任务，将课程思政全面融入教材。坚持中国化时代化马克思主义人民至上的立场，运用系统观念，守正创新，传承精华，守护人民生命健康安全，建设中国特色高质量医药卫生类职业教育教材体系。

本套教材的组织、编写得到了多方面大力支持。很多院校教学管理部门提出了很好的建议，职教专家对编写过程精心指导、把关，行业医院的临床专家热心审稿，为锤炼精品教材、服务教学改革、提高人才培养质量而无私奉献。在此一并致以衷心的感谢！

本套教材出版后，出版社及时收集使用教材院校师生的质量反馈，响应《关于推动现代职业教育高质量发展的意见》，按职业教育"岗课赛证"融通教材建设理念及时更新教材内容；对照《高等学校课程思政建设指导纲要》《职业教育教材管理办法》等精神要求，自查自纠，在修订时深入贯彻党的二十大精神，更新数字教学资源；力争打造培根铸魂、启智增慧，适应新时代要求的精品卫生职业教育教材。

希望广大师生多提宝贵意见，反馈使用信息，以臻完善教材内容，为新时期我国高职临床医学教育发展和人才培养做出贡献！

"十三五"卫生高等职业教育
校院合作"双元"规划教材审定委员会

顾　　问　王德炳（北京大学医学部）

　　　　　　文历阳（卫生职业教育教学指导委员会）

主 任 委 员　刘玉村（北京大学医学部）

副主任委员　（按姓名汉语拼音排序）

　　　　　　陈地龙（重庆三峡医药高等专科学校）　　　　潘岳生（岳阳职业技术学院）

　　　　　　范　真（南阳医学高等专科学校）　　　　　　沈国星（漳州卫生职业学院）

　　　　　　蒋继国（菏泽医学专科学校）　　　　　　　　周争道（江西医学高等专科学校）

秘 书 长　　王凤廷（北京大学医学出版社）

委　　员　（按姓名汉语拼音排序）

　　　　　　陈袅袅（贵阳护理职业学院）　　　　　　　　邱志军（岳阳职业技术学院）

　　　　　　郭家林（遵义医药高等专科学校）　　　　　　宋印利（哈尔滨医科大学大庆校区）

　　　　　　黎　梅（毕节医学高等专科学校）　　　　　　孙建勋（洛阳职业技术学院）

　　　　　　李金成（邵阳学院）　　　　　　　　　　　　孙　萍（重庆三峡医药高等专科学校）

　　　　　　李　玲（南阳医学高等专科学校）　　　　　　吴　勇（黔东南民族职业技术学院）

　　　　　　林建兴（漳州卫生职业学院）　　　　　　　　闫　宫（乌兰察布医学高等专科学校）

　　　　　　刘　军（宜春职业技术学院）　　　　　　　　杨　翀（广州卫生职业技术学院）

　　　　　　刘其礼（肇庆医学高等专科学校）　　　　　　赵其辉（湖南环境生物职业技术学院）

　　　　　　宁国强（江西医学高等专科学校）　　　　　　周恒忠（淄博职业学院）

前　言

　　全国卫生高等职业教育教材《人体生理学》自 1995 年第 1 版面世以来，已历经 24 年，其间多次修订再版，一直以来深受医学类高等职业院校师生的好评，陆续被评选为普通高等教育"十一五"国家级规划教材、"十二五"职业教育国家规划教材。党的十九大报告对高等教育提出提高教学质量、努力加强高校专业内涵建设的要求，本着与时俱进、精益求精的精神，加强对新时代中国特色社会主义现代化文化建设，增强文化自信，我们遵照教育部对高等职业教育和教材建设的要求，响应党的教育总方针，积极征求广大院校师生在教材使用过程中的反馈意见，在第 4 版教材的基础上，进行了此次再版工作。

　　本次新版教材编写宗旨仍然重点把握"基本理论、基本知识、基本技能"，即"三基"；"严谨科学编写、严格认真审核、严肃编写要求"，即"三严"；注重提高教材编写内容的"思想性、创新性、科学性、启发性和先进性"，即"五性"。在每章的开头增加了"学习目标"，以突出要点，帮助学生更好地掌握重点、把握难点；在每章的末尾增加了"自测题"，有助于学生思考、理解和运用重点内容；在每章正文中还适当增加了"知识链接"，侧重临床与基础知识的关联，以拓展学生的知识面，提高学习兴趣；同时增加数字化学习内容，通过扫描二维码，读者可直接获取案例分析、知识拓展内容以及思维导图、考试真题等资源，通过现代化学习手段实现随时、随处、随心学习，提高课程的社会使用价值，具有推广医学知识与专业基础知识的社会意义。

　　在本次教材再版工作中，各位编写专家都非常认真和投入，大家共同商议修改内容，配合默契，为本教材的顺利完稿和按时付印做出了巨大的贡献，在此特别感谢毕节医学高等专科学校、广西科技大学、重庆三峡医药高等专科学校、湖南环境生物职业技术学院、菏泽医学专科学校、遵义医药高等专科学校、岳阳职业技术学院、广州卫生职业技术学院、南阳医学高等专科学校、江西医学高等专科学校、洛阳职业技术学院、邵阳学院、哈尔滨医科大学大庆校区等院校的大力支持，并选送了教学经验丰富的一线教师参加编写工作，在此致以诚挚的谢意。同时向北京大学医学出版社领导和责任编辑一并表示感谢，正是他们的精心组织与策划，才使得本教材得以顺利出版。

　　由于编者水平有限，难免存在问题和不足之处，敬请广大读者在使用过程中进行批评和指正。

杨宏静

目 录

第一章

绪 论

第一章数字资源

思政之光

学习目标

通过本章内容的学习，学生应能够：

识记：

1. 说出生命活动的基本特征，新陈代谢、兴奋性的概念；反应的形式：兴奋与抑制。
2. 列举内环境的组成，说出内环境稳态的概念。
3. 说出人体生理功能的调节方式，反馈的概念及分类、意义。

理解：

1. 解释内环境稳态的临床意义。
2. 分析兴奋性与阈值的关系、反射与反射弧的关系。

运用：

通过学习生理学的研究对象和任务、研究方法；理解生理学与医学，加强对白衣天使神圣职业的理解，做好救死扶伤，全心全意为人民服务准备而献身医学事业。

案例导入

李大爷，66岁，患病多年，平时喜爱抽烟、喝酒，不注意控制饮食。5年前患糖尿病，靠每日早、晚皮下注射胰岛素控制血糖。近1周来，在家里被亲人发现双下肢水肿。患者当天晚上在外聚餐后自觉腹部疼痛不适伴头昏、恶心呕吐、腹泻等症状。遂被"120"救护车送到医院急诊科，经医生检查发现患者 T 37.9 ℃，HR 91 次/分，R 20 次/分，BP 178/96 mmHg，血糖浓度 14.4 mmol/L，血 K^+ 浓度 2.96 mmol/L，红细胞 4.6×10^{12}/L，白细胞 11.8×10^9/L，尿糖（++++）。初步诊断：高血压，糖尿病，急性胃肠炎，低钾血症。

【思考】

1. 作为医务工作人员，要对李大爷身体的各项指标进行检测作为诊断依据。李大爷身体的哪些生理指标属于异常呢？

2. 急诊科医生对李大爷进行的检查与临床诊断，主要是针对什么疾病？

3. 如果让你向李大爷等社会群众宣传预防糖尿病、高血压、急性胃肠炎等常见疾病知识，你如何进行宣传呢？

第一节 人体生理学的研究对象和任务

一、人体生理学及其研究对象

生理学（physiology）是生物科学的一个分支，是研究生物体及其各组成部分正常功能活动规律的一门科学。人体生理学（human physiology）是以人体生命活动为研究对象，主要研究正常状态下人体及其各组成部分的功能活动规律，以及这些生命活动现象的发生机制、发生条件、发生过程以及影响因素等，从而认识和掌握人体生命活动发生机制、变化规律，为人类防病治病、增进健康、延长寿命提供科学的理论依据。

二、人体生理学的任务

人体生理学是一门重要医学基础理论课程，其产生和发展与现代医学的发展有着密切的联系。一方面，人体生理学基础理论可以指导临床实践，许多医疗卫生与健康问题的研究都要以人体生理学的理论和研究成果作为基础；另一方面，医学临床知识的实践和发展，又为人体生理学的研究提出新的挑战课题、新任务，不断扩展人体生理学的研究领域，丰富其研究内容。医学生只有掌握了人体正常生命活动的发生机制和发生规律，才能为以后学习其他人体学科奠定基础，为以后临床医疗工作实践提供重要的理论指导，更好地认识生命活动的产生过程，探索人体疾病的发生、发展及其防治规律。所以学习好生理学，进一步说就是为增进人类健康、延长人类寿命、提高人群生活质量服务。

三、人体生理学的研究方法

人体生理学的研究方法是随着社会的进步、人们思想观念的更新和科学研究手段的日益发展而不断发展和提高的。早在 17 世纪，英国医生威廉·哈维（William Harvey，1578—1657年）用动物实验方法首先阐明了血液循环的途径和规律。限于生产力的发展水平，早期的研究都是从整体的角度进行的，以后逐渐深入到器官、细胞、分子甚至基因水平。近几十年来，伴随着电子技术、电镜技术、免疫组织化学、同位素、三维成像、超微量测定等技术的发展，特别是计算机技术的应用，人体生理学的研究方法已进入一个崭新的、迅速发展的新阶段。

人体生理学研究方法包括整体水平、系统和器官水平、细胞和分子水平三个层次。整体水平的研究是关于机体内各器官、各系统的相互联系和相互影响，以及机体与环境之间相互联系和相互影响的研究。研究的对象是整个机体，例如，在人体内心脏搏动的频率和做功，以及人体内外环境条件、人体的健康状况和精神情绪变化等因素的影响。系统和器官水平的研究是关于机体内各系统和各器官的生理功能的研究。这方面的研究着重于阐明每一个系统和器官对于机体有什么作用，它们进行生理学活动的产生机制，其活动受到哪些因素的控制等。例如，观察某些离子对离体活心脏的影响就是器官水平的研究。细胞和分子水平的研究是关于组成人体的细胞和分子机制的研究。这类研究的对象是细胞和它所含的物质分子，如细胞膜对物质的转运功能的研究，需要对细胞膜上转运蛋白质的生理特性和功能活动进行研究。

人体的生理功能虽然以细胞和分子特性为基础，并遵循物理学、化学的基本规律，但并不等同于物理学和化学，它们既有细胞和分子水平的研究和科学规律，还有系统和器官以及整体水平的研究和科学规律，三个水平的研究只是相对而言。要全面地理解人体某一生理功能的机制，必须采用多种实验研究方法，将细胞和分子、系统和器官以及整体三个水平结合起来进行全面的研究。

四、人体生理学的学习方法

人体是一个完整统一的整体，其各种功能活动都是整体活动的一部分，并与环境保持密切的联系。学习人体生理学课程时，必须以马克思辩证唯物主义理论为指导，用对立统一的观点去观察分析机体的一切功能活动及其调节机制，只有从生物的、社会的、心理的水平来综合观察和理解人体的生命活动，才能全面正确地认识人体生命活动的本质和规律。有生命的个体其所有生理功能活动都是"动态"的，是不断变化发展的，必须用发展变化动态的逻辑思维和观点，去认识分析和理解记忆人体的结构、功能及其相互关系。最后必须坚持理论联系实际的观点，学习和研究人体各个系统和器官的生理学功能产生机制与影响因素，既要重视理论基础知识的学习，更要重视职业技能学习即实验操作和临床实践，以便更好地掌握人体功能活动的规律，为今后的学习奠定坚实的基础。

第二节 生命活动的基本特征

大自然世界芸芸众生，各种生命现象表现多种多样，哪些现象属于生命现象呢？生命现象有什么共同特性呢？经过众多生理学家的研究，一致认为生命现象活动的基本特征包括新陈代谢、兴奋性、生殖和适应性等，其中新陈代谢是生命活动最基本的特征。凡是具有这些基本特征的现象就是生命现象，了解生命活动的基本特征，有助于理解人体生理功能活动的发生规律。

一、新陈代谢

机体与外界环境之间进行物质交换和能量转换以实现自我更新的过程，称为新陈代谢（metabolism）。新陈代谢包括合成代谢（同化作用）和分解代谢（异化作用）。一切生物体总是在不断地重新建造其自身的结构，同时又不断地破坏其自身衰老的结构，不断进行机体生物分子的新旧交替。一方面机体不断地从外界环境中摄取各种营养物质，经过机体的改造、转化，以提供建造自身结构所需要的新的物质，产生并贮存功能活动所需要的能量。这一过程称为合成代谢。另一方面机体不断分解自身旧的物质，释放能量供生命活动的需要，这一过程称为分解代谢。分解代谢的产物可通过多种途径排出体外。

生命过程中的一切机能活动都建立在新陈代谢基础上，机体在新陈代谢的基础上表现出生长、发育、生殖、运动等一切生命现象。新陈代谢一旦停止，生命也就随之终结。

二、兴奋性

机体或组织对刺激发生反应的能力或特性称为兴奋性（excitability）。兴奋性是一切生物体所具有的另一基本特征，能使生物体对环境的变化做出应变，因此这是生物体生存的必要条件。

机体或组织所处的内外环境条件的变化称为刺激（stimulus）。机体或组织接受刺激后所出现的理化过程和生理功能的变化称为反应（response）。例如，骨骼肌受到电流刺激后，肌细胞发生一系列理化变化，引起肌肉收缩，这是肌肉组织对电流变化的反应。寒冷刺激可引起机体分解代谢加强、肌肉颤抖等，使产热量增加，同时还会引起皮肤血管收缩，使散热减少，这就是机体对寒冷刺激的反应。

机体各种组织中，神经、肌肉和腺体组织兴奋性较高，称为可兴奋组织（excitable tissue）。不同组织对刺激所作出的反应形式各异，神经组织的兴奋表现为神经冲动的产生和传导，肌肉组织的兴奋表现为肌纤维收缩，腺体的兴奋表现为腺细胞分泌。值得注意的是，不同组织在其特有的表现之前都会产生一种共同具有的生物电反应，即产生动作电位（将在第二章中介绍）。因此生理学也将可兴奋组织对刺激产生动作电位的特性称为兴奋性。

（一）刺激与反应

> ➤ 考点提示：兴奋性与阈值

刺激的种类很多，按其性质可分为：物理刺激，如声、光、电流、机械、温度、射线等；化学刺激，如酸、碱、离子、药物等；生物性刺激，如细菌毒素、抗体等。就人类而言，社会因素和心理活动构成的刺激对人体的生理功能和疾病的发生、发展具有十分重要的作用。

并非所有刺激都能引起机体发生反应。实验表明，任何刺激要引起机体或组织产生反应必须具备三个条件（刺激三要素）：足够的强度（刺激强度）、足够的作用时间（刺激持续时间）和强度－时间变化率（刺激强度变化速度）。

1. 足够的强度　如刺激的时间和强度变化率保持不变，刺激必须要达到一定的强度，才能引起组织反应。能引起组织发生反应的最小刺激强度称为阈强度或阈值（threshold）。强度等于阈值的刺激称为阈刺激（threshold stimulus），强度大于阈值的刺激称为阈上刺激，强度小于阈值的则称为阈下刺激。阈刺激和阈上刺激都能引起组织发生反应，所以是有效刺激，而单个阈下刺激则不能引起组织的反应。组织的兴奋性与阈强度呈反变关系（兴奋性 ∝ 1/ 阈强度），即阈强度越小，说明组织的兴奋性越高；阈强度越大，说明组织的兴奋性越低。各种组织的兴奋性高低是不同的，阈强度可以作为衡量组织兴奋性高低的客观指标。

2. 足够的作用时间　刺激必须持续一定的时间，才能引起组织的反应。如果刺激持续的时间太短，那么即使刺激强度足够，也不能引起组织反应。

3. 强度－时间变化率　刺激作为引起组织反应的一种始动因素，必须有变化。刺激由弱变强，或由强变弱，均可引起组织反应。单位时间（秒）内强度增减的量，即强度变化速度，称为强度－时间变化率，即指作用到组织的刺激需多长时间其强度由零达到阈值而成为有效刺激。强度－时间变化率越大，刺激作用越强。

在所有刺激中，由于电刺激的三个条件易于控制，且可重复使用而不易损伤组织，故这种刺激方法为医疗实践和实验所常用。

 知识链接

"两快一慢"与疼痛

医务人员在临床上面对患者实际操作诊疗过程中，给患者进行肌内注射给药时，要做到亲切告知、态度和蔼、轻柔利索，技术娴熟。为了尽量减轻操作诊疗对患者的病痛刺激引起的不适感，操作要点就是"两快一慢"，即进针快、出针快、推药慢。

【思考】

1. 试用刺激的性质相关知识解释临床操作原理：临床上护士给患者肌内注射给药时，为什么"两快一慢"可减轻患者的疼痛？

2. 如果你是患者，你期待医务人员的职业技能是什么水准？

（二）兴奋与抑制

当机体受到刺激而发生反应时，从其外表活动特征来看有兴奋和抑制两种基本表现形式。兴奋（excitation）是指组织接受刺激后由生理静息状态变为活动状态，或活动由弱增强。如肌肉受到刺激而收缩；肾上腺素作用于心脏，使心搏加快，心肌收缩力量加强，心输出量增多等都是相应组织兴奋的表现。抑制（inhibition）是指组织接受刺激后由活动状态转入生理静息状态，或活动由强减弱。如当人体吸入过多的 CO_2 可使呼吸运动减弱甚至暂停；乙酰胆碱作用于心脏，引起心搏减慢，心肌收缩力量减弱，心输出量减少，这些都是组织抑制的表现。

机体接受刺激后究竟发生兴奋还是抑制，主要取决于刺激的质和量以及组织处于何种功能状态。同样的功能状态，刺激的强弱不同，反应可以不同。例如，疼痛刺激可引起心搏加强、呼吸加快、血压升高等，这是中枢兴奋的表现；而过于剧烈的疼痛则引起心搏减弱、呼吸变慢、血压降低，甚至意识丧失，这都是抑制的表现。当机体的功能状态不同时，同样的刺激引起的反应可不同。例如，饥饿、饱食或不同精神状态的人，对食物的反应截然不同。

三、生殖

生物体生长发育到一定阶段后，能产生与自己相似的子代个体，这种功能称为生殖（reproduction）或自我复制。生物个体的寿命是有限的，只有通过生殖过程产生新的个体来延续种系。人类及高等动物已经分化为雄性和雌性两种个体，分别发育产生雄性生殖细胞和雌性生殖细胞，由这两种生殖细胞结合以后才能产生子代个体。通过生殖，人类和生物均能延续，所以生殖是生命的特征之一。

四、适应性

机体根据内外环境的变化而调整自身活动以保持自身生存的能力或特性称为适应性（adaptability）。适应性包括行为性适应和生理性适应。行为性适应是生物界普遍存在的本能行为，常通过躯体活动的改变而实现。如夏天趋凉，冬天趋暖；遇到伤害性刺激时作出躲避活动等。生理性适应是指机体内部的协调性反应。如在高温环境下皮肤血管扩张、血流量增加、汗腺分泌增多等，机体通过加强散热过程而保持体温的相对稳定。

人类生存过程中既受自然环境的影响，又受社会环境的影响。自然界中的生物、理化因素及语言文字、思想情感等社会心理因素的改变，均可影响人体功能活动。人体也经常随着环境变化调整其心理生理活动，以适应环境变化，维持正常生存。

第三节 内环境及稳态

一、机体的内环境

人体内含有大量的液体，各部位的水分均含有大量的溶质，人体体内的液体总称为体液（body fluid）。在成人，体液约占体重的60%以上，年龄越小体内体液的含量越高。体液可分为两大部分：存在于细胞内的称为细胞内液（intracellular fluid），占体液的2/3左右（约占体重的40%）；存在于细胞外的称为细胞外液（extracellular fluid），占体液的1/3左右（约占体重的20%），包括组织液、血浆、淋巴液、脑脊液、房水、体腔液（胸膜腔液、滑膜液、心包液）等。细胞外液中，血浆约占1/4，组织液约占3/4。体液的各部分彼此隔开而又互相沟通（图1-1）。

血浆的组成与性质不仅可反映机体与外环境之间物质交换的情况，也是沟通各部分体液与外环境进行物质交换的媒介，还能反映组织代谢与内环境各部分之间的物质交换情况。体内的绝大多数细胞并不与外环境直接进行物质交换，而是浸浴和生存在细胞外液之中，细胞代谢所需要 O_2 的摄入和 CO_2 的排出、营养物质的摄取和代谢产物的排出等细胞赖以生存的物质交换过程都必须通过细胞周围的细胞外液进行。所以细胞外液是细胞直接生活的体内环境，称为内

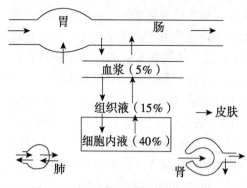

图 1-1　体液的分布与相互关系示意图

环境（internal environment），以区别于机体赖以生存的自然环境，即外环境。

细胞生活于内环境之中，并不断从其中摄取营养物质、氧气以及维持其正常活动所必需的物质；同时又不断排出代谢产物及过剩物质至细胞外液。细胞外液则依赖于循环系统、呼吸系统、消化系统和排泄系统与外环境沟通，保持机体内、外环境之间的联系，从而保证了内环境即细胞外液的不断更新。

> ➤ 考点提示：体液

二、内环境的稳态

内环境的理化特性，如温度、渗透压和酸碱度以及各种离子成分等，都是影响细胞正常生命活动的重要因素。细胞的正常生理活动需要内环境的各种理化因素和物质浓度必须在一定范围内，才能保持动态的相对恒定。这种内环境的理化因素处于相对平衡的状态称为稳态（homeostasis）。内环境的稳态是细胞进行正常生命活动的必要条件。内环境的理化性质不是静止不变的。正常机体内，细胞的代谢活动和外环境的变化经常引起内环境的波动，但通过以上调节系统的作用，改变各器官组织的活动，可以维持内环境中各种理化因素和物质浓度的相对稳定。因此，内环境稳态是一个不断被破坏，又不断恢复的过程，是一个动态的、相对稳定的状态。一旦调节系统或器官组织的活动不能正常进行，或外环境变化过于剧烈时，内环境稳态就不能维持，内环境中各种理化因素的平衡将会发生紊乱，细胞新陈代谢障碍并导致疾病，严重时可危及生命。例如，肾衰竭时，由于代谢产物不能通过尿排出体外而蓄积于体内，可引起尿毒症。

> ➤ 考点提示：内环境及其稳态

第四节　人体生理功能的调节

人体能够保持其自身的稳态和对环境的适应，是因为人体有一整套调节机构，它能对各种生理功能进行调节。调节是指机体根据体内外的变化来调整和控制机体的各种活动，使机体内部各器官和系统功能协调一致，并与所处的外环境相适应的过程。

一、人体生理功能的调节方式

人体生理功能的调节由体内三种调节机制来完成，即神经调节、体液调节与自身调节。其中以神经调节最为重要。

（一）神经调节

通过神经系统的活动对机体生理功能进行的调节称为神经调节（neuroregulation）。神经调节是人体最主要的调节方式。神经调节的基本方式是反射（reflex）。所谓反射，是指在中枢神经系统的参与下，机体对内、外环境刺激做出的规律性应答。反射的结构基础是反射弧

（reflex arc），它由感受器、传入神经、中枢、传出神经和效应器五个部分组成（图 1-2）。反射活动的完成有赖于反射弧在结构和功能上的完整性。反射弧任何一部分受损害，都将使经该反射弧进行的反射活动不能产生。

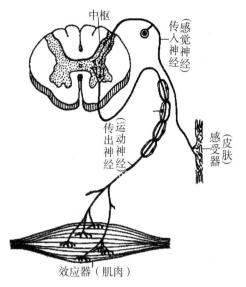

图 1-2 反射弧及其组成示意图

人和动物的功能活动本质上都是反射活动，根据其形成的条件和过程的不同分为非条件反射和条件反射两大类。非条件反射（unconditioned reflex）是人和动物与生俱来的，是先天遗传、种族共有的反射活动。其反射弧和反射活动较为固定，数量有限，是一种初级原始的神经活动，多与维持生命的本能活动有关。如食物进入口腔引起唾液的分泌（唾液分泌反射），物体触及婴儿唇部引起的吸吮动作（吮吸反射），异物触及角膜而引起的眨眼动作（角膜反射），光照眼睛引起瞳孔缩小等均属非条件反射。

条件反射（conditioned reflex）是人和动物后天通过学习获得的，是在非条件反射的基础上根据个体生活实践而建立起来的，是一种具有预见性的高级神经活动。条件反射中刺激性质与反应之间的关系往往不是固定的，反射活动灵活可变，数量无限。通过建立条件反射，可以使大量无关刺激成为预示某些环境变化即将来临的信号，从而扩大了人或动物适应环境变化的能力。例如，"望梅止渴""谈虎色变"，都是人类在后天建立起来的条件反射的表现。下表列举了条件反射与非条件反射的区别（表 1-1）。

表 1-1 非条件反射与条件反射的比较

非条件反射	条件反射
先天固有	后天学习训练建立
反射弧和反射活动较固定	建立在非条件反射基础上，反射活动灵活、多变
数量有限	数量无限
初级神经活动	高级神经活动
与维持生命本能活动有关	有预见性，增强适应能力

神经调节的特点是传导迅速、作用时间短暂而精确，作用范围较小，表现为高度的自动化。这是由其传导途径、反射效应器官和反馈性自动控制等所决定的。

（二）体液调节

体液调节（humoral regulation）是指一些化学物质通过细胞外液或血液循环途径，对人体某些器官或组织功能进行的调节。参与体液调节的化学物质主要是各种内分泌腺和内分泌细胞所分泌的激素。如肾上腺髓质分泌的肾腺上素，通过血液循环运输到心脏，使心肌收缩力增强、心率加快、心输出量增多。这种激素经血液运至远隔组织器官，并影响全身多种组织器官的活动，称为全身性体液调节。某些组织细胞分泌的一些化学物质或代谢产物如 NO、H^+、腺苷、组胺、乳酸、激肽、前列腺素、5- 羟色胺等，可在细胞外液内扩散至邻近组织细胞，调节其活动，如局部血管扩张、通透性增加等，称为局部性体液调节。

体液调节的特点是作用出现比较缓慢、作用持续时间长、作用范围广泛，也具有反馈性自动调节的特点。

在完整机体内，神经调节和体液调节相辅相成，密切相关。各种内分泌腺体和内分泌细胞构成的内分泌系统是一个独立的调节系统，其中一部分内分泌腺或内分泌细胞可以感受内环境中某种理化成分或性质的变化，直接作出相应的反应。神经调节在多数情况下处于主导地位。神经系统同全身各器官有广泛的联系，大多数内分泌腺或内分泌细胞直接或间接地接受神经系统的调节，这种情况下体液调节就成为神经调节的一个传出环节，是反射传出途径的延伸，这种调节称为神经 - 体液调节（neuro-humoral regulation）（图 1-3）。如肾上腺髓质受交感神经支配，交感神经兴奋时，可促使肾上腺髓质分泌肾上腺素和去甲肾上腺素增加，从而使神经与体液因素共同参与机体的调节活动。

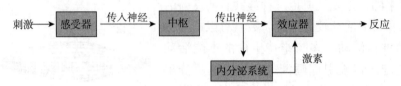

图 1-3　神经 - 体液调节示意图

> ➢ 考点提示：神经调节和体液调节

（三）自身调节

自身调节（autoregulation）是指组织或器官不依赖于神经或体液调节，由其自身特性决定对刺激产生的一种适应性反应。通常是在组织或器官的活动超过一定限度时，对其自身活动进行调节，使之不发生过度活动。这种调节只局限于少部分组织和器官，在心肌和平滑肌表现明显。如随着全身动脉血压在一定范围内升高或降低波动，肾小球入球小动脉管壁平滑肌可通过自身的舒缩活动来改变血流阻力，使肾血流量经常保持于相对恒定的水平，以保证肾功能的正常进行。一般来说，自身调节的特点是作用准确、稳定和局限，影响范围小，效应也小，但对于这些器官乃至全身生理功能的调节仍有一定的意义。

二、人体内的控制系统

人体生理功能的各种调节实际上是一种自动控制系统。其中控制部分相当于反射中枢或内分泌腺，受控部分相当于效应器或靶器官、靶细胞。控制部分与受控部分存在着双向的信息联系，通过闭合环路而完成。来自受控部分的信息，称为反馈信息，由受控部分发出的信息反过来影响控制部分的活动过程称为反馈（feedback）（图 1-4）。

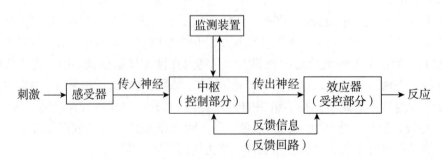

图 1-4　生理功能的反馈调节示意图

反馈包括负反馈和正反馈两种方式。负反馈（negative feedback）是指受控部分发出的信息反过来制约或减弱控制部分活动的调节方式。在正常生理功能调节中负反馈较为多见和重要。机体的任何一种功能活动，总是处于相对恒定状态，仅在一定的生理范围内波动。当机体功能偏离生理变动范围时，则以负反馈的形式，自动调节其活动水平以保持其相对恒定，其意义在于维持机体某项生理功能保持于相对恒定状态。如当动脉血压偏高于正常水平时，压力感受器传入冲动通过心血管中枢的整合活动，使心血管活动水平降低，动脉血压回降至正常水平；反之，当动脉血压降低时，这种对心血管中枢的抑制作用减小，使心血管活动增加，血压得以回升。人体动脉血压的相对恒定就是通过以减压反射为基础的典型的负反馈，保持相对稳定的水平（详见第四章第三节）。

另一种反馈的形式与上述不同，从受控部分发出的信息不是制约控制部分的活动，而是反过来促进与加强控制部分的活动，称为正反馈（positive feedback），其意义在于促使某些生理功能一旦发动起来就迅速加强直至完成，是不可逆的过程。例如在排尿过程中，尿液通过尿道时，对尿道感受器的刺激信息返回到排尿中枢，可加强膀胱逼尿肌的收缩，使膀胱进一步收缩，直到尿液排尽。在人体内正反馈远不如负反馈多见，在分娩、血液凝固等过程中也存在正反馈调节机制。

➢ 考点提示：反馈——负反馈和正反馈

反馈控制系统是保持机体正常生理功能的重要调节机构，反馈作用反映了人体功能活动调节的自动化。通过反馈作用，使机体能够自动、及时、适度地调节生理功能状态，从而更好地适应内、外环境的变化。

 案例讨论

张某，女，66 岁。慢性心力衰竭 5 年，因胸闷、乏力，下肢水肿加重 1 周就诊。服用强心、利尿剂后症状改善。

请分析：

患者用药后水肿改善的原因是什么？

● 自测题 ●

一、选择题

1. 人体的生命活动宣告结束时下列哪项生命活动的基本特征消失
   A．新陈代谢
   B．兴奋性
   C．细胞的运动
   D．机体的适应性
   E．机体的完整统一性

2. 当其他刺激条件不变时，能够引起组织细胞发生反应的最小刺激称为
   A．阈刺激
   B．阈下刺激
   C．动作电位
   D．阈上刺激
   E．阈电位

3. 兴奋性是组织或者机体对刺激发生反应的能力或者特性，下面叙述中关于组织兴奋性的描述，错误的是
   A．是活组织的共有特征
   B．其高低各组织不同
   C．神经、肌肉、腺体组织的最高
   D．神经组织兴奋后兴奋性发生周期性变化

E．其越高阈刺激越大

4．在蛙反射弧分析试验中，如果把左侧坐骨神经用局麻药普鲁卡因阻滞，再使用1%硫酸滤纸片贴于脊蛙腹部，不可能观察到的现象是

  A．挣扎反应

  B．屈右腿反射

  C．下肢搔爬动作

  D．腹壁收缩

  E．屈左腿反射

5．神经调节的基本方式是

  A．反射

B．代谢产物的调节

C．反应

D．兴奋或者抑制

E．反馈调节机体的活动

6．机体内环境的稳态维持主要依靠的调节方式是

  A．体液调节

  B．自身调节

  C．正反馈调节

  D．负反馈调节

  E．神经调节

二、名词解释

1．新陈代谢   2．兴奋性   3．阈值   4．内环境   5．神经调节   6．反射

7．体液调节   8．反馈   9．正反馈 10．负反馈

三、问答题

1．生命活动的基本特征有哪些？

2．说出阈值的概念，兴奋性与阈值的关系。

3．何为内环境与内环境的稳态？内环境稳态维持的意义有哪些？

4．比较神经调节、体液调节和自身调节的特点、意义。

（杨宏静）

第二章

细胞的基本功能

第二章数字资源

思政之光

学习目标

通过本章内容的学习，学生应能够：

识记：

1. 说出单纯扩散、易化扩散、主动转运、膜泡转运的特点。
2. 说出静息电位和动作电位的概念及产生机制，极化、去极化、反极化、超极化和复极化的概念。
3. 说出神经-骨骼肌接头处的兴奋传递机制，兴奋-收缩耦联的过程，骨骼肌细胞的收缩机制。

理解：

1. 解释细胞膜的化学组成和分子结构，通道转运与载体转运，原发性与继发性主动转运，出胞与入胞的物质转运，细胞膜的信号转导功能。
2. 分析动作电位曲线的组成及其与兴奋性变化的时间关系。
3. 分析骨骼肌收缩的表现形式和影响因素。

运用：

理解生物电在临床上的应用；关爱和分析重症肌无力患者产生疾病的表现；能识别有机磷中毒的临床表现与急诊处理原则。

案例导入

荣某，女，46岁。患者在自家田地喷洒农药时，忽感恶心、呕吐、视物模糊、烦躁不安，随即送医就诊。在送医过程中，患者出现流涎、瞳孔缩小、呼吸困难、肌束颤动等症状，诊断为有机磷农药中毒。

【思考】

1. 有机磷农药中毒的主要机制是什么？
2. 有机磷农药中毒时，骨骼肌痉挛的原因是什么？
3. 在神经-肌肉接头中消除乙酰胆碱的酶是什么？
4. 针对有机磷中毒的症状你如何进行理解和记忆？

细胞（cell）是构成人体结构与功能的基本单位，一般由细胞核、细胞质和细胞膜组成，人体的功能活动与体内的各类细胞的功能活动密不可分。人体大约有 10^{14} 个细胞，不同的细胞分布于不同的部位执行不同的功能，也有的细胞可执行多种功能。本章节主要介绍细胞功能中物质转运功能、生物电现象、细胞兴奋性的引起、骨骼肌细胞的收缩功能。

第一节　细胞膜的基本功能

一、细胞膜的基本结构

细胞膜（cell membrane）也称质膜（plasma membrane），是一层包围细胞质和细胞器的界膜，将细胞质与细胞周围环境分隔开，厚度 7 ~ 8 nm。各种细胞膜的结构及其化学组成是基本相同的，主要由脂质、蛋白质和少量糖类物质组成。其中，蛋白质和脂质的比例在不同种类的细胞可相差很大。一般而言膜蛋白含量较高的细胞功能比较活跃，膜蛋白含量相对较低的细胞功能较简单。关于细胞膜的各种化学成分在膜中是如何排列的，目前最能被接受的是 1972 年 Singer 和 Nicholson 提出的液态镶嵌模型（fluid mosaic model）学说。这一学说认为：流动的脂质双分子层构成了细胞膜的基本骨架，而蛋白质分子像一群岛屿一样无规则地分散在脂质的"海洋"中，糖类分子在细胞膜外悬挂于脂质、蛋白质表面（图 2-1）。

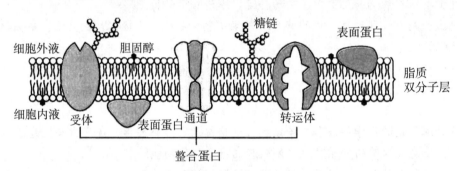

图 2-1　液态镶嵌模型模式图

（一）脂质双分子层

脂质双分子层是由两层脂质分子构成，构成细胞膜的基本膜骨架，脂质的主要成分有磷脂、胆固醇和糖脂。磷脂是一类含有磷酸的脂类，分为头部和尾部：头部为亲水端，朝向膜内外两侧；尾部为疏水端，朝向膜中央。

脂质双分子层的结构决定了细胞膜的功能特点：①非脂溶性物质不易自由通过。细胞膜的疏水区是水以及水溶性物质如葡萄糖和各种带电离子的天然屏障，这些物质不能自由进出细胞膜；脂溶性物质如氧气、二氧化碳以及乙醇等可以自由穿过细胞膜。②体温条件下有一定的流动性。细胞膜的流动性与温度、脂质和蛋白质含量等因素有关。脂质可因温度改变而呈凝胶或溶胶状态，正常人体温高于膜脂质的熔点，故脂质在人体内呈溶胶状态，具有一定程度的流动性，这种特性使细胞能够承受相当大的张力和变形而不至于破裂，如红细胞可以通过比它直径小的毛细血管和血窦空隙，原因就是细胞膜的流动性使红细胞膜具有很强的变形性和可塑性。另外，胆固醇分子含有甾环结构，甾环结构不容易变形，与脂肪酸链结合后会限制脂质的流动，故细胞膜中胆固醇含量愈高，细胞膜的流动性就愈低；脂质中饱和脂肪酸愈多、脂肪酸烃链长度愈长，膜的流动性也愈低，如动物脂肪含有较多的饱和脂肪酸，室温下呈固态。膜中镶嵌的蛋白质含量越多细胞膜的流动性也越低。

（二）细胞膜蛋白

细胞膜的蛋白质或镶嵌或贯穿于脂质双分子层，是细胞膜功能的主要执行者。镶嵌于细胞膜表面的蛋白质称为表面膜蛋白（peripheral membrane protein），贯穿于整个脂质双分子层的膜蛋白称为整合蛋白（integral membrane protein）。这些不同的蛋白质决定了细胞膜的主要功能。

20% ~ 30% 的细胞膜蛋白属于表面膜蛋白，主要附着于细胞膜的内表面。例如，膜骨架蛋白属于结构蛋白，可使细胞膜具有一定的强度和弹性；锚定蛋白可以整合膜蛋白的定位，将其固定到细胞膜的特定位置。有的表面蛋白通过静电引力与脂质的亲水部分相结合，有的通过离子键与细胞膜中的整合蛋白相结合，但结合力都比较弱，利用高盐溶液可使离子键断开，此原理可用于将表面蛋白从细胞膜表面洗脱下来。

70% ~ 80% 细胞膜蛋白属于整合膜蛋白，主要贯穿于脂质双分子层。整合膜蛋白与脂质分子结合紧密，在膜蛋白纯化过程中不容易洗脱，可选用两性洗涤剂使之与脂质分离。一般来说，与物质跨膜转运和受体功能有关的蛋白都属于整合膜蛋白，例如载体蛋白、离子泵、G 蛋白耦联受体等。

（三）细胞膜糖类

细胞膜含有少量糖类，主要是寡糖和多糖链，这些糖类都通过共价键与细胞膜的蛋白质或脂质结合，形成糖蛋白或糖脂；这些糖链大多数裸露在细胞膜的外面。糖链的主要作用在于其单糖排列顺序上的特异性，可以作为它们所结合的蛋白质的"抗原标志"，例如有些糖链可以作为抗原决定簇；有些可以作为细胞膜受体的识别部，可以特异地结合某种递质、激素或其他化学信号分子。人的 ABO 血型系统中，A 型抗原和 B 型抗原的差别仅是糖链中一个糖基的不同。由此可见，生物体内不仅是碱基排列和氨基酸的排列可以起"分子语言"的作用，有些糖基序列的不同也可起分子识别的作用。

二、细胞膜的物质转运功能

细胞膜的脂质双分子层具有非脂溶性物质不能自由通过的特性，从而形成一个天然屏障，各种离子和水溶性分子很难通过细胞膜，导致细胞内外溶质的成分和浓度显著不同。细胞需要不断地进行新陈代谢，需要不断地从外界摄取 O_2 和营养物质，并且排出 CO_2 和代谢废物，这些物质的进出都要经过细胞膜转运。细胞维持生命活动很大程度上都是依赖跨细胞膜的物质转运功能而进行的。不同的物质转运的方式不同，现将常见的物质转运方式进行详述。

（一）单纯扩散

单纯扩散（simple diffusion）也称为自由扩散或简单扩散，是指脂溶性小分子物质或不带电荷的极性小分子物质由高浓度一侧向低浓度一侧的转运方式。这是一种较为简单的转运方式，无需消耗能量，不需要其他物质的参与。O_2、CO_2、N_2、乙醇、尿素、甘油、类固醇激素等脂溶性小分子物质，可以自由穿过脂质双分子层，就是通过单纯扩散的。例如 O_2、CO_2 经过呼吸膜时就是利用单纯扩散的原理（图 2-2）。另外，水是不带电荷的极性小分子物质，而磷脂分子又是双极性的，导致水也能以单纯扩散的方式通过细胞膜，但是速度很慢。

物质单纯扩散主要受到以下两个因素的影响：一是细胞膜两侧溶质分子的浓度差，浓度差越大，扩散的量就越多；二是细胞膜对该物质的通透性，通透性越大，越容易通过，反之则小。另外，物质单纯扩散的转运速率也受到所在溶液的温度、细胞膜的有效面积等因素的影响。

➢ 考点提示：单纯扩散

（二）易化扩散

易化扩散（facilitated diffusion）是指非脂溶性的小分子物质或带电离子在膜蛋白帮助下由高浓度一侧向低浓度一侧的转运方式。根据膜蛋白及转运溶质的不同，易化扩散可分为经载体的易化扩散和经通道的易化扩散两种形式。

1. 经载体的易化扩散　经载体的易化扩散也称载体转运，是由载体蛋白介导多种水溶性小分子物质或离子的跨膜转运。载体蛋白通过自身构象的改变转运物质，当载体上的结合位点

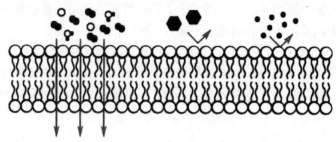

图 2-2　单纯扩散模式图

朝向被转运物质的高浓度一侧时，结合位点可以与被转运物质结合，与被转运物质结合后，载体蛋白的构象会发生变化，将被转运物质封闭于载体蛋白内，并使结合位点朝向被转运物质低浓度一侧，此时被转运物质与结合位点分离，于是被转运物质被释放到低浓度一侧，实现跨膜转运（图 2-3）。

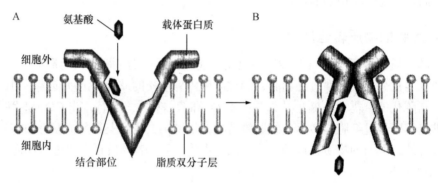

图 2-3　载体蛋白转运示意图

　　体内葡萄糖、氨基酸和中间代谢产物等物质的跨膜转运就是经载体的易化扩散实现的。以葡萄糖为例，由于血液和细胞外液中的葡萄糖浓度一般都保持在相对稳定的水平，而细胞内部的代谢活动不断消耗葡萄糖而使其胞浆浓度低于细胞外液，于是依靠细胞膜上葡萄糖载体蛋白的活动，使葡萄糖不断进入细胞，且其进入量同细胞消耗葡萄糖的速度相一致。葡萄糖载体蛋白有多种类型，分布于不同的组织细胞。其中一种分布于横纹肌和脂肪等组织，基础状态时主要储存于细胞质内的囊泡膜中，受到肌肉活动的影响和胰岛素的调节。肌肉活动时，含这种类型葡萄糖载体蛋白的囊泡通过出胞而插入肌细胞膜，使肌细胞可以获取更多的葡萄糖；血液中胰岛素水平增高时，这种类型葡萄糖载体蛋白的囊泡可在几分钟内启动出胞而插入细胞膜，从而极大地提高细胞转运葡萄糖的能力。有些糖尿病患者因胰岛素缺乏而不能使血中葡萄糖及时转入细胞内，出现血糖升高。有些糖尿病患者伴有这种类型葡萄糖载体蛋白数量或功能降低，即使胰岛素水平正常，仍不能有效转运葡萄糖，出现胰岛素抵抗。

　　经载体的易化扩散具有以下特点：

　　①结构特异性：每种载体只能识别和结合具有特定化学结构的物质。例如，浓度差相等的情况下，葡萄糖载体蛋白对右旋葡萄糖的转运量远超过左旋葡萄糖（人体内可利用的糖类都是右旋的）。②饱和现象：由于细胞膜中载体蛋白的数量和转运速率有限，当被转运的物质浓度增加到一定程度时，扩散速度便达到最大值，不再随浓度的增加而增大，这种现象称为载体转运的饱和现象。③竞争性抑制：即如果某一载体蛋白可以同时转运结构相似的 A、B 两种物

质，那么在环境中增加 B 物质浓度会减弱它对 A 物质的转运能力，这是有一定数量的载体或其结合位点竞争性地被增加的 B 物质所占据的结果。

2．经通道的易化扩散　经通道的易化扩散，是指通道蛋白介导的各种带电离子的跨膜转运。经通道转运的物质几乎都是离子，所以这类通道蛋白也称离子通道，例如 Na^+ 通道、K^+ 通道、Cl^- 通道等。通道蛋白贯穿细胞膜的脂质双分子层，中央有亲水性孔道（图 2-4）。当通道处于关闭状态时离子不能通过；通道开放时离子可经孔道从细胞膜的高浓度一侧向低浓度一侧扩散。因为离子通过时不需要与通道蛋白结合，故转运速度极快。

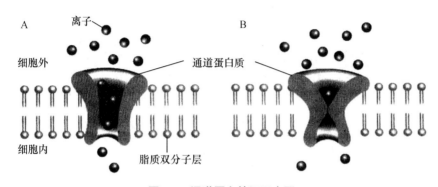

图 2-4　通道蛋白转运示意图

离子通道具有以下两个重要的基本特征：

（1）离子选择性：离子选择性是指每种通道蛋白只能对某一种或几种离子具有较高的通透能力，对其他离子的通透性很小或不通透。例如，钾通道主要是对 K^+ 有很大的通透性；乙酰胆碱受体阳离子通道对 Na^+、K^+ 具有较高的通透性，而对 Cl^- 则不具有通透性。通道对离子的选择性与孔道的口径和带电状况等因素有关，如阳离子通道的内壁带负电荷，故有助于阳离子通过同时可以阻碍阴离子通过。另外，通道的离子选择性还与通道的形状、内壁的化学结构以及离子键分布等因素有关。

（2）门控特性：大部分的通道蛋白分子内部有一些可移动的结构或化学基团，起通道"闸门"作用。多种因素可引起闸门运动，导致通道的开放或关闭，这个过程称为门控。根据引起闸门开放的刺激不同，离子通道可以分为：①化学门控通道也称为配体门控通道，这类通道蛋白同时具有受体功能，当结合位点与某些化学物质结合后就会引起通道开放（图 2-5A）。能够引起通道蛋白开放的化学物质称为配体。如骨骼肌终板膜上的 N_2 型乙酰胆碱受体，当与其配体乙酰胆碱分子结合后可引起通道蛋白的构象发生改变，导致闸门开放。此类通道蛋白在神经元之间或神经肌肉之间传递信号的过程中发挥重要作用。②电压门控通道，这类通道受细胞膜电位调控，当细胞膜两侧电位差发生改变时，引起分子构象变化和闸门开放（图 2-5B），如神经细胞中的 Na^+ 电压门控通道。电压门控通道是神经或肌肉发生动作电位的基本机制。③机械门控通道，这类通道受机械刺激调控，通常是细胞膜受到牵张刺激后引起的通道开放或关闭（图 2-5C），如耳蜗基底膜毛细胞上的机械门控通道。很多感受器细胞的换能作用都是经机械门控通道介导的。

另外，体内还有少数通道蛋白始终处于开放状态，这类通道称为非门控通道，例如神经纤维上的钾离子通道。

除了离子通道外，细胞膜中还存在水通道。前面提及水分子能够以单纯扩散的方式通过细胞膜，但扩散速度很慢，而很多细胞对水的转运速率非常快，就是因为存在水通道。例如，红细胞可以允许每秒百倍于自身容积的水通过其细胞膜，如果将红细胞置于低渗溶液中，水会很快进入细胞内，从而引起红细胞发生膨胀破裂；肾小管集合管、呼吸道以及肺泡等处的上皮细

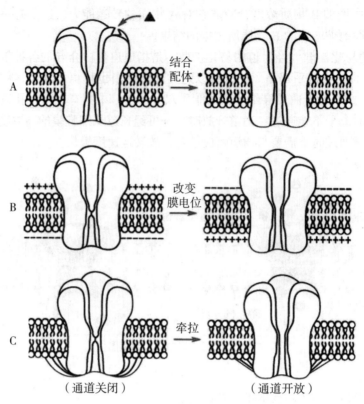

图 2-5　离子通道门控示意图

左侧示通道处于关闭状态，右侧示通道处于开放状态。

A. 化学门控性通道；B. 电压门控性通道；C. 机械门控性通道

胞对水的转运能力也都非常强。目前发现，某些细胞膜上水通道数量还可受生理性调控，如当血液中抗利尿激素水平增高时，肾小管上皮细胞膜上水通道的数量也会相应增加，从而对尿量起到调节作用。

单纯扩散和易化扩散的共同特点是小分子物质都是从高浓度一侧到低浓度一侧进行的顺浓度梯度转运，不需消耗能量，这两种转运方式都属于被动转运。

> ➤ 考点提示：易化扩散

（三）主动转运

主动转运（active transport）是指小分子物质在细胞膜泵蛋白的帮助下，由低浓度一侧向高浓度一侧进行的逆电 - 化学梯度的消耗能量的转运过程。根据膜蛋白是否分解 ATP 提供能量，主动转运可分为原发性主动转运和继发性主动转运。一般我们所说的主动转运是指原发性主动转运。

1. 原发性主动转运　原发性主动转运（primary active transport）是指泵蛋白直接利用细胞代谢产生的能量将物质逆电 - 化学梯度转运的过程。原发性主动转运通常转运的物质是带电离子，因此介导这个过程的膜蛋白被称为离子泵。离子泵的化学本质是 ATP 酶，可催化细胞内 ATP 分解释放能量，为离子完成逆电 - 化学梯度的跨膜转运提供能量。离子泵种类很多，一般以它们转运的离子种类命名，如钠 - 钾泵、钙泵、质子泵等。我们以钠 - 钾泵为例来介绍原发性主动转运的过程。

钠 - 钾泵（sodium-potassium pump），也称钠泵，在膜内 Na^+ 和膜外 K^+ 的共同参与下可以发挥 ATP 酶活性，故也称钠 - 钾依赖式 ATP 酶。

钠泵是由 α 和 β 两个亚单位组成的二聚体蛋白质。α 亚单位上分别有 3 个 Na^+、2 个 K^+ 和 1 个 ATP 分子的结合位点，α 亚单位有两种分子构象，表示为 E1 和 E2（图 2-6）。当 α 亚单位与 ATP 结合时，构象为 E1，离子结合位点朝向细胞的内侧，这时 α 亚单位对 K^+ 亲和力比较低同时对 Na^+ 亲和力比较高，使已结合的 2 个 K^+ 可以释放到细胞内，并可以与细胞内 3 个 Na^+ 结合；当结合 Na^+ 后，α 亚单位的 ATP 酶活性被激活，ATP 分解，α 亚单位发生磷酸化，构象转变为 E2，离子结合位点朝向细胞外侧，而此时 α 亚单位对 Na^+ 亲和力降低同时对 K^+ 亲和力增高，使已结合的 3 个 Na^+ 释放到细胞外，并与胞外的 2 个 K^+ 结合；结合 K^+ 后，α 亚单位去磷酸化，再次与另一分子的 ATP 结合同时构象回到 E1，这样就完成了钠泵的一个转运周期。综上所述，钠泵每分解一分子 ATP 可逆浓度差转运 3 个 Na^+ 到细胞外，转运 2 个 K^+ 到细胞内，这种转运的直接效应是维持细胞膜两侧 Na^+ 和 K^+ 的浓度差，使细胞外液中的 Na^+ 浓度比细胞内液高 10 倍左右，细胞内液中的 K^+ 浓度比细胞外液高 30 倍左右。钠泵每次转运都会使 3 个 Na^+ 转出细胞、2 个 K^+ 转入细胞，相当于一个正电荷外移，因此钠泵同时具有生电效应。

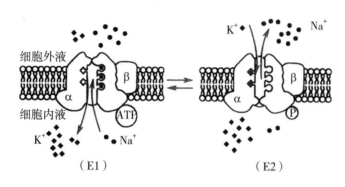

图 2-6　钠泵活动示意图

在哺乳动物，细胞代谢产生的能量大约有三分之一供给钠泵的转运活动，提示钠泵对细胞正常功能活动的维持十分重要。钠泵活动的生理意义主要体现在以下几个方面：①维持细胞内高 K^+、细胞外高 Na^+，这是细胞内许多代谢活动的必要条件，如核糖体合成蛋白质时就需要高 K^+ 环境。②维持正常的细胞内渗透压和细胞容积，防止细胞水肿。③钠泵活动形成的细胞内外 Na^+ 和 K^+ 的不均衡分布是细胞生物电产生的基础。④钠泵活动建立的 Na^+ 跨膜浓度梯度可为继发性主动转运提供势能储备。毒毛花苷是钠泵抑制剂，与 E2 状态下的钠泵具有较高的亲和力，结合后可以改变钠泵的构象，从而阻断钠泵活动。

2. 继发性主动转运　某些物质主动转运时消耗的能量不是直接来自 ATP 的分解提供，而是利用原发性主动转运建立的 Na^+ 的浓度梯度，当 Na^+ 顺浓度梯度扩散时，其势能可以供给其他物质逆电 - 化学梯度跨膜转运，这种间接利用 ATP 能量的主动转运称为继发性主动转运（secondary active transport）。例如肾小管上皮细胞对葡萄糖、氨基酸等营养物质的重吸收过程，就属于继发性主动转运。显然，继发性主动转运依赖于原发性主动转运提供能量，如果用毒毛花苷抑制钠泵的活动，相应的继发性主动转运也会减弱。

➤ 考点提示：主动转运

（四）膜泡转运

上面所述各种物质的跨膜转运，主要是离子和小分子物质。大分子物质或团块进出细胞时并不是直接穿过细胞膜，而是先由细胞膜包围形成膜泡，通过一系列膜囊泡的形成和融合来完成转运的过程，故称为膜泡转运。膜泡转运包括入胞和出胞。

1. 入胞　细胞外大分子物质或团块进入细胞的过程称为入胞（endocytosis）。如细菌、病原体、衰老的组织碎片等进入细胞的过程均属于入胞。入胞时物质先被细胞识别和接触，接触部位的细胞膜内陷或伸出伪足将物质包裹起来，继而包裹处的细胞膜融合、断裂，使此物质及包裹它的细胞膜一起进入细胞，形成的这个复合体称为吞噬小泡（图2-7）。接下来细胞质中的溶酶体与之融合，溶酶体中的蛋白水解酶将入胞的物质分解。入胞可分为两种：进入细胞的是固态物质，称为吞噬；进入细胞的是液态物质，称为吞饮。

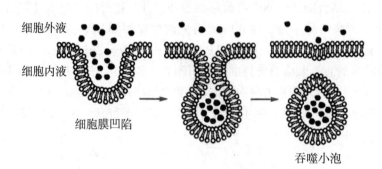

图2-7　入胞过程示意图

2. 出胞　大分子物质被排出细胞的过程称为出胞（exocytosis），主要见于细胞的分泌活动。如内分泌细胞分泌激素、神经末梢释放神经递质、消化腺细胞分泌消化酶。细胞内大分子物质合成后，通过高尔基复合体加工形成由细胞膜包被的囊泡，囊泡向细胞膜移动并靠近，当囊泡膜和细胞膜接触时发生融合，并在融合处向外破裂，囊泡内的物质全部被排出（图2-8）。出胞和入胞从能量消耗上看也是主动转运，只是过程更复杂，并经过细胞膜的变形而实现。

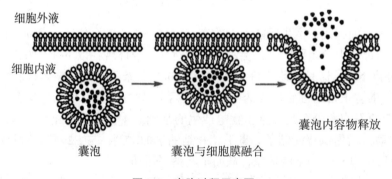

图2-8　出胞过程示意图

➤ 考点提示：膜泡转运

三、细胞膜的信号转导功能

（一）信号转导概念

机体细胞的活动主要接受神经递质和激素等各种化学物质的调节。这些调节性的化学物质在细胞间传递信息，有些是属于脂溶性的，可以通过单纯扩散进入细胞内，直接与胞内受体结合发挥作用，如类固醇激素、维生素D和甲状腺激素等；但绝大多数是水溶性的，不能直接进入细胞内，只能作用于细胞膜上的蛋白质受体，再引起相应的效应。这种由调节性化学物质作用于细胞膜表面特殊蛋白质受体，通过蛋白质分子构型的改变，将调节信息以新的信息形式传递至膜内，进一步引起细胞相应功能变化的过程，称为跨膜信号转导（transmembrane signal transduction）。它是一个涉及多环节的复杂过程，包括细胞外各种化学物质、细胞膜的受体、细胞内参与信息传递的信号分子及反应系统。此外，光、电和机械信号也可作用于膜受体或特殊通道，再经信号转导引起生物效应。

上述存在于细胞膜或细胞内能与细胞外化学物质特异性结合，引发特定生理效应的特殊蛋白质称为受体（receptor）。凡能与受体结合并产生效应的特异性化学物质（如激素等）统称为配体（ligand），受体与配体结合是引起信号传递并发挥调节作用的第一步。受体有两个重要功能：一是识别与结合，能够识别化学物质并与之结合；二是调节功能，一旦与配体结合便能引起细胞内一系列代谢反应和生理效应。受体按照存在的部位不同，分为细胞膜受体、细胞质受体和细胞核受体。细胞膜受体又根据结构和信号转导方式不同，分为 G 蛋白耦联受体、离子通道受体和具有酶活性的受体三类。

受体具有以下三个特征：

1．特异性 某种受体只能与特定的配体相结合，产生特定的生理效应。由于受体能识别并结合特殊的化学信号物质，因而能够保证信号传递的特异性。

2．饱和性 细胞膜受体的数量和结合能力有限，所以受体与配体的结合就有一定的限度，超过了这个限度，与受体结合的配体量就不能随配体浓度增加而增加。

3．可逆性 配体分子与受体既可结合，也能分离。

（二）细胞膜信号转导的主要方式

细胞的跨膜信号转导，虽然涉及多种刺激信息在多种细胞引起的多种功能改变，但信号转导过程都是通过少数几种类似的方式实现的。由于细胞膜上感受信号物质的蛋白质分子结构和功能不同，因此，细胞跨膜信号转导的主要方式大致分为：G 蛋白耦联受体介导的信号转导，离子通道受体介导的信号转导和酶耦联受体介导的信号转导三类。

第二节 生物电现象

细胞的生命活动都伴随有电现象，称为细胞生物电（bioelectricity）。生物电是机体普遍存在的一种十分重要的生命现象。细胞生物电是由一些带电离子（如 Na^+、K^+、Cl^-、Ca^{2+} 等）跨膜流动而产生的，表现为一定的跨膜电位，简称膜电位。膜电位主要有两种表现形式，即静息电位和动作电位。机体的多数细胞都具有静息电位，而动作电位则仅见于可兴奋细胞，例如神经细胞、肌细胞和部分腺细胞。临床上诊断疾病时广泛应用的心电图、胃肠电图、视网膜电图、肌电图、脑电图等是在器官水平上记录到的生物电，它们是在细胞生物电活动基础上发生总和的结果。早期的生物电现象研究是在枪乌贼的神经细胞进行的，故本节讲述静息电位或动作电位的机制时，都是以神经细胞为例介绍的。

一、静息电位

（一）静息电位的测定和概念

静息电位测量用的是尖端极细（可小于 1 μm）的玻璃微电极，插入细胞内时不会明显损伤细胞。参考电极 A 置于细胞外液，并接地使之保持在零电位水平，B 为测量电极；当 A 和 B 电极都置于细胞外液时，示波器荧屏上的光点始终在零电位水平，说明细胞外液之间没有电位差（图 2-9A）；当 A 和 B 电极都置于细胞内液时，示波器荧屏上的光点始终也在零电位水平，说明细胞内液电极之间也没有电位差（图 2-9B）；当 A 电极置于细胞外液，B 电极置入细胞内液时，示波器荧屏上的扫描线立即下移（图 2-9C），电位降到零电位水平以下（如蛙神经纤维在 –70 mV 左右），并保持基本稳定，说明细胞内外存在电位差。这种细胞静息状态下存在于细胞膜两侧的电位差，称为静息电位（resting potential，RP）。测定时一般细胞外液的电极接地，则细胞外电位定为零，那么各类细胞的膜内电位在安静时均为负值，范围在 –10 ～ –100 mV 之间，如神经细胞约 –70 mV，骨骼肌细胞约为 –90 mV，红细胞约 –10 mV，平滑肌细胞约 –55 mV。由于记录膜电位时都是以细胞外为零电位，所以负值越大，表示膜两侧的电位差越大，静息电位也越大。

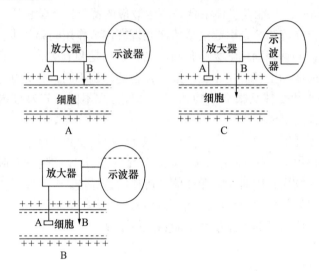

图 2-9　静息电位测定示意图

生理学中，一般将安静时细胞膜两侧外正内负的稳定状态称为极化（polarization）。细胞受到刺激时，静息电位可发生改变。如果静息电位增大，例如由 –70 mV 变为 –90 mV，这种静息电位增大的过程或状态称为超极化（hyperpolarization）；如果静息电位减小，例如由 –70 mV 变化为 –50 mV，这种静息电位减小的过程或状态称为去极化（depolarization）；细胞膜内正外负的状态称为反极化（reverse polarization）；细胞膜去极化后再恢复到静息电位的过程则称为复极化（repolarization）。

（二）静息电位产生的机制

静息电位形成的基本原因是带电离子的跨膜转运，而离子跨膜转运的速率主要是由该离子在细胞膜两侧的浓度差和细胞膜对它的通透性决定的。

1. 细胞膜两侧离子的浓度差与平衡电位　细胞膜两侧离子的浓度差是促进离子跨膜转运的直接动力，而浓度差的形成主要与钠泵的活动有关，钠泵活动导致细胞外液高 Na^+ 而细胞内液高 K^+。在这种细胞膜内外离子不均衡分布的情况下，假如细胞膜只对 K^+ 有通透性，K^+ 将在浓度差的作用下从细胞内向细胞外扩散，而细胞膜对带负电荷的离子没有通透性，那么细胞膜内的负离子就会聚积在细胞膜的内表面，从而将外流的 K^+ 限制于细胞膜的外表面。所以细胞膜的内外表面之间便产生了内负外正的电位差，称为 K^+ 扩散电位。假如细胞膜只对 Na^+ 有通透性，Na^+ 离子将在浓度差的作用下从细胞外向细胞内扩散，从而形成内正外负的 Na^+ 扩散电位。扩散电位形成的跨膜电场力与浓度差作用相反，阻止该离子的继续扩散。跨膜电场力和离子浓度差的代数和称为离子的电 - 化学驱动力。当跨膜电场力增加到与浓度差驱动力相等时，电 - 化学驱动力为零，此时该离子停止扩散，膜两侧的电位差便稳定下来。这种离子停止扩散时的跨膜电位差称为该离子的平衡电位，一般用 E 表示。哺乳动物神经细胞的 E_{K^+} 为 –90 ～ –100 mV，E_{Na^+} 为 +50 ～ +70 mV。

2. 细胞膜对离子的通透性　安静时，如果细胞膜只对一种离子有通透性，那么测得的静息电位应该与该离子的平衡电位相等；如果细胞膜同时对多种离子具有通透性，那么静息电位应该等于这些离子平衡电位的代数和。细胞膜对某离子的通透性愈高，该离子的平衡电位对静息电位形成的影响就越大，静息电位也就越接近于该离子的平衡电位。安静状态下，细胞膜对 K^+ 的通透性最高，所以，静息电位更接近于 E_{K^+}。但是静息电位的实测值并不等于 E_{K^+}，而是略小于 E_{K^+}。这是因为安静时，细胞膜对 Na^+ 也有一定的通透性，细胞外的少量的 Na^+ 内流可抵消部分由 K^+ 外流所形成的细胞膜电位。所以，细胞膜的静息电位应当是 E_{K^+} 和 E_{Na^+} 的代数和，而实际测量仍有差距。

3．钠泵的生电作用　钠泵活动的主要意义是维持细胞膜内高 K^+ 细胞膜外高 Na^+ 的状态，为 K^+ 和 Na^+ 的跨膜转运奠定基础。钠泵每活动一次，可以转出 3 个 Na^+，同时转入 2 个 K^+，产生一个正电荷外流，结果形成细胞膜的负电位，这就是钠泵的生电作用。钠泵活动愈强，形成的负电位就愈大。一般情况下，钠泵的生电作用对静息电位影响非常有限，例如在神经纤维可能不超过 5%。

综上所述，静息电位的影响因素主要有：①细胞外液 K^+ 浓度：安静时，细胞膜对 K^+ 的通透性更大，如果改变细胞外 K^+ 浓度即可影响 E_{K^+} 和静息电位。细胞外 K^+ 浓度升高时，E_{K^+} 减小，静息电位也会减小，细胞兴奋性升高。故临床上，高钾血症时往往会伴随有神经肌肉兴奋性升高的症状。②细胞膜对 K^+ 和 Na^+ 的相对通透性：当细胞膜对 K^+ 的通透性增大时，静息电位会增大；当细胞膜对 Na^+ 的通透性增大时，静息电位会减小。③钠泵活动：钠泵活动增强时，静息电位会增大；钠泵活动减弱时，静息电位会减小。

> 考点提示：静息电位和动作电位及其产生原理

二、动作电位

（一）动作电位的概念及特点

动作电位（action potential，AP）是指在静息电位基础上，细胞膜受到有效刺激后产生的一个迅速的、可逆的、可向远处传播膜电位的变化过程。例如神经细胞受到有效刺激后，其膜电位从 –70 mV 逐渐去极化到 –55 mV，然后迅速上升至 +30 mV，此过程是动作电位的上升支，也称去极相；然后又快速下降到接近静息电位水平，这个过程是动作电位的下降支，也称复极相。去极相与复极相共同形成了尖峰状的电位变化，这种快速的电位变化过程也称为锋电位（spike potential），锋电位是动作电位的标志。锋电位之后细胞膜电位的低幅、缓慢波动，称为后电位（after potential）。后电位包括两个部分，前一部分的膜电位小于静息电位，称为负后电位，也称后去极化电位；后一部分大于静息电位，称为正后电位，也称为后超极化电位。后电位持续的时间较长，哺乳动物 A 类神经纤维的后电位可持续将近 100 ms。后电位结束后细胞膜电位才恢复到稳定的静息电位水平（图 2-10）。

不同的细胞，动作电位的形态不同，如神经细胞的动作电位时程很短；骨骼肌细胞的动作电位时程略长仍呈尖峰状；心室肌细胞动作电位时程较长。动作电位具有以下特点：①"全或无"现象：要产生动作电位，刺激必须达到一定的强度，强度不够，动作电位不会产生；刺激达到一定的强度后，产生的动作电位，去极化便到达该

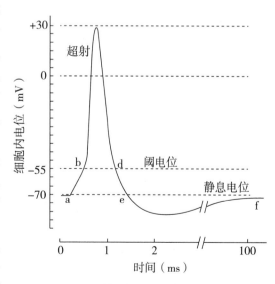

图 2-10　神经纤维动作电位示意图

细胞动作电位的最大值，增加刺激强度，动作电位幅度不变，这就是"全或无"现象。②不衰减传播：动作电位产生后会迅速向四周传播，直至整个细胞，传导过程中其幅度和波形始终保持最大值。③脉冲式发放：给予细胞膜连续刺激时，产生的多个动作电位之间总有一定的间隔，不会发生融合，形成脉冲式发放。

（二）动作电位的产生机制

离子跨膜转运时需要两个必要的因素：一是离子的电 - 化学驱动力，二是细胞膜对离子的通透性。动作电位的产生机制就是在静息电位基础上二者发生改变的结果。

前已述及，细胞外高 Na^+，Na^+ 会向细胞膜内转运。离子跨膜转运是由细胞膜上的通道控制。安静时，细胞膜上的钠通道处于关闭状态，当细胞受到刺激时，受刺激部位细胞膜上的少量钠通道开放，少量 Na^+ 内流，细胞内正电荷就会增加，引起细胞膜发生去极化。当细胞膜去极化到一定数值时，瞬间引起细胞膜上大量钠通道开放，发生大量 Na^+ 快速内流，使细胞内的正电荷迅速增加，电位急剧上升，并出现反极化，这就形成了动作电位的上升支。细胞膜内正电位增大，增大到足以阻止 Na^+ 内流时，细胞膜电位就达到了一个新的平衡点，即 E_{Na^+}。到达 E_{Na^+} 后，大量钠通道迅速失活且关闭，Na^+ 停止内流；此时钾通道就会被激活开放，大量 K^+ 快速外流，细胞膜内电位迅速下降，又恢复到负电位的状态，形成了动作电位的下降支。此时细胞膜电位虽然基本恢复，但去极化内流的 Na^+ 和复极化外流的 K^+ 并未回到原来的位置，此时就要激活钠泵，由钠泵的活动来完成离子的恢复。研究显示钠泵的活动，可能与正后电位的形成有关。

（三）动作电位产生的条件

不是所有的刺激都能引起细胞产生动作电位。有些刺激引起细胞膜发生超极化，如某些神经递质作用于细胞后，会引起 Cl^- 内流，细胞膜发生超极化，此时细胞的反应不是兴奋而是抑制。所以，只有当刺激引起细胞膜电位发生去极化并达到一个临界值时，细胞膜上的钠通道才能大量开放，引起 Na^+ 大量内流，形成动作电位。这个能引起钠通道突然大量开放的临界膜电位称为阈电位（threshold potential，TP）。细胞的阈电位一般比其静息电位小 10～20 mV，例如神经细胞的静息电位是 –70 mV，它的阈电位是 –55 mV 左右。阈刺激就是刚好能使细胞膜去极化达到阈电位水平的刺激。一定强度的阈下刺激也能引起部分钠通道开放，引起 Na^+ 内流，但由于去极化幅度比较小，不能达到阈电位的水平，所以不能产生动作电位。

当细胞膜受到阈下刺激时，产生的较小的局部去极化称为局部电位（local potential）。局部电位具有以下特点：①衰减性传导：局部电位传播时幅度越来越小，直至最后消失。因此局部电位不能远距离传导。②幅度大小呈等级性：局部电位的幅度可随刺激强度的增大而增大。③可以总和：单个阈下刺激只能产生局部电位，不能产生动作电位，但如果有多个阈下刺激同时作用于细胞的相邻部位或几个连续的阈下刺激作用于同一部位，刺激所产生的局部电位可以进行空间或时间上的总和，如果能够达到阈电位水平，就可以引发动作电位。局部电位既可以发生在可兴奋细胞，也可发生于不能产生动作电位的细胞，例如感受器细胞。局部电位也是体内与信息传递和处理有关的重要电信号。

所以动作电位产生的条件是刺激引起细胞膜去极化达到阈电位的水平。阈刺激和阈上刺激可以引发动作电位，所以可以产生反应，属于有效刺激。单个阈下刺激只能产生局部电位，不能产生动作电位，所以不能产生反应，属于无效刺激；如果多个阈下刺激总和达到阈电位的水平也可以引发动作电位，从而产生反应。

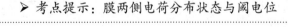

➤ 考点提示：膜两侧电荷分布状态与阈电位

（四）动作电位在同一细胞上的传导

细胞膜某一部位产生的动作电位可不衰减地传导至整个细胞，这个过程称为动作电位的传导（conduction）。动作电位传导的原理，目前最被接受是局部电流学说。细胞膜产生动作电位的部位称为兴奋区，兴奋区细胞膜两侧的电位呈反极化状态，而它相邻的未兴奋区仍处于极化状态。所以，兴奋区与邻近未兴奋区之间就出现了电位差，有电位差就有电流产生。这种在兴奋区与邻近未兴奋区之间形成的电流就称为局部电流（local current）。在细胞膜的内侧，局部电流是由兴奋区流向邻近的未兴奋区，在细胞膜的外侧，局部电流是由邻近的未兴奋区流向兴奋区。局部电流流动的结果使得邻近未兴奋区的膜电位减小，发生去极化，当此处的去极化达到阈电位时即可触发动作电位，从而成为新的兴奋区，原来的兴奋区就会进入复极化状态。新的兴奋区与邻近的未兴奋区又形成新的局部电流从而使动作电位可以向远处传播（图 2-11A、B）。所以实际上，动作电位在同一细胞上传导的实质，是细胞膜由近及远依次再次发生动作电位。

肌纤维或神经纤维上传导的动作电位称为冲动。在无髓鞘神经纤维，冲动就是以局部电流的形式传导的。在有髓鞘神经纤维，动作电位呈跳跃式传导。有髓鞘神经纤维轴突的髓鞘是不连续的，每隔一段便有一个轴突裸露的区域，称为郎飞结（node of Ranvier）。有髓鞘包裹的区域，轴突膜上几乎不存在钠通道，故很难产生动作电位。而在郎飞结处，轴突膜上分布着大量的钠通道，容易产生动作电位。所以，有髓神经纤维上只有郎飞结处能够发生动作电位，局部电流也仅在相邻的郎飞结之间发生。这种动作电位从一个郎飞结"跳跃"到下一个郎飞结的传导方式称为跳跃式传导（saltatory conduction）（图 2-11C、D）。有髓鞘神经纤维及其跳跃式传导是生物进化的产物。临床上的多发性硬化症，是一种自身免疫性疾病，其病理改变是有髓神经纤维的髓鞘进行性丢失，导致神经纤维传导速度减慢，甚至中断，患者可出现瘫痪或感觉丧失等神经系统症状。

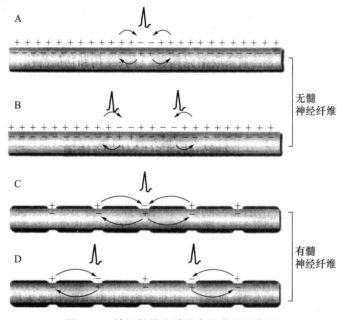

图 2-11　神经纤维上动作电位传导示意图

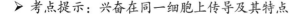

➤ 考点提示：兴奋在同一细胞上传导及其特点

第三节　兴奋的引起

一、兴奋的引起

兴奋（excitation）是指机体的器官、组织或细胞在受到刺激的作用下，其功能活动由相对静止转变为比较活跃或活动状态由弱变强的反应过程或形式。兴奋性（excitability）是指机体的器官、组织或细胞受到刺激产生反应的能力或特性，属于生命活动的基本特征之一。肌细胞、神经细胞和腺细胞有很多的电压门控通道，受刺激后容易产生动作电位，发生明显的兴奋反应，从而表现出不同的功能活动形式的变化，如肌肉收缩、神经冲动、腺细胞分泌。所以，生理学中常将肌细胞、神经细胞和腺细胞这些受到刺激能够产生动作电位的细胞称为可兴奋细胞（excitable cell）。可兴奋细胞的兴奋性，也可定义为细胞接受刺激后能够产生动作电位的能力。兴奋就是指的动作电位本身。兴奋性高低可以用阈值来衡量。阈值是能够让细胞膜到达阈电位的最小刺激强度。阈值愈小，达到阈电位所需刺激强度就越小，兴奋性就愈高；阈值愈大，达到阈电位所需刺激强度就越大，兴奋性就愈低。例如，普鲁卡因可阻断神经纤维上的电压门控钠通道，使神经纤维的阈值增大，兴奋性降低，因此临床上常用于浸润麻醉。

二、细胞兴奋后兴奋性的变化

可兴奋细胞发生一次兴奋后，其兴奋性也发生一系列周期性变化。细胞膜的兴奋性之所以会发生周期性变化，主要是因为钠通道状态的变化。钠通道有三种状态，分别是：①静息状态：是细胞膜处于静息电位水平时，钠通道未开放的状态。②激活状态：是细胞膜在迅速去极化时电压门控钠通道开放的状态。③失活状态：是钠通道在激活状态之后，对刺激暂时不再有反应的状态。通道失活后，要通过细胞膜的复极化过程，才能恢复到原来的"静息状态"。通道从"失活状态"恢复到"静息状态"的过程称为复活。因为钠通道三种状态的存在，导致细胞发生一次兴奋后，其兴奋性会出现以下周期性变化（图2-12）。

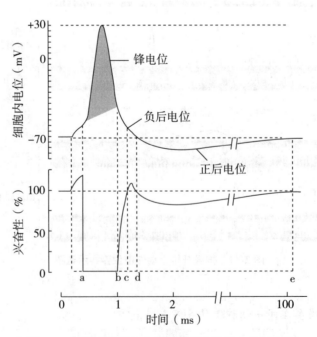

图 2-12　动作电位过程中细胞膜兴奋性的变化示意图

1．绝对不应期　在兴奋发生后的最初一段时间内，无论施加多强的刺激也不能使细胞再次兴奋，这段时间称为绝对不应期（absolute refractory period）。处于这一时期的细胞阈值无限大，兴奋性为零，原因是：动作电位发生时，钠通道已全部处于激活状态，不存在再激活的问题，随后大部分钠通道进入失活状态，不能再次接受刺激而激活。在神经细胞，绝对不应期的时间相当于锋电位发生的时期，所以锋电位是不会发生融合的。同时，锋电位产生的最高频率也受到绝对不应期时长的限制。例如，神经细胞的绝对不应期大约为 2 ms，所以神经细胞锋电位的最大频率是每秒 500 次。

2．相对不应期　绝对不应期之后，细胞的兴奋性逐渐恢复，再次接受刺激后可以发生兴奋，但兴奋性比较低，需阈上刺激才能产生兴奋，这个时期称为相对不应期（relative refractory period）。相对不应期是细胞兴奋性从零逐渐恢复到接近正常的过程。此期兴奋性较低的原因是失活的钠通道虽然逐步复活，但仍有少部分钠通道尚未复活，因此必须给予阈上刺激才能引发动作电位。在神经纤维，相对不应期的持续时间相当于动作电位中的负后电位前半段。

3．超常期　相对不应期过后，有些细胞还会出现兴奋性轻度增高的现象，这个时期称为超常期（supranormal period）。这个时期的钠通道已基本复活，但因为细胞膜电位距离阈电位水平较近，因而阈下刺激就能使细胞膜去极化达到阈电位的水平，细胞再次产生兴奋。在神经纤维，超常期相当于动作电位中负后电位的后半段。

4．低常期　超常期后有的细胞又出现兴奋性的轻度减低，此期称为低常期（subnormal period）。这个时期的原因是细胞膜电位处于轻度的超极化状态，距离阈电位水平较远，因此需要较大的阈上刺激才能引起细胞再次兴奋。低常期相当于动作电位的正后电位部分。

第四节　肌细胞的收缩功能

人体肌肉根据结构和功能特征不同可分为：横纹肌和平滑肌。横纹肌又包含骨骼肌和心肌。骨骼肌受躯体神经支配，为随意肌；心肌、平滑肌受自主神经支配，为非随意肌。本节主要以骨骼肌细胞为例探讨肌细胞的收缩机制及影响因素。

一、骨骼肌神经 – 肌肉接头处的兴奋传递

（一）骨骼肌神经 – 肌肉接头结构特征

骨骼肌神经 - 肌肉接头（neuromuscular junction）是一种化学突触，是运动神经末梢与其所支配的骨骼肌细胞膜之间的传递信息的结构，包括接头前膜、接头后膜和接头间隙。接头前膜是运动神经轴突末梢膜的一部分。接头后膜也称为终板膜（end-plate membrane），是与接头前膜相对的骨骼肌细胞膜，呈向内凹陷的浅槽。运动神经纤维在末梢处髓鞘消失，以裸露的轴突末梢嵌入终板膜的浅槽中。终板膜的槽底部向内凹陷，形成许多皱褶。接头间隙是接头前膜与接头后膜之间的间隔，大约 20 ~ 30 nm，充满细胞外液。接头前膜内的胞浆中含囊泡，大约 3×10^5 个；每个囊泡内含乙酰胆碱（acetylcholine，ACh）分子，大约 10^4 个。接头后膜上含有 N_2 型 ACh 受体阳离子通道，主要分布于皱褶的开口处（图 2-13）。在接头后膜的外表面还有胆碱酯酶分布，作用是将乙酰胆碱分解为乙酸和胆碱。

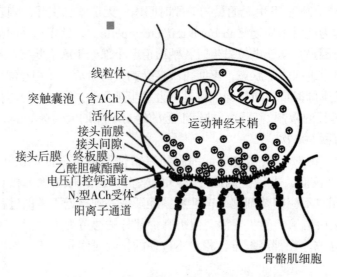

线粒体
突触囊泡（含ACh）
活化区
接头前膜
接头间隙
接头后膜（终板膜）
乙酰胆碱酯酶
电压门控钙通道
N₂型ACh受体
阳离子通道
运动神经末梢
骨骼肌细胞

图2-13　骨骼肌神经-肌肉接头结构示意图

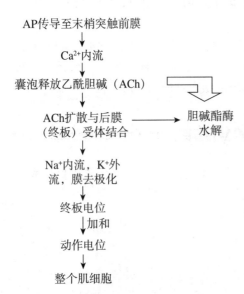

AP传导至末梢突触前膜
↓
Ca^{2+}内流
↓
囊泡释放乙酰胆碱（ACh）
↓
ACh扩散与后膜 →→ 胆碱酯酶
（终板）受体结合　　水解
↓
Na^+内流，K^+外流，膜去极化
↓
终板电位
↓加和
动作电位
↓
整个肌细胞

图2-14　骨骼肌神经-肌肉接头处兴奋传递过程

（二）骨骼肌神经-肌肉接头处兴奋传递过程

骨骼肌神经-肌肉接头的兴奋传递过程是由乙酰胆碱介导完成的，可以总结为"电-化学-电"定向传递过程：首先动作电位沿着运动神经纤维传到轴突末梢引发接头前膜 Ca^{2+} 内流，进入轴突末梢的 Ca^{2+} 触发囊泡出胞，囊泡出胞后破裂，释放出乙酰胆碱进入接头间隙，乙酰胆碱扩散至终板膜，与终板膜上的 N_2 型 ACh 受体阳离子通道结合，引起 Na^+ 内流，使终板膜发生去极化，这种电位称为终板电位（end-plate potential，EPP）。终板电位属于局部电位，能够以电紧张方式向周围扩布，刺激邻近的普通肌膜的电压门控钠通道开放，引起普通肌膜 Na^+ 内流发生去极化；当普通肌膜去极化达到阈电位水平时，可爆发动作电位，动作电位以局部电流的形式传导至整个肌细胞膜（图2-14）。随后，乙酰胆碱被终板膜外侧的胆碱酯酶迅速分解，终止其作用。在骨骼肌神经-肌肉接头的兴奋传递过程中，乙酰胆碱的释放和分解是关键性因素。所以，所有影响乙酰胆碱释放和分解过程的因素，都会对骨骼肌神经-肌肉接头处兴奋传递过程产生影响。

➤ 考点提示：骨骼肌神经-肌肉接头处的兴奋传递及其影响因素

（三）骨骼肌神经-肌肉接头处兴奋传递特点

骨骼肌神经-肌肉接头处兴奋传递的过程具有以下特征：①单向性传递：即兴奋只能从接头前膜传导至接头后膜，不能反向传递。②时间延搁：此处兴奋传递过程中，经历了复杂的变化过程，所以经历时间较长，需要 0.5～1.0 ms，这个时间比兴奋沿同一细胞膜传导相同距离所用的时间要长得多。③易受内环境变化的影响：因为接头间隙充满的是细胞外液，所以细胞外液的温度、酸碱度、药物或其他物质等理化因素，都会影响骨骼肌神经-肌肉接头处兴奋传递的过程。如 a- 银环蛇毒和筒箭毒，都可特异性阻断终板膜上的 N_2 型 ACh 受体阳离子通道，从而引起肌肉松弛无力；机体自身的抗体，可破坏 N_2 型 ACh 受体阳离子通道，从而导致重症肌无力，新斯的明通过抑制胆碱酯酶的活性，可以改善肌无力患者的症状；有机磷农药中毒是因为胆碱酯酶失活而引起的中毒症状等。

知识链接

重症肌无力

重症肌无力是乙酰胆碱受体抗体介导的，细胞免疫依赖及补体参与的神经肌肉传递障碍的获得性自身免疫性疾病，由神经 - 肌肉接头突触后膜上乙酰胆碱受体受损引起。主要临床表现为骨骼肌极易疲劳，活动后症状加重，休息和应用胆碱酯酶抑制剂治疗后症状明显减轻，临床上分型为成年型、儿童型和少年型。多数起病隐匿，呈进展性或缓解与复发交替性发展。多数患者的首发症状为眼外肌麻痹。四肢肌群受累以近端无力为主，表现为抬臂、上楼梯困难，腱反射不受影响，感觉功能正常。累及呼吸肌时出现咳嗽无力和呼吸困难，是本病的主要致死因素。

二、骨骼肌的微细结构

（一）肌原纤维和肌小节

横纹肌细胞内含有大量的纵向平行排列的肌原纤维，可达上千条。在光学显微镜下，可以观察到明暗交替的横纹，分别称为明带和暗带。暗带的中央有一条横向的线，称为 M 线。M 线两侧相对较亮的区域，称为 H 带；明带的中央也有一条横向的线，称为 Z 线。相邻的两条 Z 线之间的区域，称为肌小节（sarcomere）。肌小节是肌肉收缩和舒张的最基本单位（图2-15A）。肌原纤维是由粗肌丝和细肌丝构成的，由于粗、细肌丝在肌节中的排列，在光学显微镜下才呈现出明带和暗带。

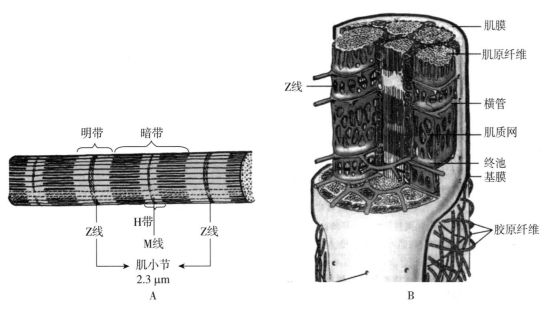

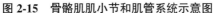

图 2-15　骨骼肌肌小节和肌管系统示意图

（二）肌管系统

横纹肌细胞中包含有横管和纵管两种肌管系统（图 2-15B）。横管也称为 T 管，是肌膜细胞内陷并向细胞深部延伸而成的膜性管道。纵管也称为 L 管，是与肌原纤维走行方向平行的膜性管道，实质上为肌细胞内的肌质网。纵管膜上分布有钙泵，钙泵可将 Ca^{2+} 逆浓度梯度转运至肌质网内；纵管在与横管相接触的部位变得膨大，这种膨大部位称为终池（terminal cisterna）。终池是骨骼肌细胞储存 Ca^{2+} 的部位，其中的 Ca^{2+} 浓度约比细胞质中高近万倍。横管加上其两侧的终池称为三联体，三联体是骨骼肌兴奋 - 收缩耦联的关键结构。

三、骨骼肌的收缩机制

骨骼肌的肌原纤维包括粗肌丝和细肌丝，在光镜下观察，发现肌肉收缩时粗肌丝和细肌丝本身长度没有变化，变化的是明带和 H 带变窄，这种现象说明骨骼肌的收缩不是粗肌丝或细肌丝本身缩短引起的。那么骨骼肌收缩的具体机制是什么呢？目前最被接受的解释机制是肌丝滑行学说。

（一）粗、细肌丝的结构分子

1. 粗肌丝　粗肌丝主要由数百个肌球蛋白（也称为肌凝蛋白）分子聚合而成。肌凝蛋白分子形似豆芽，有杆部和头部，杆部聚合成粗肌丝的主干，头部规则地突出于主干表面形成横桥。横桥的功能有两个：①在一定条件下可以结合细肌丝上的结合位点，引起横桥向 M 线方向摆动；接着又与结合位点分离，再与细肌丝上新的位点重新结合，这样就可以产生同向的连续摆动，细肌丝就可以被横桥牵拉着向 M 线方向滑行。②具有 ATP 酶的作用，可以分解 ATP，释放能量，供横桥摆动牵拉细肌丝滑行之用。

2. 细肌丝　细肌丝由肌动蛋白、原肌凝蛋白和肌钙蛋白三种蛋白组成。球形的肌动蛋白分子聚合成双螺旋形状，是细肌丝的主体，肌动蛋白分子上有横桥的结合位点。原肌凝蛋白缠绕在肌动蛋白上，掩盖肌动蛋白与横桥结合的位点，使二者不能结合。肌钙蛋白结合在原肌凝蛋白上，可与 Ca^{2+} 结合，引发肌肉收缩。

（二）骨骼肌的收缩过程

骨骼肌细胞处于安静状态时，原肌凝蛋白掩盖横桥与肌动蛋白的结合位点，使得横桥无法与结合位点结合，不能引发骨骼肌收缩（图 2-16A）。当 Ca^{2+} 进入肌质并达到一定浓度时，Ca^{2+} 即与肌钙蛋白结合，引起肌钙蛋白构象发生改变，进一步引起原肌凝蛋白分子构象发生改变，并发生位移，从而暴露出横桥与肌动蛋白的结合位点，横桥就可以与肌动蛋白的结合位点结合，与结合位点结合后的横桥被激活，可以分解 ATP 释放能量，获得能量后横桥会发生自身摆动，并拉着细肌丝向 M 线方向滑行，引起整个肌小节长度缩短，肌细胞实现收缩，（图 2-16B）。

肌质中的 Ca^{2+} 可以激活肌质网上的钙泵，Ca^{2+} 被泵回终池，肌质中 Ca^{2+} 恢复到正常水平，从而引起肌钙蛋白与 Ca^{2+} 解离，原肌凝蛋白恢复原来的构象，重新掩盖肌动蛋白上横桥的结合位点，横桥摆动停止，细肌丝恢复到原来的位置，肌小节恢复原来的长度，肌细胞实现舒张。

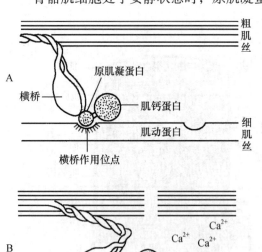

图 2-16　肌丝滑行过程示意图

四、骨骼肌的兴奋－收缩耦联

（一）兴奋－收缩耦联的概念

骨骼肌细胞膜产生动作电位后引起肌丝滑行实现肌肉收缩的过程，称为兴奋－收缩耦联（excitation-contraction coupling）。兴奋－收缩耦联的耦联因子是 Ca^{2+}，结构基础是三联体。

（二）兴奋－收缩耦联的步骤

①横管膜上动作电位的传导：骨骼肌细胞膜上的动作电位，沿横管传至骨骼肌细胞内部。②终池释放 Ca^{2+}：三联体可以分析动作电位的信息，然后引起终池释放 Ca^{2+} 到细胞质中，细胞质中的 Ca^{2+} 浓度会迅速升高。③ Ca^{2+} 触发肌丝滑行：细胞质内浓度升高的 Ca^{2+} 与肌钙蛋白结合，触发肌丝滑行，实现肌肉收缩。④终池回摄 Ca^{2+}：骨骼肌细胞质内增加的 Ca^{2+} 全部被纵管膜上的钙泵摄回终池，细胞质中的 Ca^{2+} 浓度下降引起肌肉舒张，故而肌肉舒张的过程也需消耗能量。

➤ 考点提示：骨骼肌兴奋－收缩耦联

五、骨骼肌收缩的形式及其影响因素

肌肉收缩时的效能主要表现为张力增大、长度缩短和缩短速度的变化。根据肌肉收缩的表现不同，收缩可分为等长收缩和等张收缩。根据刺激频率不同，收缩可分为单收缩和强直收缩。影响横纹肌收缩的因素包括前负荷、后负荷、肌肉收缩能力及收缩的总和等。

（一）收缩形式

1．等长收缩和等张收缩　等长收缩（isometric contraction）是指肌肉收缩时长度保持不变，只表现为张力的增加；等长收缩消耗的能量主要转变为张力的增加，并无位移和做功。

等张收缩（isotonic contraction）是指肌肉收缩时张力保持不变，只表现为肌肉缩短。等张收缩所消耗的能量主要转变为缩短肌肉及移动负荷而完成一定的物理功。

在机体内，大多数肌肉收缩时既有长度缩短，又有张力的增加，表现为复合收缩。

2．单收缩和强直收缩　单收缩（single contraction）是指骨骼肌受到一次有效的刺激时，产生一次收缩和舒张的过程。单收缩的过程可分为收缩期和舒张期（图 2-17）。

强直收缩（tetanus）是指给肌肉连续的有效刺激时，随着刺激频率的不同，肌肉出现的强而持久的收缩。如果刺激频率比较低，每一次新的刺激都落在前一个收缩过程的舒张期内，即肌肉还未完成舒张就又发生新的收缩，表现为舒张不完全，称不完全性强直收缩（incomplete tetanus），描记出来的收缩曲线为锯齿状。如果增加刺激频率，使每一次新的刺激都落在前一个收缩过程的收缩期内，即出现收缩的叠加，称完全性强直收缩（complete tetanus），描记出

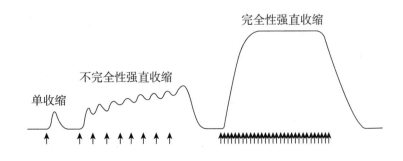

图 2-17　刺激频率对骨骼肌收缩形式的影响

来的收缩曲线为平滑的曲线。完全性强直收缩产生的肌张力比单收缩大 3 ~ 4 倍，对机体做功有利。在正常人体内，骨骼肌受到的刺激都是运动神经传来的快速连续的冲动，所以都是完全性强直收缩。

（二）骨骼肌收缩的影响因素

1．前负荷　前负荷（preload）是指肌肉收缩前所承受的负荷。肌肉收缩前的长度，称为初长度（intial length）。前负荷的作用使得肌肉被拉长，所以前负荷越大初长度就越大。在等长收缩实验中，可测定不同初长度条件下肌肉收缩产生的张力，对应作图即得到长度 - 张力关系曲线（图 2-18）。图中可见，一定范围内，初长度越大，肌肉收缩产生的张力越大，但初长度过大则收缩张力下降。表明肌肉收缩存在一个最适初长度，即产生最大收缩张力的初长度。肌肉初长度对收缩张力的影响，主要与肌小节长度的变化有关。最适初长度时全部横桥都能发挥作用，并且肌丝间的相互关系也最有利于横桥的活动，所以可以产生最大的收缩张力。在正常情况下，机体内肌肉一般都处于最适初长度状态，有利于产生最大的收缩张力。

2．后负荷　后负荷（afterload）是指肌肉开始收缩之后所承受的负荷。在前负荷不变的情况下，增加后负荷，肌肉先表现张力增加，然后再出现肌肉缩短。肌肉由于遇到后负荷的阻力，不能缩短，只增加张力，当肌张力增加到与后负荷相等时，肌肉才有长度的缩短。在一定范围内，后负荷越大，肌肉产生的张力就越大，肌肉开始缩短的时间就越晚，缩短的速度就越慢。因此，在有后负荷的前提下，肌肉所产生的张力和收缩的速度呈反变关系（图 2-19）。当后负荷为零时，肌肉缩短速度最快（V_{max}），而张力不变。随着后负荷的增加，收缩张力增加，而缩短速度减小，当后负荷达一定程度时肌肉产生最大张力（P_0），而缩短速度为零，不利于做功。若后负荷过小，虽然肌肉缩短速度很快，但张力小，亦不利于做功。因此后负荷过大或过小，都会影响肌肉的做功效率，只有在适度的后负荷时，才能获得做功的最佳效果。

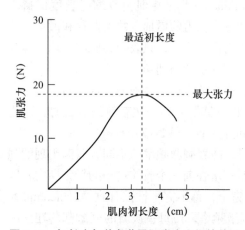

图 2-18　初长度与前负荷及肌张力之间的关系

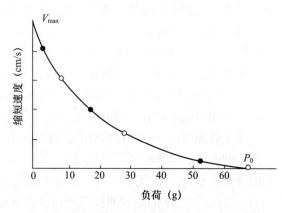

图 2-19　肌肉等张收缩时的张力 - 速度曲线图

3．肌肉收缩能力　肌肉收缩能力是指与前负荷和后负荷无关的肌肉本身的内在能力。肌肉收缩能力提高后，收缩时产生的张力和缩短的程度都会提高；收缩能力降低时则都会减小。肌肉收缩能力与很多因素有关，例如胞质内的 Ca^{2+} 浓度、细胞膜上钙通道的活性、肌钙蛋白与 Ca^{2+} 的结合能力、肌细胞能量代谢水平及横桥 ATP 酶的活性等。许多神经体液因素、病理因素和药物等都可通过以上环节来影响和调节肌肉的收缩能力。

案例讨论

李某，女，37 岁，患糖尿病半年，近三天食欲减退，呕吐频繁，精神萎靡不振，乏力。今日出现神志不清急诊入院。查体：浅昏迷、呼吸深大，BP 80/64 mmHg，腱反射减弱。实验室检查：尿常规：蛋白（+），糖（+++），酮体（+）。入院后注射胰岛素 72 单位，并输入 0.9% 盐水及乳酸钠，患者神志逐渐清醒，但有烦躁不安，并出现心律不齐。查心电图出现 T 波低平，频繁室性早搏，查血 K^+ 2.0 mmol/L，Na^+ 141 mmol/L。

请分析：
1. 患者主要发生了哪种水电解质代谢紊乱？
2. 请用生理学知识解释患者为什么会出现精神萎靡不振、神志不清的症状。

自测题

一、选择题

1. 白细胞吞噬细菌的过程属于
   A. 主动转运
   B. 单纯扩散
   C. 易化扩散
   D. 入胞作用
   E. 出胞作用

2. 细胞膜内外正常 Na^+ 和 K^+ 的浓度差的形成和维持是由于
   A. 膜安静时 K^+ 通透性大
   B. 膜安静时对 Na^+ 通透性增加
   C. Na^+ 易化扩散的结果
   D. 膜上 Na^+-K^+ 泵的作用
   E. 膜上 Na^+-K^+ 泵和 Ca^{2+} 泵的共同作用

3. 神经末梢释放递质的方式是
   A. 原发性主动转运
   B. 单纯扩散
   C. 易化扩散
   D. 出胞
   E. 继发性主动转运

4. 形成静息电位的主要原因是由于
   A. K^+ 外流
   B. K^+ 内流
   C. Na^+ 内流
   D. Na^+ 外流
   E. Ca^{2+} 内流

5. 当神经细胞的静息电位由 –70 mV 变化为 –90 mV 时，称为
   A. 去极化
   B. 超极化
   C. 复极化
   D. 极化
   E. 反极化

6. 阈电位是指造成膜对哪种离子通透性突然增大的临界膜电位
   A. Na^+
   B. K^+
   C. Ca^{2+}
   D. Cl^-
   E. Mg^{2+}

7. 下列具有"全或无"特征的电信号是
   A. 突触后电位
   B. 终板电位
   C. 感受器电位
   D. 锋电位
   E. 慢电位

8. 沿单根神经纤维传导的动作电位的幅度
   A. 不变
   B. 不断减小
   C. 不断增大
   D. 先增大后减小
   E. 不规则变化

9. 单个细胞的动作电位波形不能完全融合的原因是
   A. 刺激强度不够
   B. 刺激频率不够
   C. 不应期
   D. 细胞兴奋性过高
   E. 离子分布恢复不完全

10. 可兴奋细胞兴奋时，共有的特征是产生
    A. 收缩

    B. 分泌

    C. 神经冲动

    D. 兴奋性不变

    E. 动作电位

11. 骨骼肌细胞中横管的功能是

    A. Ca^{2+} 的贮存库

    B. Ca^{2+} 进出肌纤维的通道

    C. 营养物质进出肌细胞的通道

    D. 将兴奋传向肌细胞深部

    E. 使 Ca^{2+} 和肌钙蛋白结合

12. 肌肉兴奋 - 收缩耦联的关键因素是

    A. 横桥运动

    B. ATP 酶活性

    C. 动作电位

    D. 胞浆内 Ca^{2+} 浓度

    E. ACh

13. 肌肉初长度取决于

    A. 被动张力

    B. 前负荷和后负荷之和

    C. 前负荷

    D. 前负荷和后负荷之差

    E. 后负荷

14. 下列不需要耗能的过程是

    A. 肌肉的收缩过程

    B. 肌肉的舒张过程

    C. K^+ 由细胞内到细胞外

    D. Na^+ 由细胞内到细胞外

    E. 葡萄糖进入小肠黏膜细胞

二、名词解释

1. 单纯扩散　　2. 易化扩散　3. 被动转运　4. 主动转运　5. 入胞　　6. 出胞

7. 静息电位　　8. 极化　　9. 超极化　10. 去极化　11. 反极化　12. 复极化

13. 动作电位　14. 阈电位　15. 局部电位　16. 骨骼肌神经 - 肌接头

17. 骨骼肌兴奋 - 收缩耦联　18. 前负荷　　19. 后负荷　20. 肌肉收缩能力

三、问答题

1. 比较主动转运和被动转运的特点。

2. 试述静息电位产生的机制。

3. 试述局部电位的特点及其与动作电位的区别和关系。

4. 什么是兴奋 - 收缩耦联，说出其中有哪些主要过程。

（张庆丽）

血 液

第三章数字资源

思政之光

学习目标

通过本章内容的学习，学生应能够：

识记：

1. 说出血液的组成及其理化特性，血浆渗透压的组成及其生理作用、红细胞的生理特性、红细胞生成的原料和促进红细胞成熟的因子。
2. 列举促进和抑制血液凝固的因素。
3. 说出 ABO 血型系统的分型和血型鉴定、Rh 血型系统的特点和临床意义。

理解：

1. 解释生理性止血的基本原理。
2. 分析正常血管内流动的血液不发生凝固的原因。

运用：

通过 ABO 血型鉴定实验来理解输血、器官移植等意义；学习献血者的奉献爱心精神。

案例导入

患者，女，1 年前出现无明显诱因头晕、乏力，家人发现面色不如从前红润，但能照常上班，近 1 个月来症状较前加重伴活动后心慌，曾到医院检查说血红蛋白低（具体不详），给硫酸亚铁口服，但因服用后胃部不适仅用过 1 天，病后进食正常，不挑食，二便正常，无便血、黑便、尿色异常、鼻出血和齿龈出血。睡眠好，体重无明显变化。既往体健，无胃病史，无药物过敏史。结婚半年，14 岁月经初潮，7 天 /27 天，末次月经半个月前，近 2 年月经量多，半年来持续增多。

【思考】

1. 该病患的临床诊断是什么疾病？
2. 作为医务工作人员，要对患者身体的各项指标进行检测作为诊断依据。该患者的哪些生理指标可能属于异常呢？
3. 如果让你向患者或相关群众宣传贫血相关的疾病，你如何进行宣传工作呢？

血液（blood）是存在于心血管系统中的红色流体组织，充盈于密闭的心血管系统中，在心脏"泵"作用下循环不已，在机体内起着运输物质、联系各器官功能及维持内环境稳态的重要作用。体内血液总量或组织、器官血流量不足时，可造成组织的损伤；大量失血或血液循环严重障碍时，将危及生命。生物体的生理变化和病理变化往往引起血液成分的改变，所以血液成分的检测有重要的临床意义。哺乳类动物的血液具有凝血机制。

第一节 血液的组成及理化特性

一、血液的组成

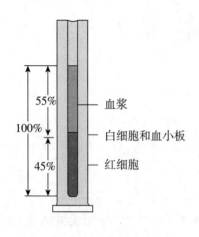

图 3-1 血液的基本组成

血液由血浆（plasma）和悬浮于其中的血细胞（blood cells）组成。将加入了抗凝剂（肝素）的新鲜血液置于比容管中，以每分钟 3000 转的离心速度离心 30 min，使血细胞下沉压紧分层。上层淡黄色的液体为血浆，下层是深红色不透明的红细胞，中间是一薄层白色不透明的白细胞和血小板（图 3-1）。

（一）血细胞

血细胞是血液的有形成分，约占全血容积的 40% ～ 50%，包括红细胞（erythrocytes 或 red blood cells，RBC）、白细胞（leukocytes 或 white blood cells，WBC）和血小板（platelets，thrombocyte）。因为红细胞数量远高于白细胞和血小板，故血液呈现红色。红细胞在血液中所占的容积百分比，称为红细胞比容（hematocrit，HCT）。由于白细胞和血小板在全血中所占的比例仅为 0.15% ～ 1%，故红细胞比容又称为血细胞比容。正常成年男性血细胞比容为 40% ～ 50%，女性为 37% ～ 48%。

➤ 考点提示：红细胞比容

（二）血浆

血浆是含有多种溶质的混合溶液，占全血容量的 50% ～ 60%。其溶剂是水，占 91% ～ 92%；溶质包括晶体物质和胶体物质。晶体物质占血浆总量的 1% ～ 2%，主要为多种电解质（表 3-1）、小分子有机化合物（营养物质、代谢产物、激素等）和一些气体；另一重要溶质是血浆蛋白（胶体物质）。由于这些小分子溶质和水分都很容易透过毛细血管壁与组织交换，因此临床检测外周血液的血浆中各种电解质的浓度，可大致反映组织液中这些物质的浓度。

表 3-1 人体各部分体液中电解质的含量（mmol/L）

离子	血浆	组织液	细胞内液
阳离子			
Na^+	142	145	12
K^+	4.3	4.4	139
Ca^{2+}	2.5	2.4	< 0.001（游离）*
Mg^{2+}	1.1	1.1	1.6（游离）*
总计	149.9	152.9	152.6
阴离子			
Cl^-	104	117	4
HCO_3^-	24	27	12
$HPO_4^{2-}/H_2PO_4^-$	2	2.3	29
蛋白质#	14	0.4	54
其他	5.9	6.2	53.6
总计	149.9	152.9	152.6

血液的主要组成概括如下：

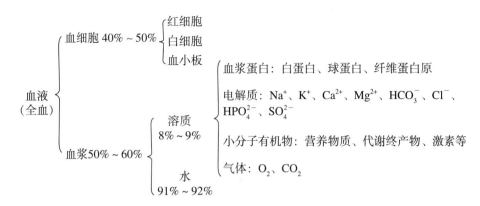

1．水和无机盐　血浆中的营养物质、代谢产物均溶解于水中被运输。血浆中的水对于实现血液的物质运输、调节体温等功能具有重要作用。

无机盐约占血浆总量的 0.9%，主要以离子状态存在，故称为电解质。正离子以 Na^+ 为主，还有少量的 K^+、Ca^{2+}、Mg^{2+} 等，负离子主要是 Cl^-，还有少量的 HCO_3^-、HPO_4^{2-} 等。无机盐对形成和维持血浆晶体渗透压，维持酸碱平衡和神经肌肉的兴奋性等有重要的作用。

2．血浆蛋白　血浆蛋白是血浆中多种蛋白质的总称。用盐析法可将其分为白蛋白、球蛋白与纤维蛋白原三大类；用电泳法又可将球蛋白分为 α_1、α_2、α_3、β 和 γ 球蛋白等；用分辨率更高的方法（如免疫电泳法）还可将血浆蛋白进一步区分为 120 多种组分。这说明血浆蛋白包括很多分子大小与结构都有不同的蛋白质。正常成人血浆蛋白总量为 65 ～ 85 g/L，其中白蛋白为 40 ～ 50 g/L，球蛋白为 15 ～ 30 g/L。白蛋白与球蛋白的重量之比为（1.0 ～ 2.0）：1。白蛋白和多数球蛋白主要由肝产生，肝病常可导致白蛋白 / 球蛋白比值下降。血浆蛋白的生理功能主要有：①运输功能：脂类和糖类都可与血浆蛋白结合成脂蛋白、糖蛋白而转入组织；氨基酸、维生素、激素及药物也可通过血浆蛋白转运。②形成血浆胶体渗透压（主要是白蛋白）：保持血浆中的水分。③免疫防御功能：球蛋白可作为补体或抗体参与机体的体液免疫。④生理止血功能：血浆中绝大多数凝血因子、抗凝物质及纤溶物质都是蛋白质。⑤缓冲功能：白蛋白和它的钠盐组成缓冲对，和其他无机盐缓冲对一起，缓冲血浆酸碱变化。⑥营养功能：血浆蛋白还可作为储备蛋白为机体提供营养。

3．非蛋白氮　非蛋白含氮化合物是指血浆中除蛋白质以外的含氮化合物，是蛋白质和核酸代谢过程中的中间产物，主要有氨基酸、尿素、尿酸、肌酸和肌酐等。非蛋白含氮化合物中所含的氮称为非蛋白氮（NPN），其中 1/3 ～ 1/2 为尿素氮（BUN），它们不断从肾排出，因此，测定 NPN 或 BUN 含量，有助于了解体内蛋白质代谢和肾的功能状况。

（三）血量

血量（blood volume）指人体全身血液的总量。正常成年人的血量占体重的 7% ～ 8%，即每千克体重含有 70 ～ 80 ml 的血液。因此体重为 70 kg 的人，血量为 4.9 ～ 5.6 L。安静状态下，体内大部分血量都在心血管中流动，称为循环血量；其余小部分存留在肝、肺、脾及皮下静脉丛等储血库中，流动缓慢，血浆较少，红细胞较多，称为贮存血量。在剧烈运动、大失血等应急状态下，贮存血量可被动员释放进入心血管系统中，以补充循环血量。

足够的血量是维持正常血压和各组织、器官正常血液供应的必要条件。正常人体由于神经、体液的调节作用，可使血量保持相对稳定。如果一次失血不超过全身血量的 10%（通常成人一次失血在 500 ml 以下），不会损害健康。其中水分及无机盐在 1 ～ 2 h 即可得到补偿，血浆蛋白含量可在 24 h 恢复，而红细胞和血红蛋白在 3 ～ 4 周内可完全恢复，甚至还可稍微超过失血前的水平。当失血量达到血量的 20% 时，会出现一系列临床症状，影响机体的生命活动。失血达总血量的 30% 以上时，如不及时抢救，将危及生命。

> 考点提示：血量

二、血液的理化特性

（一）颜色

动脉血中含氧合血红蛋白较多，呈鲜红色；静脉血中含去氧血红蛋白较多，呈暗红色。血浆中含微量胆红素呈淡黄色，空腹时血浆清澈透明；进餐后，血浆中可有悬浮的脂质微粒（食富含脂质的食物较多）而变得浑浊。

（二）比重

血液的比重为 1.050 ～ 1.060，其大小主要取决于血液中红细胞的数量；血浆的比重为 1.025 ～ 1.030，其大小主要取决于血浆中蛋白质含量。

（三）黏滞性

液体的黏滞性（viscosity）也称黏度，取决于液体中分子或颗粒间的摩擦力。通常是在体外测定血液或血浆与水相比的相对黏度（比黏度）。血液是一种黏度较大的液体，以"理想液体"水的黏度为 1，则全血的黏度为 4 ～ 5，主要取决于红细胞的数量和它在血浆中的分布状态。血流速度减慢时，因红细胞发生叠连和凝集，使血液黏度增大，从而使血液阻力加大。血浆的黏度为 1.6 ～ 2.4，其大小主要取决于血浆蛋白质的含量。

（四）血浆渗透压

1. 渗透现象及渗透压的概念　渗透现象是指两种不同浓度的溶液隔以半透膜（允许溶剂分子通过，不允许溶质分子通过的膜），水分子或其他溶剂分子从低浓度的溶液通过半透膜进入高浓度溶液中的现象；或水分子从水势高的一方通过半透膜向水势低的一方移动的现象。渗透压的高低与溶液所含溶质颗粒数目成正比，而与溶质颗粒的性质和大小无关。渗透现象也可以理解为高浓度溶液中含有较多的溶质颗粒，因而具有较高的吸引和保留水分子的能力，能够通过半透膜，将低浓度溶液中的水分子吸引过来。我们把溶液中溶质吸引和保留水分子的力量称为渗透压（osmotic pressure），医学上通常将溶质浓度 1 mol/L 作为渗透压的单位，称为渗透单位（Osm）。由于生物体液浓度较低，常取此单位的千分之一，称为毫渗单位（mOsm），简称毫渗。

2. 血浆渗透压的组成及正常值　正常人在体温 37 ℃时，血浆渗透压约为 300 mOsm/kg H_2O（相当于 773 kPa 或 5800 mmHg）。血浆渗透压来自于两部分溶质：由晶体物质所形成的渗透压，称为晶体渗透压（crystal osmotic pressure），其中 80% 来自 NaCl。由于血浆中晶体物质颗粒数量极多，故晶体渗透压接近血浆总渗透压。由血浆蛋白质所形成的渗透压称为胶体渗透压（colloid osmotic pressure）。由于蛋白质分子量大，分子数量少，因此所产生的渗透压小，仅为 1.3 mOsm/kg H_2O（相当于 25 mmHg 或 3.3 kPa）。在血浆蛋白中，白蛋白的分子量小，分子数量最多，故血浆胶体渗透压的 75% ～ 80% 来自白蛋白。0.9% NaCl 溶液和 5% 葡萄糖溶液是临床上常用的等渗溶液。

3. 血浆渗透压的生理作用　晶体物质能够自由通过毛细血管壁，使血浆和组织液中的晶体物质种类和浓度基本相同，晶体渗透压也基本相同（图 3-2）。由于晶体物质不易通过细胞膜，故血浆晶体渗透压的相对恒定对维持细胞内外水平衡和保持血细胞及组织细胞的正常形态起着重要作用。

血浆蛋白不能透过毛细血管壁，组织液中蛋白含量低于血浆，使得血浆胶体渗透压高于组织液，有利于吸引组织液中的水分进入血管。所以血浆胶体渗透压具有调节血管内外水平衡、维持正常血容量的作用。如果血浆蛋白减少（尤其是白蛋白），可使血浆胶体渗透压降低，使组织液回流减少而水分在组织间隙滞留，导致水肿（edema）。

与血浆渗透压相等的溶液称为等渗溶液（iso-osmotic solution），如 0.9% NaCl 溶液（又称生理盐水）和 5% 葡萄糖溶液。高于血浆渗透压的溶液称为高渗溶液（hypertonic solution），低于血浆渗透压的溶液为低渗溶液（hypotonic solution）。并非每种物质的等渗溶液都能使悬浮于其中的红细胞保持正常形态和大小，如 1.9% 尿素溶液与血浆等渗，但红细胞置于其中会立即破裂溶血。这是因为尿素能自由通过红细胞膜，导致红细胞内渗透压增高，水进入细胞，红细胞肿胀、破裂而发生溶血。临床上把能使悬浮于其中的红细胞保持正常形态和大小的溶液，称为等张溶液（isotonic solution）。因此，等张溶液就是由不能通过红细胞膜的物质所形成的等渗溶液。0.9%NaCl 既是等渗溶液也是等张溶液；而 1.9% 尿素是等渗溶液，却不是等张溶液。

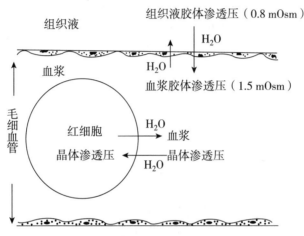

图 3-2　血浆渗透压示意图

（五）血浆 pH

正常人血浆的 pH 为 7.35 ～ 7.45，静脉血比动脉血略低。血浆中存在数对有效的缓冲系统，如 $NaHCO_3/H_2CO_3$、Na_2HPO_4/NaH_2PO_4、血浆蛋白钠盐 / 血浆蛋白等。其中最重要的是 $NaHCO_3/H_2CO_3$，通常其比值为 20 : 1。红细胞内还有血红蛋白钾盐 / 血红蛋白、$KHCO_3/H_2CO_3$、K_2HPO_4/KH_2PO_4 等缓冲对，都是有效的缓冲系统，能够缓冲血液 pH 的变化。一般当组织代谢产酸或产碱增多时，由于这些缓冲系统的作用，可使其对血浆 pH 的影响减至很小，特别是在肺和肾不断地排出体内过剩的酸或碱的情况下，得以使血浆 pH 维持相对稳定。血液酸碱度的相对恒定，对生命活动有重要意义。当血浆 pH 低于 7.35 时，称为酸中毒；大于 7.45 时为碱中毒。血浆 pH 低于 6.9 或大于 7.8 时将危及生命。

▶ 考点提示：血液的理化特性

三、血液的功能

血液具有物质运输、维持内环境稳态、免疫防御、调节体温等多种生理功能，对人体生理活动和健康具有重要的作用。

（一）运输功能

血液在心血管系统中周而复始地流动，担负着重要的运输功能。运输的物质主要有营养物质、代谢产物、O_2、CO_2、水、无机盐、生物活性物质（如酶、激素等）及参与机体免疫功能的某些物质（如补体、抗体等）。随着血液循环的流动，将营养物质和 O_2 运送到组织细胞，同时将代谢产物和 CO_2 运送到排泄器官而排出体外。在临床治疗中的某些药物，也是通过血液运输到相应细胞而发挥治疗作用的。

（二）维持内环境稳态

内环境稳态的维持除有赖于体内各器官系统的活动外，血液的流动也有很重要的作用。由于血液循环，并借助于肺、消化道、肾以及皮肤等器官与外环境相沟通，从而保持内环境各种理化性质如水、O_2、营养物质、渗透压、酸碱度、体温和血细胞相对稳定。如血液中含有多种缓冲物质，能及时缓冲血浆中的酸碱变化，从而保持内环境 pH 的相对稳定。

（三）免疫和防御功能

各类白细胞均具有防御功能：中性粒细胞和单核细胞能对入侵的细菌等病原微生物以及体内衰老、坏死组织细胞进行吞噬、分解、清除，执行非特异性免疫功能；淋巴细胞执行特异性免疫功能；血浆中的免疫球蛋白，具有对抗相应抗原的作用。此外，血小板和血浆中的凝血因子参与止血和凝血过程，对机体也具有保护作用。

（四）调节体温

水比热大，血浆中有大量水分，能吸收体内产生的热量，并通过血液循环，将机体深部热量带到体表散发，以维持体温的相对稳定。

 知识链接

生理盐水

生理盐水，又称为无菌生理盐水，是指生理学实验或临床上常用的渗透压与动物或人体血浆的渗透压基本相等的氯化钠溶液。

用于两栖类动物时浓度为 0.67% ～ 0.70%，用于哺乳类动物和人体时为 0.85% ～ 0.9%。人们平常输液用的氯化钠注射液浓度是 0.9%，可以当成生理盐水来使用。其渗透压与人体血液近似，钠的含量也与血浆相近，但氯的含量却明显高于血浆内氯的含量，因此生理盐水不完全合乎生理，其用途为供给电解质和维持体液的张力。由于其等渗等张的特性，故常作为临床药物的溶剂。亦可外用，如清洁伤口或换药时应用。

第二节 血 细 胞

血细胞包括红细胞、白细胞、血小板三类，均起源于造血干细胞。在个体发育过程中，造血中心有所变迁：胚胎发育早期在卵黄囊造血，以后由肝、脾造血；胚胎发育到 5 个月后，肝、脾造血活动逐渐减弱，骨髓开始造血，到婴儿出生时，几乎完全依靠骨髓造血；当造血需要增多时，婴幼儿的肝、脾可再度参与造血以补充骨髓功能的不足（此时可表现出肝、脾大）。人成年后，各种血细胞均来源于骨髓，且除淋巴细胞外均在骨髓中成熟。

骨髓内的造血过程分为连续的三个阶段：第一阶段是造血（多潜能）干细胞分化成各系定向祖细胞；第二阶段是各系定向祖细胞继续分化和增殖生成各种血细胞的母细胞；第三阶段是各种母细胞发育，最后分别生成各类成熟的血细胞。造血干细胞（hemopoietic stem cell,

HSC）是一种分化程度很低的原始细胞，又称多潜能干细胞（pluripotent stem cell），具有自我复制和多向分化的能力；造血干细胞在分化为幼稚血细胞之前，还经历一个发育的中间阶段，这个阶段的细胞只能朝着有限的方向或一个方向分化，称为定向祖细胞（图3-3）。

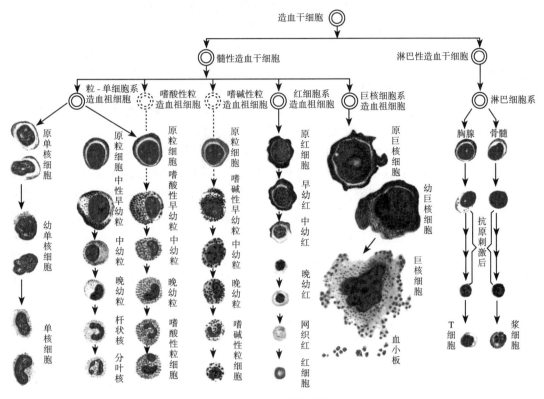

图 3-3　造血过程示意图

各种细胞都有一定的寿命，一方面每天都有大量的血细胞衰老而死亡，另一方面造血组织活跃地生成新的血细胞，使循环血液中各类血细胞的数量仍保持相对稳定。这说明各类血细胞在生成与破坏、进入与离开血液循环以及在各组织中的分布等都保持着动态平衡。当机体内、外环境发生变化时，血细胞能适应代谢和防御功能的需要调整其数量和分布，说明机体对血细胞生成有很精细的调节。

> ➤ 考点提示：红细胞的数量和基本功能

一、红细胞

（一）形态、数量和功能

红细胞是血液中数量最多的血细胞。正常人红细胞呈双凹圆碟形，无核，直径为 6 ~ 8 μm。与球形体相比，这种形态的红细胞表面积相对较大，有利于运载气体进行气体交换。我国成年男性外周血中的红细胞正常值为 $(4.0 ~ 5.5) \times 10^{12}$/L，成年女性外周血中红细胞的正常值为 $(3.5 ~ 5.0) \times 10^{12}$/L；新生儿红细胞数较高，可达到 $(6.0 ~ 9.0) \times 10^{12}$/L，出生后数周内逐渐下降；儿童期红细胞数量低于成人，且无明显的性别差异，直到青春期才逐渐接近正常人水平。红细胞的主要功能是：①运输 O_2 和 CO_2。红细胞结合、携带的 O_2 比溶解于血浆中的 O_2 多 70 倍，红细胞运输的 CO_2 比溶解于血浆中的 CO_2 多 18 倍。②缓冲血浆 pH。红细胞内有缓冲对和碳酸酐酶，在维持正常血浆 pH 中起缓冲作用。红细胞的这些功能主要是依靠红细胞内的血红蛋白（hemoglobin，Hb）完成的。我国成年男性血红蛋白含量为 120 ~ 160 g/L，女性为 110 ~ 150 g/L。

（二）红细胞的生理特性

1. 可塑性变形　可塑性变形（plastic deformation）是正常红细胞在外力作用下具有变形的能力。红细胞在血管中循环运行时，常要挤过口径比其细胞直径还小的毛细血管或血窦空隙，这时红细胞将发生卷曲变形。双凹圆碟形红细胞的变形能力大，球形红细胞、衰老的红细胞变形能力降低。红细胞变形能力受三种因素影响：①红细胞表面积与体积的比值：比值愈大，变形能力愈大；正常的双凹圆碟形红细胞的变形能力远大于异常情况下的球形红细胞。②红细胞内部黏度：黏度愈大，变形能力愈小；当血红蛋白变性或浓度过高时，可使红细胞内黏度增大。③红细胞膜的弹性：弹性降低时，变形能力降低。

2. 悬浮稳定性　悬浮稳定性（suspension stability）是指血液中的红细胞悬浮于血浆中不容易迅速下沉的特性。将抗凝后的全血置于血沉管中，一般认为红细胞因比重较血浆大而呈下降趋势，但通常下沉非常缓慢。这是由于红细胞与血浆之间的摩擦阻碍其下沉，特别是双凹圆碟形的红细胞，其表面积相对较大，所产生的摩擦力也大。通常以抗凝血垂直静置 1 h 后红细胞下沉的距离表示红细胞下沉的速度，称为红细胞沉降率（erythrocyte sedimentation rate，ESR），简称血沉。正常男性为 0 ~ 15 mm/h，女性为 0 ~ 20 mm/h，沉降越快，表明红细胞悬浮稳定性越小。在某些疾病的影响下（如活动性肺结核、风湿热），红细胞彼此间能较快地以凹面相贴，称为红细胞叠连（rouleaux formation）。红细胞叠连时，其表面积与容积之比减小，因而摩擦力减小，下沉加快。叠连形成的快慢主要与血浆的性质有关，而不在红细胞自身。血浆中白蛋白、卵磷脂含量增多可使下沉减慢；而球蛋白、纤维蛋白原及胆固醇含量增多时，红细胞沉降加快。

3. 渗透脆性　渗透脆性（osmotic fragility）是指红细胞在低渗盐溶液中发生膨胀破裂的特性，简称脆性。将红细胞置于不同浓度的 NaCl 溶液中可以看到：在等渗溶液中红细胞保持正常的形态和大小；在渗透压递减的一系列低渗溶液中，水将渗入红细胞内而使细胞体积逐步膨胀并双侧凸起，这说明红细胞对低渗溶液具有一定的抵抗能力。生理情况下，衰老的红细胞膜脆性增大，初成熟的红细胞脆性较低。当红细胞体积增加 30% 时成为球形，增加 45% ~ 60% 时则红细胞破裂溶血，血红蛋白逸出，留下一个双凹圆碟形的红细胞膜空壳——影细胞（ghost cell）。正常人的红细胞在 0.42% NaCl 溶液中开始出现溶血，在 0.35% NaCl 溶液中完全溶血。红细胞的渗透脆性越大，表示其对低渗溶液的抵抗能力越小，越容易发生溶血。某些溶血性疾病患者的红细胞开始溶血及完全溶血的 NaCl 溶液浓度均高于正常，表明其渗透脆性增加。

（三）红细胞生成与破坏

1. 红细胞的生成

（1）生成的原料：红细胞的主要成分是血红蛋白，血红蛋白由珠蛋白和亚铁血红素组成，所以合成血红蛋白的主要原料是蛋白质和铁。铁的来源有内源性和外源性两部分。人体每日造血需要铁 20 ~ 25 mg，其中 95% 来自内源性铁的再利用，5% 来自食物（约 1 mg）补充排泄的铁。内源性铁是由衰老的红细胞破坏后释放出来的，每天约 25 mg，大部分可供骨髓造血时重复利用；外源性铁来源于食物。内源性铁的再利用减少、丢失增多，或铁经过消化道的吸收量减少以及机体对铁的需要量相对增多，是引起缺铁性贫血的主要原因。慢性失血性疾病、生长发育期儿童、孕妇、哺乳期妇女，以及胃酸缺乏或食物中缺铁者，均可造成缺铁性贫血。此种贫血的特征是生成的红细胞胞质不足（小红细胞）及血红蛋白含量减少（低色素），又称小细胞低色素性贫血。

（2）影响成熟的因素：在早期红细胞发育的过程中，细胞需要经过多次分裂使其数量增加，其间需要不断合成新的 DNA。DNA 的合成必须有维生素 B_{12} 和叶酸作为辅酶，当维生素 B_{12} 和叶酸缺乏时，DNA 合成障碍，细胞分裂次数减少，引起巨幼红细胞性贫血，其特征是红细胞体积大，数量少。胃腺壁细胞所分泌的内因子可以促进维生素 B_{12} 在回肠的吸收。所以内因子缺乏（如萎缩性胃炎、胃大部切除）和维生素 B_{12}、叶酸缺乏一样，也可以引起巨幼红细胞性贫血。此外，红细胞生成还需要氨基酸，维生素 B_6、B_2、C、E 和微量元素铜、锰、钴、锌等。

（3）生成的调节：每天约有 0.8% 的红细胞进行更新。当机体需要时（如大失血），更新速度将加快。已知有两种调节因子分别调控着两个不同发育阶段的红系祖细胞的发育：①爆式促进因子（burst promotion activator，BPA）：是一类糖蛋白，可以促使早期红系祖细胞从细胞周期中的静息状态（G_0 期）进入 DNA 合成期（S 期），从而促进早期祖细胞增殖；②促红细胞生成素（erythropoietin，EPO）：主要是由肾皮质管周细胞所分泌的生物活性物质，肝也能少量合成。EPO 是一种酸性糖蛋白，主要促进晚期红系祖细胞增殖，并向形态可识别的红系前体细胞分化，还能加速前体细胞的增殖、分化并促进骨髓释放网织红细胞。当机体缺氧时，肾合成和分泌的 EPO 增多，刺激骨髓造血加强，提高血液的运氧能力，改善组织细胞的缺氧状态。某些肾病或肾切除的患者，由于 EPO 分泌减少，也可以引起贫血。近年来研究表明，再生障碍性贫血可能是红系祖细胞上 EPO 受体缺陷所致，目前已有重组的 EPO 用于临床。雄激素也能促使肾、肝生成 EPO，使血液中红细胞数量增多。

雄激素、甲状腺激素和生长激素等，也可增强 EPO 的作用，促进红细胞的生成。雌激素则有抑制红细胞生成的作用。这也是男性的红细胞数和血红蛋白含量高于女性的原因之一。

2．红细胞的破坏　红细胞的平均寿命约为 120 天。衰老的红细胞变形能力减退而脆性增加，在血流湍急处因机械性冲撞而破损（血管内破坏）；或因通过微小孔隙发生困难而滞留，被巨噬细胞所吞噬（血管外破坏）。红细胞在血管内破裂溶血所释放的血红蛋白立即与触珠蛋白结合并被肝摄取，脱铁血红素转变为胆色素，铁则以铁黄素的形式沉着于肝细胞内。当溶血严重时，血浆中血红蛋白浓度过高（≥ 1 g/L），超过触珠蛋白的结合能力，未能与触珠蛋白结合的血红蛋白将经肾随尿液排出，形成血红蛋白尿。在脾被巨噬细胞吞噬的衰老红细胞，经消化后，铁可以再利用，而脱铁血红素转变为胆色素后被运送到肝处理。当脾功能亢进时，可使红细胞破坏过多，造成贫血。

> 考点提示：红细胞的造血原料及辅助因子，红细胞生成的调节

二、白细胞

（一）分类和正常值

白细胞（white blood cell，WBC）为无色、有核的细胞，是数量最少的一类血细胞，体积比红细胞大，在血液中一般呈球形，在组织中则有不同程度的变化。根据胞浆中有无特殊嗜色颗粒，将白细胞分为粒细胞和无粒细胞两大类。粒细胞又根据所含嗜色颗粒的嗜色性质不同分为中性粒细胞、嗜酸性粒细胞和嗜碱性粒细胞，无粒细胞则分为单核细胞和淋巴细胞。白细胞分类计数如表 3-2 所示。安静状态下，正常成年人白细胞总数为 $(4.0 \sim 10.0) \times 10^9/L$。其中中性粒细胞占 50% ~ 70%，嗜酸性粒细胞占 0.5% ~ 5%，嗜碱性粒细胞占 0% ~ 1%，单核细胞占 3% ~ 8%，淋巴细胞占 20% ~ 40%。

表 3-2　我国健康成人血液中白细胞的正常值及主要功能

白细胞分类	平均值	百分比（%）	主要生理功能
粒细胞			
中性粒细胞	$4.5 \times 10^9/L$	50 ~ 70	吞噬细菌与坏死细胞等
嗜酸性粒细胞	$0.1 \times 10^9/L$	0.5 ~ 5	抑制组胺释放
嗜碱性粒细胞	$0.025 \times 10^9/L$	0 ~ 1	释放肝素和组胺
无粒细胞			
淋巴细胞	$1.8 \times 10^9/L$	20 ~ 40	参与特异性免疫反应
单核细胞	$0.45 \times 10^9/L$	3 ~ 8	吞噬细菌与衰老的红细胞
总数	$7.0 \times 10^9/L$		

血液中白细胞数目可因年龄以及机体处于不同生理状态而有变动：①细胞总数和分类计数随年龄而有所改变：新生儿较高，约 $15 \times 10^9/L$，尤其以中性粒细胞为主，以后淋巴细胞逐渐增多，可达白细胞总数的 70%，3 ~ 4 岁后淋巴细胞逐渐减少，至青春期与成人基本相同。②剧烈运动、进食、疼痛、情绪激动及妊娠、分娩期均明显升高，尤其是运动和分娩期，可高达 $34 \times 10^9/L$。③日周期变化，下午较清晨高。机体有急性炎症时常出现白细胞增多。严重增多则可能是白血病。

（二）生理功能和特性

白细胞具有变形、游走、趋化、吞噬等生理特性，这是白细胞执行防御功能的基础。中性粒细胞和单核细胞为吞噬细胞，能吞噬各种异物（包括某些病原微生物），参与炎症反应，执行非特异性免疫功能。淋巴细胞可以对特异性抗原进行体液性与细胞性破坏，执行特异性免疫功能。除淋巴细胞外，白细胞均能伸出伪足做变形运动，凭借这种运动得以穿过血管壁进入组织中，这个过程称为血细胞渗出。白细胞还具有向某些化学物质游走的特性，称为趋化性。能吸引白细胞发生定向运动的化学物质称为趋化因子（chemokine），如细菌毒素、细菌或人体细胞的降解产物，以及抗原 - 抗体复合物等。白细胞按照这些物质的浓度梯度游走到这些物质的周围，把异物包围起来并吞入胞浆内，进而将其消化、杀灭，称为吞噬作用。

1. 中性粒细胞　中性粒细胞（neutrophil）是体内的主要吞噬细胞，在机体的非特异性细胞免疫系统中起十分重要的作用。它处于机体抵抗微生物病原体，特别是急性化脓性细菌入侵的第一线，它的作用主要是：①将入侵的细菌包围在局部并消灭，防止病原微生物在体内扩散，一般每个中性粒细胞在处理 5 ~ 25 个细菌后，自身解体并释出溶酶体酶类能溶解周围组织而形成脓液；②参与免疫复合物、衰老红细胞与坏死组织的清除。

中性粒细胞在血管内停留的时间不长（平均只有 6 ~ 8 h），主要进入组织中起作用，而且进入组织后不再回到血液中。血管中的中性粒细胞约有一半随血流循环，称为循环池，通常白细胞计数只反映这部分中性粒细胞的数量；另一半则附着在小血管壁上，称为边缘池。此外，骨髓中尚储存约 2.5×10^{12} 个成熟的中性粒细胞，以备在机体需要时大量释放进入循环血流。

2. 嗜酸性粒细胞　嗜酸性粒细胞（eosinophil）也具有微弱的吞噬能力，对某些抗原 - 抗体复合物有吞噬作用。但由于缺乏溶菌酶，基本上无杀菌能力。嗜酸性粒细胞在体内的主要作用：①限制嗜碱性粒细胞和肥大细胞在速发型过敏反应中的作用；②参与对蠕虫的免疫反应：嗜酸性粒细胞借助免疫反应黏附于蠕虫上，释放碱性蛋白和过氧化酶杀伤蠕虫体。

3. 嗜碱性粒细胞　嗜碱性粒细胞（basophil）的颗粒中含有肝素、组胺、过敏性慢反应物质、嗜酸性粒细胞趋化因子 A 等多种生物活性物质。这些活性物质一方面可使毛细血管壁通透性增加、支气管平滑肌收缩，引起哮喘、荨麻疹、食物过敏等各种过敏反应的症状；另一方面吸引嗜酸性粒细胞，聚集于局部以限制嗜碱性粒细胞在过敏反应中的作用。

4．单核细胞 单核细胞（monocyte）胞体较大，与其他血细胞比较，单核细胞内含有更多的非特异性酯酶，并具有比中性粒细胞更强的吞噬能力。从骨髓释放入血的单核细胞尚未成熟，在血液中停留 2 ～ 3 天后迁移到周边组织中，体积继续增大，吞噬能力增强，发育成巨噬细胞（成熟细胞），形成单核巨噬细胞系统。单核巨噬细胞系统的主要功能有：①通过变形运动趋化移动、吞噬胞饮，消灭外来病原微生物，非特异性抵御病原体的侵袭；②清除衰老损伤的细胞碎片；③参与激活淋巴细胞的特异性免疫；④识别并杀伤肿瘤细胞；⑤合成与释放多种细胞因子，调节粒系血细胞的造血过程；⑥参与机体内铁和胆色素的代谢。

5．淋巴细胞 淋巴细胞（lymphocyte）是免疫细胞中的一大类，它们在免疫应答过程中起着核心作用。根据细胞生长发育的过程和功能的不同，可将淋巴细胞分为 T 淋巴细胞、B 淋巴细胞以及自然杀伤细胞（natural killer cell，NK 细胞）等三种。T 细胞主要与细胞免疫有关（如破坏移植的异体细胞、肿瘤细胞或受病毒感染的细胞），B 细胞则主要与体液免疫有关，NK 细胞可直接杀伤肿瘤细胞、病毒或细菌感染的细胞。

➤ 考点提示：白细胞的数量和基本功能

（三）白细胞生成的调节

白细胞的分化和增殖受一些造血生长因子（hematopoietic growth factor，HGF）的影响。这些因子由淋巴细胞、单核巨噬细胞、成纤维细胞和内皮细胞合成分泌。此外，还有一些抑制因子能够直接抑制白细胞的增殖、分化或限制上述一些生长因子的释放或作用。

（四）白细胞的破坏

白细胞的寿命较难判断。因为粒细胞和单核细胞主要在组织中发挥作用，淋巴细胞则往返循环于血液、组织液和淋巴液之间，且还可分化增殖。一般说来，中性粒细胞在循环血液中停留 8 h 进入组织，3 ～ 4 天后将衰老死亡；若有细菌侵入，粒细胞在吞噬活动中可因释放出的溶酶体酶过多而发生自我溶解，与破坏的细菌和组织碎片共同构成脓液。

白细胞总数高于 $10.0 \times 10^9/L$ 通常被认为是异常，是非常被关注的问题，这种升高既有生理性因素也有病理性因素，我们可以不必担心生理性因素造成的暂时性升高，但是绝对不能忽视病理性增高。当白细胞数量低于 $4 \times 10^9/L$ 时被称为白细胞减少，但其临界值往往设定为 $2.5 \times 10^9/L$，也就是说低于 $2.5 \times 10^9/L$ 时肯定考虑为异常。

三、血小板

（一）形态和正常值

血小板（thrombocyte）是从骨髓成熟的巨核细胞脱落的具有生物活性的小块胞质，有质膜，无细胞核，形状不规则，在循环血液中呈双凸圆盘状，比红细胞和白细胞小得多，直径 2 ～ 3 μm。正常成年人血小板的数量为（100 ～ 300）$\times 10^9/L$。血小板数量可以有 6% ～ 10% 的生理波动：通常午后较清晨高，冬季较春季高，进餐、组织损伤、剧烈运动时血小板增多，妇女月经期血小板减少。血小板数量超过 $1000 \times 10^9/L$ 时称血小板过多，容易发生血栓；低于 $50 \times 10^9/L$ 时称血小板过少，可以导致出血倾向，皮肤和黏膜下易出现瘀点。

（二）生理特性

1．黏附 血小板与非血小板表面的黏着称为黏附。血小板不能黏附在正常光滑的血管壁（内皮细胞）表面，当血管损伤后，流经此处的血小板被血管内皮下组织表面激活，立即黏附于损伤处暴露出的胶原纤维上。

2．聚集　血小板与血小板之间相互黏着在一起的过程称为聚集。聚集分为两个时相：第一时相发生迅速，为可逆性聚集，由受损组织释放的 ADP 引起；第二时相发生缓慢，由血小板释放的内源性 ADP 引起，属不可逆性聚集。

3．释放　血小板受刺激后，将其颗粒中的 ADP、5- 羟色胺、儿茶酚胺和血小板因子等活性物质排出的过程称为释放。这些物质可以参与止血和凝血过程。

4．收缩　血凝块中的血小板将伪足伸入血纤维网中，通过收缩蛋白收缩，形成坚固的止血栓，同时挤出血清。

5．吸附　血小板能吸附多种凝血因子于其磷脂表面，有利于血液凝固和生理性止血。

（三）生理功能

1．参与生理性止血　当血管损伤而出血时，血小板通过：①黏附、聚集形成血小板血栓堵住出血口；②释放 5- 羟色胺、儿茶酚胺等缩血管物质，使受损处血管收缩，减慢血流；③促进凝血块生成，加固血小板血栓，以达到生理性止血的目的。

2．促进凝血功能　血小板在凝血过程中发挥着重要的作用：①释放 α- 颗粒中所含的血小板因子（PF），参与血液凝固过程，尤其是 PF_3，能使凝血酶原的激活加快 2 万倍，并能促进纤维蛋白网的形成；②吸附多种凝血因子，如 I 、 V 、 XI 等，促进凝血过程的发生。

3．维持血管内皮的完整性　血小板对毛细血管内皮细胞有营养和支持作用，能填补因血管壁内皮细胞脱落留下的空缺，并与内皮细胞融合，促进内皮细胞的修复。当血小板减少至 50×10^9/L 以下时，毛细血管脆性增加，可出现皮肤、黏膜下出血或紫癜。

> ➤ 考点提示：血小板的数量和基本功能

（四）生成的调节

骨髓中生成血小板的巨核细胞仅占有核细胞的 0.05%，但一个巨核细胞可产生 200 ～ 7700 个血小板。血小板进入血液后，寿命可有 7 ～ 14 天，但只在开始两天具有生理功能。衰老的血小板在脾、肝和肺组织中被吞噬。进入血液的血小板一半以上在外周血中循环，其余的储存于脾。近几年的研究成果表明，一种称为血小板生成素（thrombopoietin，TPO）的物质能刺激造血干细胞向巨核系祖细胞分化，并特异地促进巨核系祖细胞分化增殖及巨核细胞的成熟和血小板的释放。

四、生理性止血

生理性止血（physiologic hemostasis）是指小血管受损后引起的出血，在几分钟内自行停止的现象。用采血针刺破耳垂或指尖使血液流出，然后测定出血延续时间，这段时间称为出血时间（bleeding time）。正常出血时间为 1 ～ 3 min。血小板减少或有缺陷时，出血时间延长。

生理性止血过程包括血管收缩、血小板血栓和血液凝固三个过程。首先是受损伤血管受刺激引起血管收缩反应，进而是血小板释放的缩血管物质，如 5- 羟色胺、儿茶酚胺等使血管进一步收缩，血管破口封闭；同时由于血小板黏附、聚集于破损部位，形成松软的血小板血栓，以堵塞破口，实现初步止血；随即黏附、聚集的血小板吸附凝血因子，并提供磷脂表面，参与和加速凝血过程，形成血凝块。最后，血小板内的收缩蛋白收缩，使血凝块变硬，形成牢固的止血栓，以有效止血。因此，血小板生成减少，破坏增多或功能异常时，可引起出血时间延长甚至出血不止。

第三节 血液凝固与纤维蛋白溶解

一、血液凝固

血液从流动的液体状态变成不能流动的凝胶状态的过程称为血液凝固（blood coagulation），简称血凝。血凝的本质是血浆中的纤维蛋白原转变为不溶性的纤维蛋白。血液凝固后 1 ~ 2 h，血凝块发生回缩释出淡黄色液体，称为血清（serum）。血清与血浆的区别在于，前者缺乏纤维蛋白原和血凝过程已消耗的其他凝血因子，但又增添了少量血凝时由血管内皮细胞和血小板释放出来的物质。

> 考点提示：血浆和血清的区别

（一）凝血因子

血浆和组织中直接参与凝血过程的物质统称为凝血因子（clotting factor 或 coagulation factor）。目前已知的凝血因子有 14 种：依发现的先后顺序，已按国际命名法用罗马数字编号的有 12 种（其中因子Ⅵ是因子Ⅴ的活化形式，已不再视为一个独立的凝血因子而删除），分别为凝血因子Ⅰ ~ ⅩⅢ（表 3-3）。此外，还有前激肽释放酶、高分子激肽原以及来自血小板的磷脂（PF$_3$）等直接参与凝血过程。

表 3-3　按国际命名法编号的凝血因子

因子	同义名	因子	同义名
因子Ⅰ	纤维蛋白原	因子Ⅷ	抗血友病因子
因子Ⅱ	凝血酶原	因子Ⅸ	血浆凝血激酶
因子Ⅲ	组织凝血激酶	因子Ⅹ	Stuart-Prower 因子
因子Ⅳ	Ca^{2+}	因子Ⅺ	血浆凝血酶前质
因子Ⅴ	前加速素	因子Ⅻ	接触因子
因子Ⅶ	前转变素	因子ⅩⅢ	纤维蛋白稳定因子

上述凝血因子中，除因子Ⅳ（Ca^{2+}）外，其余都是蛋白质；因子Ⅱ、Ⅶ、Ⅸ、Ⅹ、Ⅺ、Ⅻ和前激肽释放酶都是蛋白酶，除因子Ⅶ外均以无活性的酶原形式存在于血浆中，必须经过激活才具有活性（因子Ⅶ是不需激活的蛋白酶，但其活性的表现有赖于因子Ⅲ的存在）。上述因子被激活后成为这些因子的"活性型"，习惯上于该因子的右下角标"a"来表示（如Ⅹa）；因子Ⅲ是唯一不在血浆中的凝血因子，它来自组织细胞；此外，因子Ⅱ、Ⅶ、Ⅸ、Ⅹ是在肝中合成的，且需要维生素 K 的参与。因此，肝功能损害或维生素 K 缺乏，都会导致凝血因子缺乏和凝血障碍而产生出血倾向。Ca^{2+}作为一个重要的凝血因子，参与了凝血过程的多个环节。

（二）血液凝固的过程

血液凝固是由凝血因子按一定顺序相继激活而生成凝血酶，最终使纤维蛋白原变成纤维蛋白的过程，分为三个基本步骤：①凝血酶原激活物生成；②凝血酶原被激活生成凝血酶；③纤维蛋白原在凝血酶的作用下变成纤维蛋白。

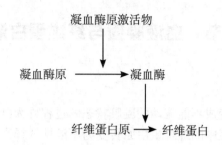

1. 凝血酶原激活物的生成　根据凝血酶原激活物形成过程中是否有血液以外凝血因子参与，将凝血过程分为内源性凝血和外源性凝血两条途径（图 3-4）。两条途径的主要区别在于启动方式和参与的凝血因子有所不同。但两条途径中的某些凝血因子可以相互激活，故两者间相互密切联系，并不各自完全独立。

（1）内源性凝血：指参与凝血的因子全部来自血液的凝血过程。通常因血液与带负电荷的异物表面（如玻璃、白陶土、硫酸酯、胶原等）接触而启动。首先因子 XII 与异物表面结合并立即激活为 XIIa。XIIa 再激活前激肽释放酶使之成为激肽释放酶，后者反过来又能激活因子 XII，通过这一正反馈过程，可使 XIIa 大量生成。XIIa 再激活因子 XI 成为 XIa。XIa 在 Ca^{2+} 存在的情况下，将因子 IX 激活成 IXa。IXa 再与因子 VIII、Ca^{2+} 和血小板 3 因子（PF_3）形成因子 VIII 复合物。该复合物中的 IXa 是一种蛋白水解酶，能使因子 X 水解而被激活成 Xa；PF_3 是血小板膜上的磷脂，它的主要作用是提供一个磷脂吸附表面；因子 VIII 本身不是蛋白酶，而是辅助因子，能使 IXa 激活因子 X 的速度提高 20 万倍。激活了的 Xa 与因子 V、PF_3 和 Ca^{2+} 形成凝血酶原激活物。遗传性缺乏因子 VIII 将发生甲型血友病，这时凝血过程非常慢，甚至微小的创伤也出血不止。而缺乏因子 IX 和因子 XI，则为乙型和丙型血友病。

（2）外源性凝血：外源性凝血是由因子 III 启动的。在组织损伤伴有血管破裂的情况下，由

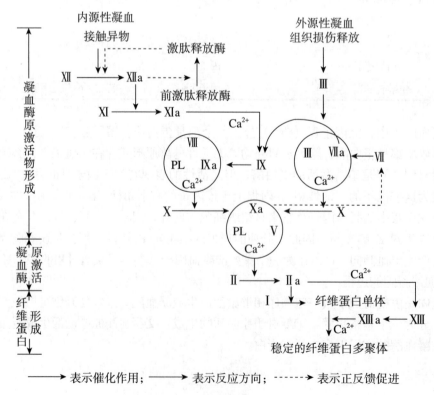

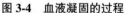

图 3-4　血液凝固的过程

组织细胞释放的因子Ⅲ（组织凝血致活素）与血浆中的因子 Ⅶ、Ca^{2+} 形成因子Ⅶ复合物，该复合物再激活因子 X 为 Xa，其后的凝血过程与内源性凝血完全相同。外源性凝血过程简单，耗时短。

由内源性和外源性凝血途径所生成的因子Xa，在 Ca^{2+} 存在的情况下，与因子Va在磷脂表面形成凝血酶原酶复合物（prothrombinase complex），进而激活凝血酶原生成凝血酶。

2. 凝血酶的形成　在凝血酶原激活物中 PF_3 仍然是提供磷脂吸附表面，Xa催化因子Ⅱ中的精氨酸 - 异亮氨酸的键发生断裂而形成Ⅱa；因子Ⅴ也是辅助因子，使Xa的作用增快几十倍。使在凝血酶原激活物作用下凝血酶原（因子Ⅱ）很快转变为有活性的凝血酶（Ⅱa）。

3. 纤维蛋白的形成　凝血酶能迅速催化纤维蛋白原（因子Ⅰ）的分解，使之变成纤维蛋白单体。同时凝血酶还能激活凝血因子ⅩⅢ生成ⅩⅢa，在它的作用下纤维蛋白单体变成牢固的不溶性的纤维蛋白多聚体，后者交织成网，将血细胞网罗在其中形成血凝块。随着时间的经过，由于血小板的血栓收缩蛋白的作用，可引起血凝块收缩，通常讲的血液凝固是指到此为止。

应该强调的是：①凝血过程显然是一个正反馈的"瀑布"样连锁反应过程，一经触发，迅速进行到底，并且每一个环节都是密切联系的。正常人从血液流出到形成血凝块所需时间为 5 ~ 15 min（试管法），称为凝血时间。②凡能阻断或延缓凝血过程的因素都可以抗凝，使凝血时间延长；相反，能加速血液凝固过程的因素都可以使凝血时间缩短。Ca^{2+} 在多个凝血环节上起促凝血作用，而且它易于处理。因此在临床上可用于促凝血（加 Ca^{2+}）或抗凝血（除 Ca^{2+}）。③凝血过程本质上是一种酶促反应。

（三）血液凝固的控制

1. 抗凝系统　生理情况下，血管内的血液能保持流体状态而不发生凝固，除与血管内膜光滑完整、血液循环不息和血流较快有关外，还与存在于人体内与凝血系统相对抗的抗凝系统有关。现已明确抗凝系统包括细胞抗凝系统（如网状内皮系统对凝血因子的吞噬作用）和体液抗凝系统（抗凝血酶Ⅲ、肝素、蛋白质 C 系统、组织因子途径抑制物等）。下面介绍体液抗凝系统中的几种主要物质。

（1）抗凝血酶Ⅲ：抗凝血酶 Ⅲ（antithrombin Ⅲ）是血浆中最重要的抗凝物质之一，由肝细胞和血管内皮细胞分泌。抗凝血酶 Ⅲ 能与因子Ⅸa、Xa、ⅩⅠa、ⅩⅡa 分子活性中心上的丝氨酸残基结合，封闭这些凝血因子的活性中心而使之失活，从而阻断凝血过程。抗凝血酶 Ⅲ 的直接抗凝作用很慢也很弱，但与肝素结合后，其抗凝作用增加 2000 倍。

（2）肝素：肝素（heparin）主要由肥大细胞和嗜碱性粒细胞产生。体内多数组织中存有肝素，尤以肝、肺、心肌组织中含量丰富，但生理状态下血浆中含量甚微。肝素是一种酸性黏多糖，无论注入人体内或与体外新鲜血液混合，均有很强的抗凝作用。其抗凝机制主要有两个方面：一是与抗凝血酶 Ⅲ 结合，使后者与凝血酶的亲和力增强，使凝血酶立即失活；二是可刺激血管内皮细胞大量释放组织因子途径抑制物和其他抗凝物质来抑制凝血过程。此外，肝素还能抑制血小板的黏附、聚集和释放反应，保护血管内皮和降低血脂。因此肝素可广泛用于治疗和防治血栓性疾病，尤其是低分子肝素（分子量小于 7000），副作用小，更适合于临床应用。肝素除有抗凝作用外，还能刺激血管内皮细胞释放纤溶酶原激活物，加速纤维蛋白溶解。

（3）组织因子途径抑制物（TFPI）：目前认为 TFPI 也是体内重要的生理性抗凝物质，主要由小血管内皮细胞分泌，是一种相对稳定的糖蛋白。分子中含有 3 个抑制功能域（K1、K2、K3）。其抗凝作用分两步进行：第一步是 K2 与 Xa 结合，直接抑制 Xa 的催化活性，并使 TFPI 变构；第二步是在 Ca^{2+} 的参与下，变构的 TFPI 与因子Ⅶ复合物结合，从而灭活因子 Ⅶ 复合物，发挥负反馈性抑制外源性凝血途径的作用。

2. 延缓和加速血液凝固的方法

（1）延缓血液凝固的方法：将血液置于光滑容器内，可减少因子 Ⅻ 的激活和血小板的黏附、聚集和释放反应而延缓凝血过程；将血液置于温度较低的环境里，以降低凝血反应的速度；抗凝剂如枸橼酸钠能与血浆中 Ca^{2+} 结合，形成不易解离的可溶性络合物枸橼酸钠钙，因此，血液中加入抗凝剂，血液不易凝固。

（2）加速血液凝固的方法：临床上采用温热生理盐水纱布、吸收性明胶海绵压迫伤口加速血液凝固过程以利止血。因为纱布提供的粗糙面可加速因子 Ⅻ 的激活，使血小板黏附、聚集、释放血小板因子；温热可提高酶的活性，加速酶促反应速度，促进血液凝固。此外，如手术前注射维生素 K，可促进肝合成凝血因子，起到加速血液凝固的作用。

二、纤维蛋白的溶解

正常情况下，组织损伤后所形成的止血栓在完成止血使命后将逐步溶解，从而保证血管的畅通，也有利于受损组织的再生和修复。止血栓的溶解主要依赖于纤维蛋白溶解系统（简称纤溶系统）。纤维蛋白被降解液化的过程称为纤维蛋白溶解（fibrinolysis），简称纤溶。若纤溶系统活动亢进，可因止血栓的提前溶解而有重新出血的倾向；而纤溶系统活动低下，则不利于血管的再通，加重血栓栓塞。因此，生理情况下止血栓的溶解液化在空间和时间上也同样受到严格控制。

纤溶系统包括 4 种成分：纤维蛋白溶解酶原（纤溶酶原）、纤维蛋白溶解酶（纤溶酶）、纤维蛋白溶解酶原激活物、纤溶抑制物。纤溶的基本过程可分为两个阶段，即纤溶酶原的激活和纤维蛋白的降解（图 3-5）。

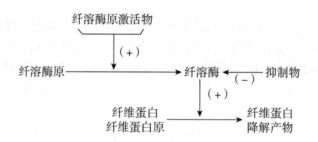

图 3-5　纤维蛋白溶解系统示意图

（一）纤溶酶原的激活

正常情况下，血浆中的纤溶酶是以无活性的纤溶酶原形式存在的。能使纤溶酶原激活成纤溶酶的物质称为纤溶酶原激活物，广泛分布于血浆、尿液、组织液和组织中，主要包括：①血管激活物，血纤溶酶原主要在肝合成，由血管内皮细胞合成和释放，当血管内出现血凝块时，可刺激血管内皮细胞释放激活物，所释放的激活物大部分吸附于血凝块上（很少进入血流），发挥局部溶栓作用，保持血流通畅。②组织激活物，广泛存在于各种组织中，如肾产生的尿激酶活性很强，有助于防止肾小管中纤维蛋白沉着。这类激活物主要是在组织修复、伤口愈合过程，在血管外促进纤溶。子宫、前列腺、甲状腺和肺等组织中含组织激活物较多，使月经血不易凝固，且这些器官手术时容易发生渗血。③尿激酶型纤溶酶原激活物（u-PA）。由肾合成和释放，活性很强，有助于防止肾小管中纤维蛋白沉着。④依赖因子Ⅻa的激活物，如前激肽释放酶被Ⅻa激活后生成的激肽释放酶可以激活纤溶酶原，这类激活物可使血凝与纤溶保持平衡。

（二）纤维蛋白降解

纤溶酶是蛋白水解酶，可将纤维蛋白或纤维蛋白原分子逐步水解为许多可溶于水的小肽，统称为纤维蛋白降解产物。这些降解产物一般不再发生凝固，而且其中一部分还具有抗凝作用。纤溶酶的特异性小，除水解纤维蛋白或纤维蛋白原外，还能水解因子 Ⅱa、Ⅴ、Ⅷ、Ⅻa、并促进血小板聚集和释放 5- 羟色胺、ADP 等。

（三）纤溶抑制物

血液中的纤溶抑制物有两类：一类是抗纤溶酶，如肝产生的 α_2- 抗纤溶酶（α_2-AP），但特异性不大，可抑制纤溶酶、凝血酶、激肽释放酶等多种酶的活性；另一类是纤溶酶原激活物的抑制物，如血管内皮细胞产生的纤溶酶原激活物抑制物 -1（plasminogen activator inhibitor type-1，PAI-1），能抑制纤溶酶原的激活。这些抑制物既可抑制纤溶又可抑制凝血，其意义在于保证血栓形成部位的血凝块保留必需的时间，以及将凝血与纤溶局限于创伤部位。

知识链接

抗栓药物

抗栓药物是一类化学物质，将它们注射到体内后可以使已经形成的血凝块溶解，从而使阻断的血流恢复。它们直接或间接激活纤溶酶原。第一个血栓溶解药是在 1982 年批准的，为溶解心脏冠状动脉血凝块的链激酶（溶栓酶），它是由链球菌产生的。现在使用一种基因工程产生的人组织纤溶酶原激活物（t-PA）治疗由血栓引起的早期心肌梗死或者急性脑卒中。

第四节　血型与输血

血型（blood group）通常是指红细胞膜上特异性抗原的类型。Landsteiner 在 1901 年发现了人类第一个血型系统—— ABO 血型系统，为人类揭开了血型的奥秘。人类的红细胞膜含有多种抗原，目前已发现十几个独立的血型系统，如 ABO、Rh、MNSs、Lewis、Lutheran、Kell、Duff 及 Kidd 等。其中与临床医学关系最密切的是 ABO 血型系统和 Rh 血型系统。由于白细胞和血小板上也存在特异性抗原，因此也存在白细胞血型和血小板血型。血型可作为机体免疫系统鉴别"自我"和"异己"的标志。在临床上，血型鉴定是进行输血和组织、器官移植成败的关键；在人类学、法医学研究上，血型鉴定也具有重要意义。

一、红细胞血型

红细胞膜上的一些特异糖蛋白起着抗原的作用，称为凝集原（agglutinogen）。而血浆中有相应的抗体，为 γ 球蛋白，称为凝集素（agglutinin）。由于每个抗体上具有 2 ～ 10 个与抗原结合的位点，因此抗体可以在若干个带有相应抗原的红细胞之间形成桥梁，使它们聚集成簇而发生凝集反应。红细胞凝集的本质是一个不可逆的抗原 - 抗体反应，在补体的作用下可引起红细胞破裂发生溶血。将两种不同类型的血液相混合，可发生红细胞凝集反应。输血时如发生凝集反应，可引起血管阻塞，溶血则损害肾功能甚至造成过敏性反应，造成严重后果，甚至危及生命。

（一）ABO 血型系统

1. 分型依据和血型判断　人类红细胞膜上存在两种 ABO 血型系统的凝集原，分别是 A 抗原和 B 抗原。根据红细胞膜上所含抗原类型的不同，可将血型分为四型：仅有 A 抗原者为 A 型，仅有 B 抗原者为 B 型，两种抗原均有者为 AB 型，两种抗原均无者为 O 型。在 5 ～ 6 周龄的人胚胎红细胞膜上已可检测到 A 和 B 抗原。婴儿红细胞膜上的 A、B 抗原的位点仅为成人的 1/3，到 2 ～ 4 岁时才发育完全。正常人 A、B 抗原的抗原性终生不变。ABO 血型物质除存在于红细胞膜上外，还出现于唾液、胃液、精液等分泌液中。

血浆中含有与上述抗原对应的两种天然抗体（凝集素），分别是抗 A 抗体和抗 B 抗体。在出生后 2～8 个月开始产生，8～10 岁时达到高峰。天然抗体多属 IgM，分子量大，不能通过胎盘。ABO 血型抗原、抗体的分布特点是，红细胞有哪种抗原则其血清中不会有与其对应的抗体；反之，红细胞上无哪种抗原则其血清中必有与其对应的抗体（表 3-4）。ABO 血型系统还有亚型，与临床关系较密切的是 A 型中的 A_1、A_2 亚型。输血时需注意亚型的存在。

表 3-4　ABO 血型系统的抗原和抗体

血型	抗原（凝集原）	抗体（凝集素）
A 型	A 抗原	抗 B 抗体
B 型	B 抗原	抗 A 抗体
O 型	无	抗 A 和抗 B
AB 型	A 抗原 和 B 抗原	无

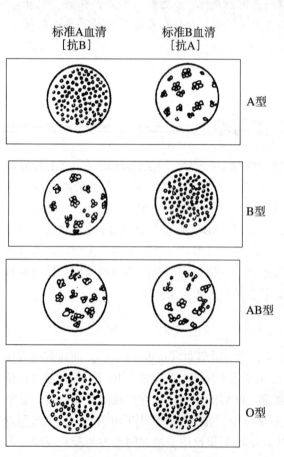

图 3-6　ABO 血型的玻片检测法

2. ABO 血型的鉴定　常规 ABO 血型的定型包括正向定型和反向定型。正向定型是用已知的标准血清（含凝集素）去检测未知的红细胞膜上的凝集原；反向定型是已知血型的红细胞检测血清有无抗 A 或抗 B 抗体。同时进行正向定型和反向定型是为了相互印证。依其发生凝集反应的结果，判定被测红细胞膜上所含抗原的类型，从而确定其 ABO 血型（图 3-6）。

3. ABO 血型的遗传　研究表明，位于 9 号染色体（9q34.1-q34.2）上的三个基因决定 ABO 血型。这三个基因是等位基因，其可以是三种不同类型中的任意一种或两种，但是在每个染色体上仅为一种，即：O 型、A 型或 B 型。O 型基因是无功能基因，或基本上无功能的基因，所以在细胞上没有明确的 O 型凝集原。与之相反，A 型或 B 型基因可以在细胞上形成抗原性非常强的凝集原。一共有 6 种可能的基因组合方式，即 OO、OA、OB、AA、BB 和 AB。OO 基因型的人在细胞表面没有 A 或 B 凝集原，因此是 O 型血；OA 或 AA 基因型的人为 A 型血；OB 或 BB 基因型的人为 B 型血；基因型为 AB 的人，则为 AB 型血。在 5～6 周龄的人胚胎红细胞膜上已可以检测出 A 和 B 抗原，但是数量较少，仅为成人的 1/3，直到 2～4 岁时才逐渐发育完全。正常人 A、B 抗原的抗原性终生不变。利用血型的遗传规律，可以推知子女可能或不可能有的血型，因此，也就可能从子女的血型表现型来推断亲子关系。但必须注意的是，法医学上依据血型来判断亲子关系时，只能作出否定的判断，而不能作出肯定的判断。

➤ 考点提示：ABO 血型系统

（二）Rh 血型系统

1．发现与分布　Rh 血型抗原最先在恒河猴（Rhesus monkey）的红细胞中发现。1940 年，Landsteiner 和 Wiener 将恒河猴的红细胞重复注射入家兔体内，引起家兔体内产生抗恒河猴红细胞的抗体。再用含这种抗体的血清与人的红细胞混合，发现在白种人中，约有 85% 的人其红细胞可被这种血清凝集，表明人红细胞膜上存在 Rh 凝集原，称为 Rh 阳性血型；另有约 15% 的不被这种血清凝聚，称为 Rh 阴性血型。据我国调查，汉族和其他大多数民族中，Rh 阳性者占 99%，阴性占 1%。但在有的少数民族中 Rh 阴性者较多，如塔塔尔族占 15.8%，苗族占 12.3%，布依族和乌孜别克族为 8.7%。

2．抗原与分型　Rh 血型系统是红细胞血型中最复杂的一个系统。已发现 40 多种 Rh 抗原，与临床关系密切的是 D、E、C、c、e 五种。Rh 血型的抗原性仅次于 ABO 血型系统的 A、B 抗原。因五种抗原中 D 抗原的抗原性最强，故临床意义最为重要。医学上通常将红细胞上含有 D 抗原者称为 Rh 阳性，而红细胞上缺乏 D 抗原者称为 Rh 阴性。Rh 抗原只存在于红细胞上，出生时已发育成熟。

3．Rh 血型的遗传　Rh 抗原是由位于 1 号染色体短臂（1p34.1 ～ p36）上的两个紧密连锁的基因所编码，其中一个编码 D 抗原（RhD），另一个编码 C/c 和 E/e 抗原（RhCE）。Rh 抗原的特异性决定于蛋白质的氨基酸序列。Rh 阳性者有 *RhD* 基因和 *RhCE* 基因，Rh 阴性者只有 *RhCE* 基因。*RhD* 和 *RhCE* 基因的变异形成了复杂的 Rh 血型系统的表型。但是实际上血清中未发现单一的抗 D 抗体，因而认为 D 是"静止基因"，在红细胞表面不表达 D 抗原。

4．Rh 血型抗体的特点与临床意义　与 ABO 血型系统比较，Rh 血型系统有两个特点：

（1）人类血清中不存在与 Rh 抗原起反应的天然抗体。故 Rh 阴性的受血者第一次接受 Rh 阳性的血液，不会发生凝集反应。但输入 Rh 阳性血后，可使受血者产生 Rh 抗体（免疫性抗体或获得性抗体），输血后 2 ～ 4 个月血清中抗 Rh 抗体的水平达到高峰。以后再输入 Rh 阳性血液时，会使输入的 Rh 阳性红细胞发生凝集反应。

（2）Rh 血型抗体主要是 IgG，分子较小，能透过胎盘。当一个 Rh 阴性的母亲所怀胎儿为 Rh 阳性，阳性胎儿的少量红细胞或 Rh 抗原透过胎盘进入母体，刺激母体产生 Rh 抗体，当再次孕育 Rh 阳性胎儿时，母体内的 Rh 抗体可进入胎儿体内引起新生儿溶血，严重的导致流产或胎儿死亡。由于一般只有在妊娠末期或分娩时才有足量的胎儿红细胞进入母体，而母体血液中的抗体的浓度是缓慢增加的，故 Rh 阴性的母亲怀第一胎 Rh 阳性的胎儿时，很少出现新生儿溶血的情况；但在第二次妊娠时，母体内的抗 Rh 抗体可进入胎儿体内而引起新生儿溶血。若在 Rh 阴性母亲生育第一胎后，及时输注特异性抗 D 免疫球蛋白，中和进入母体的 D 抗原，以避免 Rh 阴性母亲致敏，可预防第二次妊娠时新生儿溶血的发生。

二、输血的原则

输血是抢救大失血或治疗其他疾病的重要手段。为保证输血安全，必须遵守输血原则，注意输血的安全、有效和节约。

在准备输血时，首先必须鉴定血型，保证供血者和受血者的 ABO 血型相合。对于生育年龄的妇女和需要反复输血的患者，还必须使供血者与受血者 Rh 血型相合，特别要注意 Rh 阴性受血者产生抗 Rh 抗体的情况。

输血最好采用同型输血。即使在 ABO 系统血型相同的人之间进行输血，输血前也必须进行交叉配血试验（cross match test）：将供血者的红细胞与受血者的血清相混合，称为交叉配血主侧，再将受血者的红细胞与供血者的血清相混合，称为交叉配血次侧（图 3-7）。若主侧和次侧均不凝集，即为配血相合，可以输血。若主侧凝集，为配血不合，绝对不能输血。若主侧不凝集，次侧凝集，称为配血基本相合，这种情况可见于 O 型血与其他血型之间或 AB 型受血者接受其他血型的血液。配血基本相合只能在紧急情况下，而又无同型血液时，缓慢少量输血（＜200 ml）。

由于输血时主要考虑供血者的红细胞不被受血者血浆中的凝集素所凝集，因而 O 型血曾有"万能供血者"之称。虽然 O 型血红细胞上无凝集原，但其血浆中含有抗 A、抗 B 凝集素，能与其他血型受血者红细胞上的凝集原发生凝集反应。如输血量大，输血速度快，供血者血浆中的抗体不能被受血者的血浆足够稀释时，受血者的红细胞会被广泛凝集，造成严重后果。因此"万能"的说法是不恰当的。而 AB 血型"万能受血者"的说法同样也是不可取的。

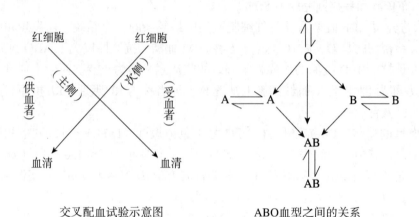

交叉配血试验示意图　　　　　ABO血型之间的关系

图 3-7　交叉配血实验和 ABO 血型系统输血原则

 知识链接

成分输血

随着医学和科学技术的进步，输血疗法已从原来的输全血发展为成分输血（blood component therapy）。成分输血是把人血中的各种不同成分，如红细胞、粒细胞、血小板和血浆，分别制备成高纯度或高浓度的制品，再输注给患者。优点为：一血多用，节约血源，针对性强，疗效好，副作用少，便于保存和运输。成分输血是目前临床常用的输血类型。成分输血的比例是衡量一个国家或地区医疗技术水平高低的重要标志之一。目前，国际上输成分血的比例已经达到 90% 以上，输全血不到 10%，发达国家比例已经超过 95%。我国的成分输血开展较晚，发展相对滞后。但在大城市成分输血比例已达到发达国家水平。

 案例讨论

患儿因"皮疹一周余"入院。查体。体温 36.1 ℃，神清，全身皮肤散在出血点，以前胸，后背，双下肢为主，压之不褪色，浅表淋巴结未触及肿大，咽红，双侧扁桃体 I 度肿大，上腭可见出血点，颈软，双肺呼吸音粗，未闻及干湿啰音，心音有力，律齐未闻及杂音，腹平软，肝脾肋下未触及。辅助检查：当地查血常规：WBC 6.28×10^9/L，血小板 8×10^9/L，尿常规：WBC 弱阳性，潜血弱阳性。

请分析：

为何患儿全身皮肤散在出血点？

自测题

一、选择题

1. 正常成人的血量约占体重的
   A．80%
   B．60%
   C．40%
   D．20%
   E．8%

2. 红细胞比容是指
   A．红细胞与血浆容积之比
   B．红细胞与白细胞之比
   C．红细胞与血管容积之比
   D．红细胞在所有血细胞中所占的百分比
   E．红细胞在全血中所占的容积百分比

3. 若将红细胞置于 0.35% 的 NaCl 溶液中，将会出现如下哪种现象
   A．红细胞叠连
   B．红细胞破裂溶血
   C．红细胞皱缩
   D．红细胞凝集
   E．血沉加快

4. 影响毛细血管内外水平衡的因素是
   A．血浆胶体渗透压
   B．血浆晶体渗透压
   C．组织液胶体渗透压
   D．组织液静水压
   E．毛细血管血压

5. 正常人血浆的 pH 为
   A．7.25 ~ 7.35
   B．7.35 ~ 7.45
   C．7.45 ~ 7.65
   D．7.65 ~ 7.75
   E．6.9 ~ 7.8

6. 正常成年人的造血组织是
   A．肝
   B．脾
   C．脊椎骨、肋骨、胸骨、颅骨和长骨近端骨骺处骨髓
   D．所有骨髓腔的骨髓
   E．肝和骨髓

7. 红细胞悬浮稳定性差是由于红细胞
   A．溶血
   B．凝集
   C．血栓形成
   D．叠连加快
   E．脆性增大

8. 关于血浆渗透压的叙述，错误的是
   A．由胶体和晶体渗透压组成
   B．约为 300 mOsm/kg H_2O
   C．晶体渗透压接近血浆的总渗透压
   D．其高低取决于溶液中溶质颗粒数目的多少
   E．与溶质颗粒的性质和大小有关

9. 血浆蛋白浓度下降时，引起水肿的原因是
   A．毛细血管壁的通透性增加
   B．血浆胶体渗透压下降
   C．组织液胶体渗透压下降
   D．淋巴回流量增加
   E．毛细血管血压下降

10. 关于红细胞的生理特性的叙述，错误的是
    A．有可塑性，可通过较细的毛细血管
    B．在血浆中具有悬浮稳定性
    C．具有一定的脆性，衰老时脆性减小
    D．对 O_2 和 CO_2 的通透性较大
    E．尿素可自由透入红细胞

11. 贫血时，血液中
    A．血浆量减少
    B．白细胞数量减少
    C．血小板减少
    D．红细胞和 Hb 含量减少
    E．血浆蛋白减少

12. 调节红细胞生成的主要体液因素是
    A．雄激素
    B．雌激素
    C．促红细胞生成素
    D．肾上腺素
    E．生长激素

13. 巨幼红细胞贫血是由于
　　A. 缺少蛋白质和铁
　　B. 缺少铁
　　C. 缺乏维生素 B_{12}
　　D. 脾功能亢进
　　E. EPO 分泌减少

14. 下列对白细胞功能的叙述，错误的是
　　A. 中性粒细胞可被趋化性物质吸引
　　　到炎症部位，吞噬和破坏入侵的
　　　细菌
　　B. 嗜碱性粒细胞能释放组胺，与过
　　　敏反应有关
　　C. 嗜酸性粒细胞可通过免疫反应损
　　　伤蠕虫
　　D. 淋巴细胞是机体内的主要免疫
　　　细胞
　　E. T 淋巴细胞主要与体液免疫有关，
　　　B 淋巴细胞则主要与细胞免疫有关

15. 血清区别于血浆主要在于血清缺乏
　　A. 可溶性血浆蛋白
　　B. 纤维蛋白原
　　C. 纤维蛋白
　　D. 血小板
　　E. 免疫球蛋白

16. 血液凝固的本质变化在于
　　A. 因子Ⅷ的激活
　　B. 血小板的黏附与聚集
　　C. 纤维蛋白的激活
　　D. 纤维蛋白的溶解
　　E. 纤维蛋白原变为纤维蛋白

17. 内源性与外源性凝血的根本区别是
　　A. 启动因子和参与凝血的因子不同
　　B. 形成的血凝块不同
　　C. 因 Ca^{2+} 是否起作用而不同

　　D. 有无血小板的参与
　　E. 前者发生于血管内，后者发生于
　　　血管外

18. 纤溶系统不包括下列哪项
　　A. 纤溶酶原
　　B. 纤溶酶
　　C. 纤溶酶原激活物
　　D. 纤溶抑制物
　　E. 凝血酶原

19. 通常所说的血型是指
　　A. 红细胞上受体的类型
　　B. 红细胞表面特异性抗原的类型
　　C. 红细胞上特异性凝集素的类型
　　D. 血浆中特异性抗原的类型
　　E. 血浆中特异性抗体的类型

20. 某人的红细胞与 B 型血的血清凝集，
　　而其血清与 B 型血的红细胞不凝集，
　　此人血型为
　　A. A 型
　　B. B 型
　　C. O 型
　　D. AB 型
　　E. B 亚型

21. 下列关于输血的叙述，哪一项是错
　　误的
　　A. O 型血可少量、缓慢输给其他血
　　　型者
　　B. ABO 血型相符者输血前仍需做
　　　交叉配血
　　C. Rh 阳性者可接受 Rh 阴性者的
　　　血液
　　D. AB 型者可少量、缓慢接受其他
　　　型血
　　E. 父母的血可直接输给子女

二、名词解释

1. 血细胞比容　2. 等渗溶液　3. 血清　4. 血型　5. 凝集原　6. 凝集素

三、问答题

1. 何谓血浆晶体渗透压和血浆胶体渗透压？其生理作用有何不同？为什么？
2. 临床大量输液时，为什么要输入等渗溶液？
3. 简述红细胞生理特性。
4. 简述血小板的生理特性和功能。

5．生理性止血包括哪些功能活动？

6．简述血液凝固的基本过程。

7．简述 ABO 血型分型依据。

8．ABO 血型系统分型依据是什么？输血原则是什么？各型的输受关系如何？

（于　航）

血液循环

第四章数字资源

思政之光

学习目标

通过本章内容的学习，学生应能够：

识记：

1. 说出心脏泵血活动过程中的分期及各期的特点；心音的产生原因及其意义；心肌细胞生物电活动，心肌生理特性；影响心肌生理特性的因素。
2. 列举动脉血压和中心静脉压的正常值；说出中心静脉压的概念及影响动脉压的因素和静脉回流的因素；微循环的组成及其血流通路，组织液的生成及其影响因素。
3. 说出心脏和血管的神经支配，颈动脉窦和主动脉弓压力感受性反射，肾上腺素和去甲肾上腺素对心血管活动的调节。

理解：

1. 总结心动周期和心率的关系。
2. 分析心动周期和心脏泵血过程的关系，心脏泵血活动和血压的关系，静脉回心血量和血压的关系。

运用：

运用心脏的周期性活动知识理解人的一生应该是勤劳奋斗的一生；爱的奉献；利用血液循环生理知识分析治疗血液循环系统常见疾病药物应用。

 案例导入

患者男性，73岁。身体极度虚弱。因呼吸困难，腹部＋膨胀和脚踝肿胀被送至医院。晚上患者常因急性呼吸困难醒来。既往有心绞痛发作史，伴有进行性呼吸困难。检查发现：轻度发绀（皮肤呈淡蓝色）、颈静脉扩张、呼吸加快（20/min）、血压为115/80 mmHg、双侧肺基底部啰音（爆破音）、心脏扩张伴随轻微心动过速（110/min）和舒张期奔马律（听起来像奔跑的马蹄声）、肝在肋缘下2 cm处可触及、叩诊移动性浊音（＋）、脚踝水肿超过胫骨下端。心电图显示正常窦性心律，Q波，且电轴左偏。

诊断：心功能衰竭（心衰）。

【思考】

1. 外周血流阻力有无变化？如果有，为什么？
2. 为什么心脏会扩大？
3. 为什么患者会有双腿水肿？

循环系统由心脏和血管组成。心脏是推动血液流动的动力器官，血管是血液流动的管道。

通过心脏节律性的收缩和舒张，推动血液在血管中按一定方向周而复始地流动，称为血液循环（blood circulation）。血液循环的主要功能是完成物质运输；实现机体的体液调节和防御功能；维持机体内环境稳定，保证新陈代谢的正常进行。血液循环一旦停止，生命活动也将终止。因此，血液循环是高等动物机体生存的最重要条件之一。近年来的研究证明，心脏和血管还有内分泌功能。

　　本章将分别对心脏和血管的生理活动、心血管活动的调节，以及心、肺、脑重要器官的血液循环进行讨论。

第一节　心脏生理

　　心脏是一个由心肌细胞构成并具有瓣膜的空腔器官。心脏是血液循环的动力泵，它表现为两个方面的节律性的周期性活动：一是心电周期，即心脏各部分动作电位的产生和扩布的周期性活动；二是心动周期，即由兴奋触发的心肌收缩和舒张的机械活动周期。心脏的每一次泵血活动都是这两个周期相互联系活动的结果。本节将从心脏的机械活动和生物电活动两个角度来讨论心脏的生理活动。

一、心脏的泵血活动

（一）心动周期与心率

　　心房或者心室每收缩和舒张一次构成的机械活动周期，称为心动周期（cardiac cycle）。一个心动周期要完成心房的收缩和舒张以及心室的收缩和舒张。每分钟心脏收缩和舒张的次数称为心率（heart rate）。正常成人安静时的心率为 60 ~ 100 次 / 分。心率因年龄、性别和生理情况不同而有差异。心动周期的长短与心率密切相关，二者成反比例关系。如以成人安静时平均心率每分钟 75 次计算，则每一心动周期时程应为 0.8 s，其中心房收缩期为 0.1 s，舒张期为0.7 s，心室收缩期为 0.3 s，舒张期为 0.5 s。心房和心室从不同步收缩，但有 0.4 s 心房和心室都处于舒张状态，这一时期称为全心舒张期（图 4-1），冠脉供血和心室充盈主要在此期进行。心率加快，心动周期缩短，收缩期和舒张期均缩短，但舒张期的缩短更为显著，这样将影响冠脉的供血和心室的充盈。在临床上快速性心律失常有时可导致心力衰竭。

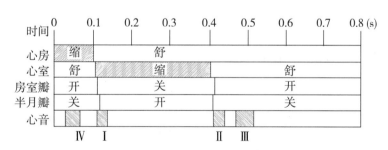

图 4-1　心动周期中房室舒缩及瓣膜开闭的时序关系

・・

　　➤ 考点提示：心动周期与心率

・・

（二）心脏的泵血过程

　　在心脏泵血过程中，左、右心室呈同步性活动。心室所起的作用远比心房重要得多。因此，通常所说的心动周期是指心室的活动周期。为了分析研究心动周期中所发生的各种变化，如心室内压变化、瓣膜的启闭、心室内容积和血流方向等，通常把一个心动周期分为心室的收缩和舒张两个时期（包括7个时相）来分析，以说明心室射血和心室充盈的整个泵血过程（图4-2）。左、右心室的泵血原理基本相同，以左心室为例具体说明。

1. 心室的收缩期　心室收缩之前，室内压低于房内压和动脉压，此时，半月瓣关闭而房室瓣开放，血液由心房流入心室。在心室收缩期，根据心室内压力和容积等变化，将心室收缩

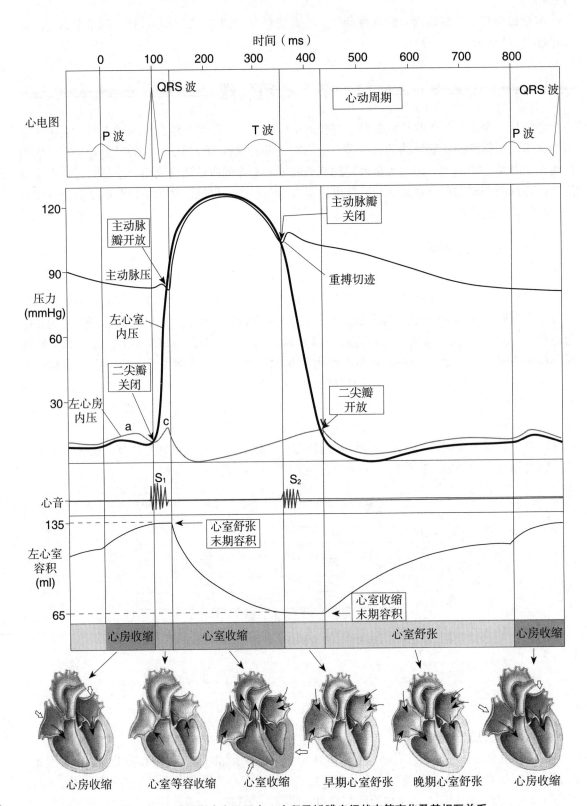

图4-2　心动周期中左心压力、容积及瓣膜启闭状态等变化及其相互关系

期分为等容收缩期、快速射血期和减慢射血期 3 个时相。

（1）等容收缩期：心室开始收缩，室内压迅速升高，当室内压超过房内压，心室内血液出现由心室向心房反流的倾向，推动房室瓣关闭。此时，室内压仍低于动脉压，半月瓣仍处于关闭状态，心室成为一个密闭的腔。由于血液是不可压缩的液体，心室肌的继续收缩会导致室内压急剧升高，而此时心室容积并不改变，故此期称为等容收缩期，历时约 0.05 s。

（2）快速射血期：等容收缩期末，心室肌继续收缩，室内压继续上升，当室内压超过动脉压时，半月瓣打开，此时等容收缩期结束进入快速射血期。血液顺着心室与动脉间的压力梯度，被快速射入动脉内，心室容积迅速减小。随着心室肌的强烈收缩，心室内压很快上升到顶峰，故此期射入到动脉的血量较大，约占总射血量的 70%，而且血流速度很快，故称快速射血期，历时约 0.1 s。

（3）减慢射血期：快速射血期后，由于大量血液已从心室流入动脉，使动脉压相应增高，此时心室肌收缩力量和心室内压开始减小，射血速度变得缓慢，故此期称为减慢射血期。在此期心室内压已略低于动脉压，但心室内血液由于受到心室收缩的作用而具有较高的动能，依其惯性作用逆着压力梯度继续流入动脉，心室的容积将减小到最小值。此期心室射出的血量约占心室收缩期总射血量的 30%。减慢射血期历时约 0.15 s。

2. 心室舒张期　减慢射血期后，心室开始进入舒张状态。心室舒张期包括以下 4 个时相。

（1）等容舒张期：心室开始舒张后，室内压下降，动脉内血液向心室方向反流，推动半月瓣关闭，使血液不能倒流入心室。此时室内压仍然明显高于房内压，房室瓣依然处于关闭状态，心室又成为一个密闭的腔。心室肌继续舒张，室内压急剧下降，但容积并不改变，故此期称为等容舒张期，历时约 0.06 s。

（2）快速充盈期：等容舒张期末，室内压低于房内压，房室瓣即刻打开，心室开始充盈。之后，心室继续舒张，使室内压更低于房内压，甚至形成负压，心房和大静脉内血液顺着房室压力梯度被快速地抽吸进入心室，心室容积增大，故此期称为快速充盈期。在这一时期内，进入心室的血量约占总充盈量的 2/3，是心室充盈的主要阶段，历时约 0.11 s。

（3）减慢充盈期：快速充盈期后，随着心室内血液不断增加，房室压力梯度逐渐减小，静脉内血液经心房流入心室的速度逐渐减慢，此期称为减慢充盈期，历时约 0.22 s。

（4）心房收缩期：心房收缩期既是一个心动周期的起点，又可视为心室舒张末期的最后时相。继减慢充盈期之后，心房开始收缩，房内压升高，进一步将心房内血液挤入心室，心房收缩期进入心室的血量占心室总充盈量的 10% ~ 30%。此期历时约 0.1 s。在临床上心房颤动的患者，尽管心房已不能正常收缩，心室的充盈量有所减少，但对心脏的泵血功能影响尚不严重，若发生心室颤动，则心脏的泵血功能丧失，后果极为严重。

综上所述，心室的收缩和舒张，造成室内压大幅度的升降，形成心房和心室之间以及心室和动脉之间的压力梯度。而压力梯度又促使瓣膜启闭和推动血液流动，引起心室射血和充盈。瓣膜在保证血液单向流动和影响室内压变化方面起着重要作用。所以，心室的收缩和舒张分别是心脏射血和充盈的动力。心动周期中心腔内各种变化归纳见表 4-1。

➢ 考点提示：心脏泵血过程中心室压力、容积及瓣膜启闭和血流方向的变化

表4-1 心动周期中心腔内压力、瓣膜、血流、容积等变化

心动周期分期	压力比较	房室瓣	动脉瓣	血流变化	心室容积变化
	房内压、室内压、动脉压				
等容收缩期	房内压＜室内压＜动脉压	关闭	关闭	不变	不变
快速射血期	房内压＜室内压＞动脉压	关闭	开放	心室→动脉	减小
减慢射血期	房内压＜室内压＜动脉压	关闭	开放	心室→动脉	减小
等容舒张期	房内压＜室内压＜动脉压	关闭	关闭	不变	不变
快速充盈期	房内压＞室内压＜动脉压	开放	关闭	心房→心室	增大
减慢充盈期	房内压＞室内压＜动脉压	开放	关闭	心房→心室	增大
心房收缩期	房内压＞室内压＜动脉压	开放	关闭	心房→心室	增大

 知识链接

心力衰竭

　　心力衰竭是心功能不全的失代偿阶段，是指各种致病因素作用下，心脏的收缩和（或）舒张功能障碍，使心输出量绝对或相对减少，以致不能满足组织代谢需要的综合征，表现为器官、组织血液灌注不足。其发生主要是由于心肌受损或心脏负荷过重两个始动环节而使心脏的泵血功能降低。按心力衰竭的发生部位可分为左心衰竭、右心衰竭和全心衰竭。心力衰竭时心室射血量减少，余血量增加，引起心房压和静脉压升高，左心衰竭时左心房和肺静脉压升高，肺循环淤血导致肺水肿，出现缺氧、呼吸困难及肺部湿啰音等；右心衰竭时中心静脉压升高，体循环淤血，导致全身水肿，首先发生在身体最下垂的部位，并可出现颈静脉怒张和肝-颈静脉回流征阳性。

（三）心音

　　在每一个心动周期中，心肌收缩舒张、瓣膜开闭、血流撞击室壁和大动脉管壁等因素引起的机械振动，通过周围组织传导到胸壁的声音，称为心音（heart sound）。将听诊器放在胸壁某些特定的听诊部位，即可听到心音。如果用换能器将这些机械振动转变为电信号经记录仪记录下来的曲线，便是心音图。正常心脏在一个心动周期中出现四个心音，即第一心音、第二心音、第三心音和第四心音。用听诊器听取心音，一般可听到第一心音和第二心音。在正常人偶尔可听到第三心音和第四心音。

　　1. 第一心音　出现在心室收缩期，是心室开始收缩的标志。在左第5肋间锁骨中线稍内侧（心尖部，二尖瓣听诊区）听得最清楚。听诊特点是：音调较低，持续时间较长。心室开始收缩时，房室瓣突然关闭的振动是产生第一心音的主要原因。第一心音还与心室收缩时冲击房室瓣引起心室振动及心室射出的血液撞击动脉壁引起的振动有关。第一心音的响度主要取决于心室的收缩力。心室收缩力量越强、瓣膜关闭振动越大，则第一心音越响。

　　2. 第二心音　出现在心室舒张期，是心室开始舒张的标志。分别在胸骨右缘第2肋间（主动脉瓣听诊区）和胸骨左缘第2肋间（肺动脉瓣听诊区）听得最清楚。听诊特点是：音调较高，持续时间较短。心室开始舒张时，半月瓣迅速关闭的振动是第二心音产生的主要原因。第二心音还与半月瓣关闭后血液反流冲击大动脉根部及心室壁振动有关。第二心音的响度主要取决于主动脉和肺动脉压力的高低，压力越高，动脉和心室之间压力差越大，第二心音越响。

　　3. 第三心音　出现在快速充盈期末，可能与血液充盈减慢，血流速度突然改变而引起心

室壁和瓣膜振动有关。

4．第四心音　又称心房音，由于心房收缩使血液进入心室而引起室壁振动所致。

心音是心动周期的客观体征，在判断心脏功能方面有重要意义。例如，听取心音可判断心率、心律、瓣膜的功能是否正常，当瓣膜不能正常开闭、心脏活动异常时，均可产生心脏杂音或异常心音。

二、心脏泵血功能的评价指标

心脏的功能在于泵血，心脏能不断适时地泵出一定数量的血液至全身器官和组织，以满足其新陈代谢的需求。因此，心脏单位时间泵血量的多少，是反映心脏功能是否正常的最基本的评定指标。常用的评定指标有以下几种。

（一）每搏输出量和射血分数

一次心搏由一侧心室射出的血量，称为每搏输出量，简称搏出量（stroke volume）。左、右心室的搏出量基本相等。通常所说的搏出量是以左心室的搏出量为代表。正常成人在安静状态下的左心室舒张末期容积约为 145 ml，收缩末期容积约为 75 ml，则搏出量约为 70 ml（60 ~ 80 ml）。搏出量占心室舒张末期容积的百分比称为射血分数（ejection fraction）。安静状态下，健康成人的射血分数为 55% ~ 65%。正常心脏搏出量始终与心室舒张末期容积相适应。在一定范围内，心室舒张末期容积增加时，搏出量也相应增加，射血分数基本不变。在心室异常扩大，心功能减退时，搏出量可能与正常人没有明显区别，但与已经增大了的心室舒张末期容积不相适应，射血分数明显下降。因此，射血分数是评定心脏泵血功能较为客观的指标。

（二）每分输出量和心指数

每分钟由一侧心室射出的血量，称为每分输出量，简称心输出量（cardiac output），它等于搏出量乘以心率。如按心率 75 次 / 分计算，正常成人安静时心输出量为 4.5 ~ 6 L/min，平均约为 5 L/min。心输出量与机体新陈代谢水平相适应，可因性别、年龄及其他生理情况而不同。成年女性比同体重男性心输出量约低 10%，青年时期高于老年时期。重体力劳动或剧烈运动时，心输出量可比安静时提高 5 ~ 7 倍，情绪激动时心输出量可增加 50% ~ 100%。

心输出量是以个体为单位计算的。身体矮小的人与高大的人，其新陈代谢总量并不相等，心输出量也有差别。为了便于在不同个体之间进行比较，考虑到人静息时的心输出量和基础代谢率一样，与体表面积呈正比，因此，把在空腹和安静状态下，每平方米体表面积的每分输出量称为心指数（cardiac index）或静息心指数。一般成人的体表面积为 1.6 ~ 1.7 m^2，则心指数为 3.0 ~ 3.5 L/（min · m^2）。心指数是分析比较不同个体心脏功能时常用的指标。心指数与机体新陈代谢水平相适应。肌肉运动、妊娠等生理条件下均有不同程度的增高；不同年龄者心指数不同，年龄在 10 岁左右时，心指数最大，可达 4 L/（min · m^2）及以上，以后随着年龄增长而心指数逐渐降低，人体至 80 岁时心指数接近 2 L/（min · m^2）。女性心指数比同龄男性低7% ~ 10%。

（三）心脏做功量

血液循环流动所消耗的能量，是由心脏做功供给的。心室一次收缩所做的功，称为每搏功，简称搏功。心室每分钟收缩所做的功，称为每分功。搏功包括两部分，一是压力 - 容积功，这是心室以一定的压强将血液射入主动脉所做的功。压力 - 容积功是心脏做功的主要部分；另一种是动力功，这是心室赋予血液适当的动能，以加速血液流动所做的功。一般情况下，心室的动力功在整个搏功中所占比例很小，可忽略不计。右心室搏出量与左心室相等，但肺动脉平均压仅为主动脉平均压的 1/6 左右，故右心室做功量也仅有左心室的 1/6。

作为评定心脏泵血功能的指标，搏功和每分功比单纯心输出量更为全面。因为心脏的做功不仅用于维持心输出量，而且还赋予血液能量以维持血压和推动血液流动，因此，应用心脏做功量评价心脏泵血功能是一个良好的指标。在动脉压增高的情况下，心脏要向动脉射出与原先同等量的血液，就必须加强收缩，增加做功量。

（四）心力储备

人体的心输出量能随机体代谢增强而增加的能力称为心脏泵血功能储备，或称心力储备（cardiac reserve）。健康人有相当大的心力储备，强体力活动时心输出量可达 25 ~ 30 L/min，为静息时的 5 ~ 6 倍。心脏的储备能力取决于心率储备和搏出量储备。充分动用心率储备，使心率加快达 160 ~ 180 次 / 分，可使心输出量增加 2 ~ 2.5 倍。心率超过 160 ~ 180 次 / 分，心输出量即行减少（详见后文：影响心脏泵血功能的因素）。搏出量是心室舒张末期容积与收缩末期容积之差，心室舒张末期容积和收缩末期容积都有一定的储备量，故搏出量储备包括收缩期储备和舒张期储备：①收缩期储备：左心室收缩末期容积通常达 75 ml，心肌收缩能力增强时，使心室剩余血量不足 20 ml。可见，通常动用收缩期储备，可使搏出量增加 55 ~ 60 ml；②舒张期储备：静息时舒张末期容积约为 145 ml，由于心室不能过度扩张，一般只能达到 160 ml 左右，故舒张期储备只有 15 ml 左右。

三、心脏泵血功能的影响因素

心输出量等于搏出量乘以心率，凡能影响搏出量和心率的因素都能影响心输出量。

（一）影响搏出量的因素

在心率不变的情况下，搏出量的多少取决于心室肌收缩的强度和速度，因此，凡能影响心肌收缩强度和速度的因素都能影响搏出量，包括前负荷、心肌收缩能力和后负荷。

1. 前负荷　指心室收缩前所承受的负荷，它决定着心肌的初长度。通常用心室舒张末期压力或容积反映心室的前负荷或初长度。在一定限度内，心室舒张末期压力（容积）越大，心室肌的初长度越长，则心肌收缩强度和速度就越大、搏出量就越多。因此，把通过改变心肌的初长度而使心肌的收缩强度和速度增大、搏出量提高的这种调节，称为异长调节。

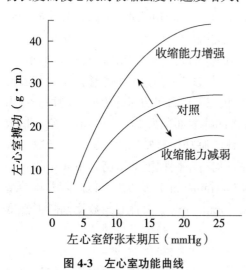

图 4-3　左心室功能曲线

（1）心室功能曲线及意义：在动物实验中，维持动脉血压于一个稳定水平，逐步改变心室舒张末期压力和容积，观察搏出量或搏功的变化，以心室舒张末期压力或容积为横坐标，以搏出量或搏功为纵坐标，所绘制的关系曲线称为心室功能曲线，也称 Starling 曲线（图 4-3）。

心室功能曲线大致分为三段：①心室舒张末期压力为 12 ~ 15 mmHg 是人体心室的最适前负荷。②最适前负荷左侧一段为功能曲线的升支，通常左心室舒张末期压力为 5 ~ 6 mmHg。所以，正常心室是在功能曲线的升支段工作，在未达到最适前负荷之前，搏功可随着前负荷和初长度的增加而增加，表明心室具有一定的初长度储备。其意义是：在一定范围内，可以随着静脉回流量增加而提高搏出量，使搏出量与静脉回流量经常保持动态平衡，使血液不会在静脉内蓄积，这是一种重要的适应性表现，是对搏出量的一种精细调节。③心室舒张末期压力超过最适前负荷后，功能曲线逐渐平坦，并不出现骨骼肌长度 - 张力曲线那样的明显降支，搏功仍保持不变或轻微下降。这是因为心肌细胞外的间质内含有大量胶原纤维，使心肌伸展性较小的缘故。心室若发生严重病理改变，功能曲线可能出现降支。

（2）异长调节的机制：由心室功能曲线得知，心脏的泵血功能具有一定的自我调节能力，这种自我调节的基础就是心肌纤维初长度的改变，即静息肌小节长度的改变。心肌超微结构的研究表明，静息肌小节长度为 2.0 ～ 2.2 μm 时是肌小节的最适初长度，表现为粗、细肌丝之间功能性重叠程度最大，该初长度将提供可形成联结的最大横桥数。若做等长收缩或等张收缩时，肌细胞所产生的张力或缩短速度都是最大的。因此，在心室的前负荷或初长度未达到最适水平之前，随着前负荷或初长度的增加，使粗、细肌丝有效的重叠程度增加，因而激活时可形成横桥联结的数目也有相应增加，心肌收缩强度和速度增加，搏出量和搏功增加。

心室肌的前负荷是由心室舒张末期充盈量决定的。此量等于静脉回心血量和心室射血后剩余血量的总和。其中静脉回心血量是影响心室舒张末期充盈量的重要因素。而静脉回心血量又与心室舒张期的时程和静脉回流速度呈正比。此外，心房收缩也能增加心舒末期的充盈量，因而可提高心肌收缩强度和速度。

2．心肌收缩能力　指心肌不依赖于前、后负荷而改变其力学活动的一种内在特性。换言之，不是通过初长度的改变，而是通过心肌细胞内部功能状态的改变使其收缩强度和速度发生变化，使搏出量发生改变，称为等长调节。心肌收缩能力受兴奋 - 收缩耦联过程中各个环节的影响，其中横桥活化的数量和肌凝蛋白的 ATP 酶活性是控制收缩能力的重要因素。交感神经活动增强及血液中儿茶酚胺浓度增高均能通过提高胞质中 Ca^{2+} 浓度，而使横桥活化数目增多，心肌收缩能力增强，心室功能曲线向左上方移位。相反，迷走神经活动增强，则降低胞质中 Ca^{2+} 浓度，使心肌收缩能力降低，心室功能曲线向右下方移位。在老年性心脏和甲状腺功能减退患者的心脏，心肌肌凝蛋白 ATP 酶的活性降低，心肌收缩能力减弱；缺氧、酸中毒均可降低心肌收缩能力，使搏出量和搏功减少。

3．后负荷　指心室肌在收缩过程中所承受的负荷，即心脏在射血过程中所遇到的阻力。这一阻力来自动脉血压。因此用动脉血压来反映心脏的后负荷。离体蛙心实验表明，如果心脏前负荷、心肌收缩能力、心率保持不变，则后负荷与搏出量呈反变关系。这是因为动脉血压的升高将使心室等容收缩期延长，射血期缩短，射血期心肌纤维缩短的程度和速度均随之减小，射血速度减慢，搏出量因此减少。后负荷对搏出量的影响是单纯的机械效应。实际上，后负荷对离体心脏搏出量的影响在整体内表现不出来。在整体内，动脉血压升高，使心室后负荷增大而导致搏出量减少，但搏出量的减少，却使心室内剩余血量增加，加之静脉回流量不变，因而使心脏的前负荷增加，通过异长调节使搏出量恢复正常。应该说在动脉血压升高的情况下，通过心脏前负荷、心肌收缩能力和心脏后负荷三方面综合作用的影响，使心脏得以维持适当的搏出量。临床上高血压患者，因长期后负荷加重，心肌经常处于收缩加强的状态而逐渐肥厚，导致心肌缺血缺氧、心肌收缩能力减弱、左心泵血功能衰竭。

（二）心率对心输出量的影响

在一定范围内，心率增快则心输出量增加。然而心率过快，超过 160 ～ 180 次 / 分，心输出量反而下降，其原因有二：①心率过快，心室舒张期明显缩短，使心室充盈不足，搏出量减少；②心率过快，心脏过度消耗供能物质，使心肌收缩能力减弱。相反，心率过慢，低于 40 次 / 分，虽然心室舒张期延长，充盈量增加，但心室充盈量有一定限度，当达到最大限度后，即使再延长心室舒张时间，也不能相应提高搏出量。因此，心率适宜地加快，心输出量提高，过快或过慢均使心输出量减少。

➤ 考点提示：心输出量及其影响因素

影响心输出量的因素简要总结于图 4-4。

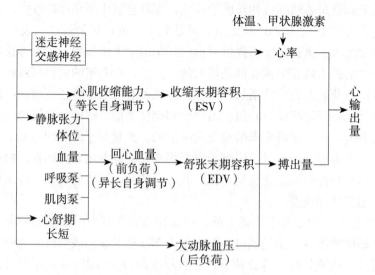

图 4-4　影响心输出量的因素

四、心肌细胞的生物电现象

同其他可兴奋细胞一样，心肌细胞存在着跨膜电位，其跨膜电位的形成取决于两个重要的基本条件：存在着离子的跨膜电 - 化学梯度和膜对离子的选择性通透。后者在心肌细胞膜上表现较为复杂，使各类心肌细胞的跨膜电位各有差异，因而决定了心脏兴奋的产生以及向整个心脏传播过程中表现出的特殊规律。

根据组织学和电生理学特点，可将心肌细胞分成工作细胞（working cell）和自律细胞（autorhythmic cell），前者包括心房肌和心室肌，主要执行收缩功能。后者主要包括窦房结细胞和浦肯野细胞，它们组成心内特殊传导系统，大多没有稳定的静息电位，并可自动产生节律性兴奋。

> 考点提示：心肌细胞的跨膜电位

（一）心室肌细胞的跨膜电位与产生机制

心室肌细胞的跨膜电位包括静息电位和动作电位。

1. 静息电位　心室肌细胞在静息时，细胞膜处于内负外正的极化状态，静息电位约为 –90 mV，形成机制与神经纤维和骨骼肌细胞相似，即在静息状态下，细胞膜对 K^+ 通透性远远超过其他离子（Na^+、Ca^{2+}、Cl^-）。所以，心室肌细胞膜的静息电位主要是 K^+ 向细胞外扩散产生的电 - 化学平衡电位。

2. 动作电位　与骨骼肌或神经纤维比较，心室肌细胞动作电位的明显特征是复极过程复杂，有平台，时程长，动作电位总时程达 300 ~ 500 ms。通常将动作电位的全过程分为五个时期，即去极过程的 0 期和复极过程的 1、2、3、4 四个时期（图 4-5）。

（1）0 期：心室肌细胞兴奋时，膜内电位由静息状态时的 –90 mV 迅速上升到 +30 mV 左右，构成了动作电位的上升支，称为去极过程（0 期）。0 期去极幅度高（120 mV），时间短（1 ~ 2 ms），速度快（200 ~ 300 mV/ms）。0 期产生的原因是：刺激使细胞膜上部分 Na^+ 通道开放，少量 Na^+ 内流，造成膜部分去极化，当去极达到阈电位约 –70 mV 时，大量 Na^+ 通道被激活，出现再生性 Na^+ 内流，膜内电位急剧上升，直至接近 Na^+ 平衡电位。由于 Na^+ 通道激活快，失活也快，因而称为快钠通道。快钠通道可被河豚毒素阻断。

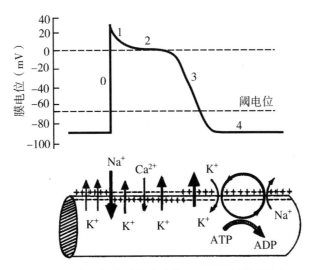

图 4-5　心室肌细胞动作电位和主要离子的跨膜活动

（2）1 期：复极初期，心室肌细胞膜内电位由 +30 mV 迅速下降到 0 mV 左右，称为快速复极初期。0 期和 1 期的膜电位变化速度快，形成了尖锋状图形，称为锋电位，历时约 10 ms。1 期产生的原因是：此期 Na^+ 通道已失活关闭，K^+ 通道瞬时激活，出现短暂开放，形成一过性 K^+ 外流。

（3）2 期：1 期复极到 0 mV 左右，此时的膜电位下降速度非常缓慢，基本上停滞于 0 mV 左右的等电位状态，记录图形表现为平台状，故称为平台期。平台期历时长达 100 ~ 150 ms，是心室肌细胞动作电位时程长的主要原因，也是心室肌细胞动作电位区别于神经纤维和骨骼肌细胞动作电位的主要特征。平台期主要由于 Ca^{2+} 内流和 K^+ 外流同时存在，两者跨膜的电荷量相当，因此膜电位稳定于 0 mV 左右。随着时间推移，Ca^{2+} 通道逐渐失活，Ca^{2+} 内流逐渐衰减，而 K^+ 通道不断激活，K^+ 外流逐渐增加，使平台期延续为复极 3 期。

（4）3 期：此期复极速度加快，膜电位由 0 mV 左右快速下降到 –90 mV，故又称为快速复极末期，历时 100 ~ 150 ms。3 期产生的原因是：平台期末，Ca^{2+} 通道完全失活关闭，内向电流终止，外向 K^+ 电流进一步增强，使膜内电位迅速降低，直至复极完成。

（5）4 期：3 期复极完毕，膜电位基本上稳定于静息电位水平，心肌细胞已处于静息状态，故称为静息期。此期虽然处于静息电位水平，但膜内外离子的分布尚未恢复。只有把动作电位期间进入细胞内的 Na^+ 和 Ca^{2+} 转运出去，把外流的 K^+ 摄取回来，才能维持细胞内外各种离子的正常浓度梯度，保持心肌细胞的正常兴奋性。上述离子转运主要与 Na^+、K^+、Ca^{2+} 的主动转运有关。

（二）窦房结 P 细胞跨膜电位及产生机制

存在于窦房结的起搏细胞简称 P 细胞，是一种特殊分化的心肌细胞，具有很高的自动节律性，是控制心脏兴奋的正常起搏点。

1. P 细胞动作电位的主要特征　P 细胞动作电位与心室肌动作电位相比有显著的差别（图 4-6）。主要特征是：①0 期去极的速度较慢，幅值较小；②复极由 3 期完成，基本上没有 1 期和 2 期；③3 期复极完毕后的膜电位称为最大复极电位（或称最大舒张电位），为 –60 ~ –65 mV；④4 期膜电位不稳定，发生了自动去极，这是自律细胞动作电位最显著的特点。4 期自动去极速度快，去极达到阈电位（–40 mV），便又产生新的动作电位，这种现象周而复始，动作电位就不断地自动产生。因此，4 期自动去极是自律细胞具备自动节律性的基础。

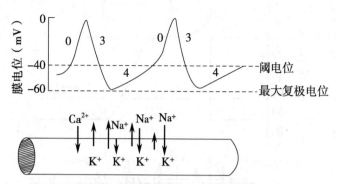

图 4-6　窦房结 P 细胞动作电位和主要离子的跨膜活动

2．P 细胞动作电位的形成及离子流的活动

（1）0 期去极的形成：当膜电位由最大复极电位自动去极达阈电位 –40 mV 时，膜上的 Ca^{2+} 通道开放，引起 Ca^{2+} 内流，形成 0 期去极。由于 Ca^{2+} 通道激活慢，失活也慢，因而称为慢钙通道。慢钙通道可被 Mn^{2+}、维拉帕米阻断。

（2）3 期复极的形成：0 期去极后，慢钙通道逐渐失活，复极初期 K^+ 通道被激活，Ca^{2+} 内流的逐渐减小和 K^+ 外流的逐渐增加，形成了 3 期复极。

（3）4 期自动去极的形成：目前认为 4 期自动去极的形成主要与两种起搏离子流有关：① K^+ 外流的进行性衰减：K^+ 通道在 3 期复极初期激活，当膜复极达 –40 mV 时便开始逐渐失活，K^+ 外流因此逐渐减少，导致膜内正电荷逐渐积聚。目前认为，K^+ 外流进行性衰减是 P 细胞 4 期自动去极的最重要的离子基础；② Na^+ 内流的进行性增强：这是一种主要由 Na^+ 负载的进行性增强的内向电流。3 期复极完毕，内向电流通道开始激活，它不同于快 Na^+ 通道，其激活过程非常缓慢。因此，内向电流在 4 期自动去极作用远不如 K^+ 外向电流衰减。两种离子流综合的结果导致膜内正电荷增加，形成 4 期自动去极。

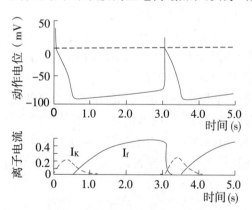

图 4-7　浦肯野细胞动作电位及其形成机制示意图

（三）浦肯野细胞的跨膜电位及产生机制

浦肯野细胞属自律细胞，但在正常情况下，受窦房结 P 细胞的控制，仅起传导兴奋的作用。浦肯野细胞的最大复极电位约为 –90 mV，其动作电位的 0、1、2、3 期的膜电位变化与心室肌细胞基本相似，产生的离子基础也基本相同。不同之处在于存在 4 期自动去极，4 期自动去极是由随时间而逐渐增强的内向电流和逐渐衰减的外向电流所引起（图 4-7）。浦肯野细胞的 4 期自动去极速度比窦房结 P 细胞慢，因此其自律性比窦房结 P 细胞低。

（四）心肌细胞的电生理学分类

根据不同的分类依据，心肌细胞可分为不同的类型。根据动作电位是否存在 4 期的自动去极化，心肌细胞可分为自律细胞（如窦房结 P 细胞和浦肯野细胞）和非自律细胞（如心房肌细胞和心室肌细胞）。根据心肌细胞动作电位的 0 期去极速率可把心肌细胞分为快反应细胞（如心房肌细胞、心室肌细胞和浦肯野细胞）和慢反应细胞（如窦房结 P 细胞和房室交界区的细胞）。主要由快钠通道被激活，Na^+ 快速内流而引发动作电位的心肌细胞，其去极化速率快，称为快反应细胞，所产生的动作电位称为快反应电位；主要由慢钙通道被激活，Ca^{2+} 内流而引发动作电位的心肌细胞称为慢反应细胞，所产生的动作电位称为慢反应电位。将这两种分类方式结合起来，心肌细胞可分为 4 类：快反应自律细胞、快反应非自律细胞、慢反应自律细胞、慢反应非自律细胞。结区（房室结）细胞是否存在自律性尚无定论，故慢反应非自律细胞有争论（表4-2）。

表 4-2 心肌细胞的电生理学分类

	自律细胞	非自律细胞
快反应细胞	房室束及分支、浦肯野细胞	心室肌细胞、心房肌细胞
慢反应细胞	窦房结细胞、房结区和结希区细胞	

> 考点提示：心肌细胞的电生理特性

五、心肌的生理特性

心肌具有自动节律性、兴奋性、传导性和收缩性。前三者是以心肌细胞膜的生物电活动为基础，故称为电生理特性，它们反映了心脏的兴奋功能，包括兴奋的产生和传播。收缩性是以收缩蛋白质之间的生物化学和生物物理反应为基础的，是心肌的一种机械特性。电生理特性和机械特性共同决定着心脏的活动。

（一）自动节律性

心肌细胞在没有外来因素作用下，能够自动地发生节律性兴奋的特性称为自动节律性（autorhythmicity），简称自律性。在生理情况下，心肌的自动节律性主要表现在心内特殊传导系统，包括窦房结、房室交界区、房室束及其分支。各部位的自律性高低不等，即在单位时间（每分钟）内能够自动发生兴奋的次数不等。窦房结细胞的自律性最高，约 100 次 / 分；其次是房室交界区，为 40 ~ 60 次 / 分；浦肯野纤维为 15 ~ 40 次 / 分。

1. 窦性节律与异位节律　心内特殊传导系统绝大部分都具有自动兴奋的能力，都能以一定的节律使心脏兴奋和收缩。但如果都"各自为政"，心脏就无法实现泵血功能。实际上，心脏各自律组织的活动均在自律性最高组织的控制下。正常情况下，窦房结的自律性最高，由它自动产生的兴奋依次激动心房肌、房室交界、房室束及其分支和心室肌，引起整个心脏的兴奋和收缩。因此窦房结是正常心脏兴奋的发源地，又是统一整个心脏兴奋和收缩节律的中心，故称为心脏的正常起搏点（pacemaker）。由窦房结控制的心跳节律，称为窦性节律（sinus rhythm）。正常情况下，窦房结以外的心脏自律组织因受窦房结兴奋的控制，不表现其自律性，故称为潜在起搏点。在某些特殊情况下，如窦房结自律性降低、传导阻滞使兴奋不能下传或者潜在起搏点的自律性增高等，这些潜在起搏点可自动发生兴奋，并使整个心脏按其节律搏动，这些异常的起搏点就称为异位起搏点。由窦房结以外的异位起搏点所控制的心脏兴奋节律，称为异位节律。

2. 影响自律性的因素　自律性的高低取决于 4 期自动去极的速度以及最大复极电位水平和阈电位水平（图4-8）。

（1）4 期自动去极的速度：去极速度快，到达阈电位的时间就缩短，单位时间内产生兴奋的次数增多，自律性就增高；反之，去极速度慢，到达阈电位的时间就延长，单位时间内产生兴奋的次数减少，自律性就降低。儿茶酚胺可加快窦房结 P 细胞 4 期自动去极速度，使心率加快。

（2）最大复极电位水平：最大复极电位的绝对值小，与阈电位的差距就减小，自动去极到达阈电位的时间就缩短，自律性增高；反之，自律性降低。如迷走神经兴奋时，最大复极电位

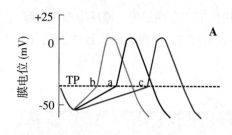

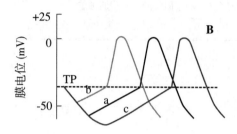

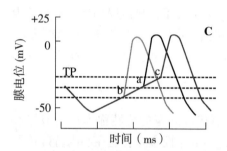

图 4-8　决定和影响自律性的因素
（A）4 期自动去极化速度：a. 对照；b. 4 期自动去极化速度↑；c. 4 期自动去极化速度↓（B）最大复极电位：a. 对照；b. 最大复极电位变小；c. 最大复极电位增大（C）阈电位（TP）：a. 对照；b. 下移；c. 上移

绝对值增大，自律性降低，心率减慢。

（3）阈电位水平：阈电位降低，由最大复极电位到达阈电位的距离缩小，自律性增高；反之，阈电位升高，自律性降低。

（二）兴奋性

心肌与其他可兴奋的组织一样，具有兴奋性。衡量心肌兴奋性高低的指标是阈值。

1．影响兴奋性的因素

（1）静息电位：静息电位绝对值增大时，距阈电位的差距加大，引起兴奋所需的刺激阈值增大，兴奋性降低；反之，静息电位绝对值减小时，兴奋性增高。

（2）阈电位：阈电位水平上移，与静息电位之间差距加大，可使兴奋性降低；反之，阈电位水平下移，则兴奋性增高。

（3）Na^+ 通道的性状：心肌细胞产生兴奋，都是以 Na^+ 通道能被激活为前提的。Na^+ 通道具有三种功能状态，即激活、失活和备用状态。Na^+ 通道处于哪种状态，取决于当时膜电位水平和时间进程，亦即 Na^+ 通道的激活、失活和备用是电压依从性和时间依从性的。当膜电位处于正常静息水平时，Na^+ 通道虽然关闭，但处于可被激活状态，即备用状态。在备用状态下，若受到刺激，造成膜两侧电位发生去极，Na^+ 通道被激活开放，引起 Na^+ 迅速内流，产生动作电位。紧接着 Na^+ 通道很快关闭，即失活。Na^+ 内流终止，此时 Na^+ 通道不能立即被再次激活，只有恢复到备用状态后，才能被再次激活。Na^+ 通道由失活状态恢复到备用状态的过程，称为复活，所需时间较长。因此，Na^+ 通道处于备用状态，是心肌细胞具有兴奋性的前提。

2．兴奋性的周期性变化　心肌细胞与神经细胞相似，兴奋性是可变的。当心肌细胞受到刺激产生一次兴奋时，兴奋性也随之发生一系列周期性变化，这些变化与膜电位的改变、通道功能状态有密切联系。兴奋性的变化分为以下几个时期（图 4-9）。

（1）有效不应期：心肌发生一次兴奋时，从动作电位 0 期去极开始至复极 3 期 –60 mV 这段时间内，由于给予有效刺激不能引发动作电位，称为有效不应期。这段时期可分为两种状态，其中从 0 期除极开始至复极 3 期膜内电位为 –55 mV 的时间内，无论给予多强的刺激都不会使肌膜产生任何程度的去极化，称为绝对不应期，此期 Na^+ 通道处于失活状态，心肌细胞兴奋性为零。从膜内电位 –55 mV 到 –60 mV 这段复极期间，由于少量 Na^+ 通道开始复活，但大部分 Na^+ 通道未恢复到备用状态，这时如给予强刺激，肌膜可发生局部去极化，但仍然不能产生动作电位，故称为局部反应期。

（2）相对不应期：有效不应期完毕，从 3 期膜内电位 –60 mV 到 –80 mV 这段时期内，用阈上刺激才能产生动作电位，称为相对不应期。此期说明心肌的兴奋性已逐渐恢复，但仍低于正常，原因是 Na^+ 通道大部分已复活。此期 Na^+ 内流引起 0 期去极速度较慢和幅度较小，因此，兴奋传导速度降低。

（3）超常期：从复极 3 期膜内电位 –80 mV 至 –90 mV 这段时期内，用阈下刺激就能引起

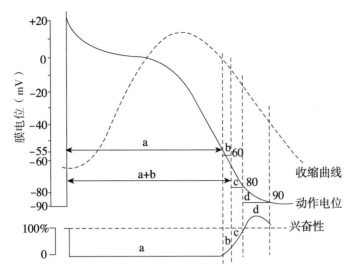

图 4-9 心室肌动作电位期间兴奋性的变化与机械收缩的关系

心肌产生动作电位，说明心肌的兴奋性超过了正常，故称为超常期。在此期间，心肌细胞的膜电位已基本恢复，但绝对值尚小于静息电位，距阈电位的差距较小，引起兴奋所需的刺激阈值减小，因此兴奋性高于正常水平。由于 Na^+ 通道开放的能力还没有全部恢复到备用状态，所以，产生动作电位的 0 期去极速度和幅度均低于正常，兴奋传导速度也较低。

3．心肌兴奋性变化与收缩活动的关系

（1）有效不应期与强直收缩：心肌的有效不应期长，几乎占据了整个收缩期和舒张早期（图 4-9），这是心肌细胞兴奋性变化的最大特点。由于此期心肌对任何刺激均不会产生兴奋和收缩，因此与骨骼肌不同，心肌不会产生强直收缩，这对心脏交替性的收缩射血和舒张充盈活动非常有利。

（2）期前收缩与代偿间歇：正常心脏是按窦房结自动产生的兴奋进行节律性活动。如果在心肌有效不应期之后（相对不应期和超常期之内），心室肌受到一次额外的人工刺激或异位起搏点产生的刺激，则心室肌可以产生一次兴奋和一次收缩，此兴奋发生在下次窦房结的兴奋到达之前，故称为期前兴奋。由期前兴奋引起的收缩，称为期前收缩（premature systole），又称早搏。期前兴奋也有自己的有效不应期，当紧接在期前兴奋之后的一次窦房结兴奋传到心室肌时，常常正好落在期前兴奋的有效不应期内，因而不能引起心室肌的兴奋和收缩，出现一次"脱失"。必须等到下一次窦房结的兴奋传来时，才能引起心室肌的兴奋和收缩。这样，在一次期前收缩之后，往往出现一段较长的心舒期，称为代偿间歇（compensatory pause）（图 4-10）。

（三）传导性

心肌细胞间具有传导兴奋的能力。兴奋在心内的传播是通过特殊传导系统而有序进行的。起源于心脏内正常起搏点的窦房结产生的兴奋能直接传给心房肌纤维，心房中还有一些小的肌束组成优势传导通路，可将兴奋直接传到房室结（atrioventricular node，AVN，也称房室交界，atrioventricular junction），这些纤维传导速度之所以快是因为其纤维较粗，方向较直。

房室交界区是心房和心室之间的特殊传导组织，通常把房室交界区划分为三个区域，即房结区、结区（房室结）和结希区。兴奋在房室结区的传导非常缓慢，由于房室结区是兴奋由心房传向心室的唯一通道，因此兴奋经过此处将出现一个时间延搁，称为房 - 室延搁（atrioventricular delay）。房 - 室延搁具有重要的生理和病理意义，它保证了心室的收缩发生在心房收缩完毕之后，有利于心室的充盈和射血。但也使得房室结成为传导阻滞的好发部位，房室传导阻滞是临床上极为常见的一种心律失常。

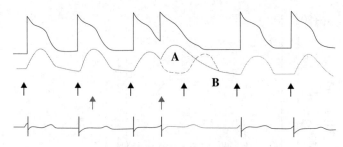

图 4-10　期前收缩和代偿间歇

上图：动作电位；中图：收缩曲线；下图：心电图。↑表示窦房结冲动；↑表示期前刺激。
（A）期前收缩；（B）代偿间歇

　　心室内特殊传导组织是由浦肯野细胞组成的房室束（希氏束）及其分支。房室束是从房室结发出，走行在室间隔内，在室间隔膜的左缘分为左、右两束支，左束支分布到左心室，右束支分布到右心室，左、右束支的终末细小分支形成浦肯野纤维网，密布于左、右心室的心内膜下，并垂直进入心肌层与心室肌细胞相连接。兴奋从房室束传到浦肯野纤维末端，历时仅约 0.03 s。兴奋在心室肌的传导速度约为 1 m/s，由于心室内传导系统传导兴奋迅速，所以左右心室也几乎同时收缩，形成功能性合胞体（functional syncytium）。

　　1. 心脏内兴奋传播的顺序　正常情况下，窦房结发出的兴奋一方面通过心房肌及优势传导通路传播到整个右心房和左心房。另一方面通过优势传导通路传播到房室交界区，兴奋通过房室交界区，经房室束和左右束支、浦肯野纤维网传播到心室肌，整个心室肌的兴奋是由心内膜侧向心外膜侧扩布完成的。

　　2. 心脏内兴奋的传播特点　各类心肌细胞的传导性是有差别的。把动作电位沿细胞膜传播的速度作为衡量传导性高低的指标。

　　3. 影响传导性的因素

　　（1）心肌细胞的直径：是决定传导性的主要结构因素，细胞直径与细胞内电阻呈反比关系，细胞直径大，传导速度快；反之，直径小则传导速度慢。如浦肯野细胞的直径为 70 μm，传导速度达 4 m/s，而结区细胞直径为 3 ~ 4 μm，传导速度仅 0.02 m/s。

　　（2）动作电位 0 期去极速度和幅度：0 期去极的速度越快，局部电流的形成也就越快，使邻近未兴奋部位去极达到阈电位水平的速度也随之增快，兴奋传导的速度因而增快。另外，0 期去极幅度越大，与未兴奋部位之间形成的电位差越大，局部电流越强，兴奋传导速度也越快。例如，快反应细胞的兴奋传导速度快于慢反应细胞。

　　（3）邻近部位膜的兴奋性：兴奋在心肌细胞上的传导，是心肌细胞膜依次兴奋的过程。由于膜的兴奋性周期变化实际上是 Na^+ 通道所处功能状态决定的。因此，若未兴奋部位膜上的 Na^+ 通道（或慢反应细胞的 Ca^{2+} 通道）尚处于失活状态（处于有效不应期），则兴奋部位和未兴奋部位之间形成的局部电流不能再使它激活开放，结果导致兴奋传导阻滞；如果 Na^+ 通道处于部分复活（处于相对不应期或超常期），则局部电流可使邻近膜爆发兴奋，但兴奋所产生动作电位的 0 期去极速度慢、幅度小，传导性下降。

　知识链接

房室传导阻滞

房室传导阻滞是指冲动在房室传导过程中受到阻滞。分为不完全性和完全性两类。

前者包括一度和二度房室传导阻滞，后者又称三度房室传导阻滞，阻滞部位可在心房、房室结，希氏束及左右束支。

引起房室传导阻滞的原因有：①以各种原因的心肌炎症最常见，如风湿性、病毒性心肌炎和其他感染。②迷走神经兴奋，常表现为短暂性房室传导阻滞。③药物：如洋地黄和其他抗心律失常药物，多数停药后，房室传导阻滞消失。④各种器质性心脏病：如冠心病、风湿性心脏病及心肌病。

房室传导阻滞临床表现：一度房室传导阻滞患者常无症状；二度Ⅰ型房室传导阻滞患者可有心搏暂停感觉；二度Ⅱ型房室传导阻滞患者常疲乏、头昏、昏厥、抽搐和心功能不全，常在较短时间内发展为完全性房室传导阻滞。

（四）收缩性

心肌细胞受到刺激产生兴奋时，首先是细胞膜产生动作电位，然后启动兴奋 - 收缩耦联，引起肌丝滑行，肌细胞收缩。心肌细胞收缩具有以下特点：

1. 对细胞外液中 Ca^{2+} 浓度有明显的依赖性　心肌细胞和骨骼肌细胞都是以 Ca^{2+} 作为兴奋 - 收缩耦联媒介的。虽然心肌细胞的终末池不发达，储钙量比骨骼肌少，但心肌细胞横管系统发达，有利于细胞外液的 Ca^{2+} 内流。因此，心肌收缩所需 Ca^{2+} 主要来自细胞外液，其次是终末池释放的 Ca^{2+}。在一定范围内，细胞外液 Ca^{2+} 浓度升高，可增强心肌收缩能力。反之，Ca^{2+} 浓度降低，心肌收缩能力减弱。

2. 同步收缩　由于心肌细胞间存在低电阻的闰盘，兴奋可在细胞间迅速传播，使左右心房和左右心室成为两个功能合胞体。心肌一旦兴奋后，可使整个心房和整个心室先后发生同步收缩。同步收缩可使心肌产生强大的射血力量。

3. 不发生强直收缩　详见心肌兴奋性变化与收缩活动的关系。

六、心电图

在每个心动周期中，由窦房结产生的兴奋，按一定的途径和过程，依次传向心房和心室，引起整个心脏的兴奋。这种兴奋的产生和传布过程中的生物电变化，可通过周围的导电组织和体液传导到全身，使体表各部位在每一心动周期中都发生有规律的电变化。因此，用引导电极置于身体表面的一定部位记录出来的心脏电变化曲线，称为心电图（electrocardiogram，ECG）。心肌细胞的生物电变化是心电图的来源，心电图每一瞬间的电位值都是许多心肌细胞电活动的综合效应在体表的反应，两者关系密切，但又有明显的区别（表4-3）。

表4-3　心肌细胞动作电位和心电图的比较

	心肌细胞动作电位	心电图
记录方法	细胞内记录	细胞外记录
本质	单个细胞生物电变化	整个心脏兴奋产生、传导和恢复的生物电变化
意义	反映单个细胞膜内外的电位差，可记录出静息电位	反映膜外不同部位的电位差，不能记录出静息电位
最大幅度	$100 \sim 200$ mV	几 mV

（一）心电图的导联

在记录心电图时，将金属电极分别放在体表某两点，再用导线连接心电图机的正负两极，这种电极安放的位置和连接方式，称为导联。目前，临床上常用的导联包括标准导联（Ⅰ、Ⅱ、Ⅲ）、加压单极肢体导联（aVR、aVL、aVF）及加压单极胸导联（V_1、V_2、V_3、V_4、V_5、V_6）。标准导联描记的心电图波形，反映两极下的电位差；加压单极肢体导联和加压单极胸导联能直接反映电极下的心脏电变化。

（二）正常心电图各波及意义

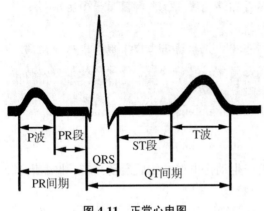

图 4-11　正常心电图

心电图记录纸上纵线代表电压，每 1 mm 为 0.1 mV；横线代表时间，标准纸速为 25 mm/s 时，横线 1 mm 为 0.04 s。根据记录纸可测量出心电图各波的电位值和时间。不同导联描记的心电图，具有各自的波形特征。标准导联Ⅱ的波形较典型，下面以Ⅱ导联为例说明心电图的波形组成（图 4-11）。

1. P 波是左右心房的去极波　反映兴奋在心房传导过程中的电位变化。P 波的起点标志心房兴奋的开始，终点标志左、右心房已全部兴奋。P 波从起点到终点的时间为 P 波时间，历时 0.08 ~ 0.11 s。P 波的波顶圆钝，波幅不超过 0.25 mV。如其时间和波幅超过正常，则提示心房肥厚；心房颤动时，P 波消失，代之以锯齿状的小波。

2. QRS 综合波　简称 QRS 波。它反映左、右心室去极过程的电位变化。包括三个紧密相连的电位波动，其中第一个向下的波，称为 Q 波；随后，有一个高而尖峭向上的波，称为 R 波；R 波之后向下的波，称为 S 波。QRS 波的起点标志心室兴奋的开始，终点表示左、右心室已全部兴奋。QRS 波从起点到终点的时间为 QRS 间期，它代表兴奋在左、右心室肌扩布所需的时间，历时 0.06 ~ 0.10 s。QRS 波各波的幅度在不同的导联上变化较大，并且三个波不一定都出现。

3. T 波　反映两心室复极过程的电位变化。T 波起点标志两心室复极开始，终点表示两心室复极完成。历时 0.05 ~ 0.25 s，波幅一般为 0.1 ~ 0.8 mV。在以 R 波为主的导联中，T 波不应低于 R 波的 1/10，小于 1/10 称为 T 波低平，接近于零电位为 T 波平坦。T 波低平、平坦，常见于心肌损害。T 波的方向通常与 QRS 波的主波 R 波方向相同。

心房在复极化时也产生电位差，因它的幅度小，又被掩埋在比它大得多的 QRS 波中，一般不能看到。

T 波后偶有一个小的 U 波，方向与 T 波一致，波幅小于 0.05 mV，历时 0.2 ~ 0.3 s。U 波的意义和成因均不十分清楚。

4. PR 间期（或 PQ 间期）　指从 P 波起点至 QRS 波起点之间的时间，历时 0.12 ~ 0.20 s。它反映从心房开始兴奋到心室开始兴奋所需要的时间，又称为房室传导时间。PR 间期延长，表示房室传导阻滞。

5. ST 段　指从 QRS 波终点至 T 波起点之间的线段。正常时，它与基线平齐或接近基线。它反映心室各部分已全部处于去极状态，心室表面全都带有负电位，各部分之间已不存在电位差，因此表现为 0 电位。若 ST 段上下偏离一定范围常说明心肌有损伤、缺血等病变。

6. QT 间期　指从 QRS 波起点至 T 波终点的时间，历时 0.30 ~ 0.40 s。它反映心室肌去极过程和复极过程的总时间。QT 间期与心率有密切关系，心率越慢，QT 间期越长，反之亦然。

➢ 考点提示：正常心电图的波形及生理意义

第二节 血管生理

血管分为动脉、毛细血管和静脉三大类。由心室射出的血液，经动脉、毛细血管和静脉返回心房。血管在运输血液、分配血液和物质交换等方面有重要作用。

一、血管的结构与功能特点

不同的血管有着不同的结构和功能特点，根据其功能特点，将血管分为以下几类。

（一）弹性贮器血管

主动脉和肺动脉及其大的分支血管的管壁较厚，含有丰富的弹性纤维，有明显的可扩张性，称为弹性贮器血管。心室射血时，动脉内压力升高，一方面推动动脉内的血液向前流动；另一方面，使大动脉被动扩张，容积增大，暂时贮存部分血液。左心室舒张时，被扩张的大动脉弹性回缩，促使暂存的血液流向外周。

（二）分配血管

指中动脉及分支，其功能是为各器官组织输送血液，故称为分配血管。

（三）阻力血管

小动脉和微动脉口径较小，且管壁又含有丰富的平滑肌，通过平滑肌的舒缩活动，很容易使血管口径发生改变，从而改变血流的阻力。血液在血管系统中流动时所受的总的阻力，大部分发生在小动脉，特别是微动脉，因此，把它们称为阻力血管。

（四）交换血管

毛细血管仅由单层内皮细胞和基膜组成，通透性好，有利于血液与组织之间进行物质交换，因此被称为交换血管。

（五）容量血管

静脉血管口径大、管壁薄，易扩张，通常安静时，静脉内能容纳 60% ~ 70% 的循环血量，故称为容量血管。

➢ 考点提示：各类血管的功能特征

二、血流量、血流阻力和血压

血液在心血管系统内流动的规律，属于血流动力学的范畴。血流动力学所研究的基本问题是血流量、血流阻力和血压以及它们之间的关系。

（一）血流量与血流速度

血流量是指单位时间内流过血管某一截面的血量，也称为容积速度，单位为每分钟的毫升数或升数（ml/min 或 L/min）。根据流体力学原理，液体在流动时，血流量 Q 和血管两端的压力差 $P_1 - P_2$（P）呈正比，和血流阻力 R 呈反比，写成下式：

$$Q = P/R$$

血流速度是指血液在血管内流动的直线速度，即单位时间内，一个质点在血流中前进的距离。各类血管中的血流速度与血流量成正比，与血管的总横截面积呈反比，由于毛细血管的总横截面积最大，主动脉的总横截面积最小，因此，血流速度在毛细血管中最慢，在主动脉中最快。

（二）血流阻力

血液在血管内流动时所遇到的阻力称为血流阻力。血流阻力来源于血液成分之间的内摩擦和血液与管壁的摩擦。根据泊肃叶定律（Poiseuille's Law），血流阻力（R）由血液黏滞度（η）、血管长度（L）和血管的半径（r）决定，其关系式为：

$$R = \frac{8\eta L}{\pi r^4}$$

血流阻力与血液的黏滞度和血管的长度成正比，与血管半径的 4 次方成反比。由于血管的长度很少变化，因此，血流阻力主要取决于血管半径和血液黏滞度。器官血流量的大小主要受该器官阻力血管口径大小的控制，即血管口径大，血流阻力小，则血流量大；反之，血管口径小，血流阻力大，则血流量小。

（三）血压

血压（blood pressure，BP）是血管内流动的血液对单位面积血管壁的侧压力。在循环系统中，各类血管的血压均不相同，因此，就有动脉血压、毛细血管血压和静脉血压之分。测定血压时，是以大气压为基数，以 mmHg 或 kPa 为单位，通常习惯用毫米汞柱（mmHg）来表示，1 mmHg = 0.1333 kPa。

三、动脉血压与动脉脉搏

（一）动脉血压的概念

动脉血压通常是指主动脉血压。在一个心动周期中，动脉血压随着心室的舒缩而发生规律性的波动。在心缩期内，动脉血压上升达到的最高值称为收缩压；在心舒期内，动脉血压下降达到的最低值称为舒张压。收缩压与舒张压之差称为脉搏压，简称脉压。在一个心动周期中每一瞬间动脉血压的平均值称为平均动脉压，约等于舒张压 +1/3 脉压或 1/3 收缩压 +2/3 舒张压。

（二）动脉血压的正常值及其生理变异

一般所说的血压是指体循环的主动脉血压。由于大动脉中血压的降落甚微，故上臂肱动脉处所测得的血压数值，基本上可以代表主动脉血压。因此，通常测量血压是以肱动脉血压为标准。健康成人安静时收缩压为 100 ~ 120 mmHg，舒张压为 60 ~ 80 mmHg，脉压为 30 ~ 40 mmHg，平均动脉压为 100 mmHg。

人体动脉血压受年龄、性别和不同生理状态等因素的影响。同龄比较，男性略高于女性。随着年龄的增长，收缩压和舒张压均有增高的趋势，收缩压增高较为显著。在情绪激动和运动状态下，由于交感神经活动增强，血压特别是收缩压可增高。高原居民血压较高。

 知识链接

原发性高血压

原发性高血压是以动脉血压升高为主要临床表现，伴有或不伴有多种心血管危险因素的综合征，简称为高血压。国际诊断高血压的统一标准为收缩压 ≥ 140 mmHg 和（或）舒张压 ≥ 90 mmHg。

高血压的病因是多因素的，主要是遗传易感性和环境因素相互作用的结果。

心脏和血管是高血压病理生理作用的主要靶器官。高血压会增加心脏的后负荷，引起左心室肥厚、扩大。高血压可促进动脉粥样硬化的形成及发展，使大动脉管壁弹性减退、小动脉管壁增厚、管腔狭窄，造成重要脏器如心、脑、肾组织缺血，最终导致这些器官的功能衰竭。患者常见症状有头痛、眩晕、气急、疲劳、心悸等，还可以出现受累器官的症状，如胸闷、气短、心绞痛、多尿等。

（三）动脉血压的形成

循环系统内有足够的血液充盈、心脏射血、血管的外周阻力及大动脉的弹性贮器作用是血压形成的基本条件。

1．循环系统内的血液充盈 循环系统内有足够的血量充盈是血压形成的前提。循环系统中血液充盈的程度可用循环系统平均充盈压表示。当心室颤动或停搏时，血流停止，此时循环系统各处的压力相等，约 7 mmHg，称为循环系统平均充盈压。循环系统平均充盈压的大小反映循环系统内血量和循环系统容积之间的相对关系，血量增多或循环系统容积减少，循环系统平均充盈压升高；反之，则降低。

2．心脏射血和血管的外周阻力 如果不存在血管的外周阻力，心室收缩释放的能量将全部转化为动能，使血液迅速向外周流去而不能保持对主动脉和大动脉管壁的侧压力，动脉血压将不能维持。但在正常情况下，血管内存在外周阻力，心室收缩释放的能量可转化为两部分，一部分为动能，用于推动血液流动；另一部分则为势能，形成对血管壁的侧压。心脏射血的动力和外周阻力的相互作用是形成动脉血压的决定因素。

3．大动脉的弹性贮器作用 在心室收缩射血时，大动脉发生弹性扩张，可以缓冲收缩压，使收缩压不至于过高。在心室舒张、射血停止时，大动脉发生弹性回缩，将贮存的势能转化为动能，推动血液的继续流动，并使舒张压维持在一定高度。大动脉的弹性贮器作用，可使心脏的间断射血转变为血管中连续的血流，并能缓冲心动周期中血压的波动。

（四）影响动脉血压的因素

综上所述，动脉血压的形成与心脏射血、外周阻力、主动脉和大动脉管壁的可扩张性和弹性以及血管系统内有无足够的血液充盈量等因素有关，上述诸因素发生改变，动脉血压将受到影响。

1．搏出量 在心率和外周阻力不变的情况下，当左心室收缩力加强、搏出量增加时，在心缩期进入到主动脉的血量增多，管壁所受的侧压力增大，收缩压明显升高。由于主动脉管壁被扩张的程度增大，心舒期其弹性回缩力量也增加，推动血液向外周流动的速度加快，因此，到心舒期末，主动脉内存留的血量增加并不多，故舒张压虽有所升高，但升高的程度不大，因而脉压增大。反之，左心室收缩力减弱，搏出量减少时，则主要表现为收缩压降低，脉压减小。可见，收缩压的高低可反映心脏搏出量的大小。

2．外周阻力 如果心输出量不变而外周阻力增加使心舒期内血液向外周流动的速度减慢，心舒期末存留在主动脉内的血量增多，舒张压明显升高。由于动脉血压升高使血流速度加快，因此，在心缩期内仍有较多的血液流向外周，故收缩压升高不如舒张压升高明显，脉压减小。反之，当外周阻力减小时，舒张压降低比收缩压降低明显，脉压增大，所以，舒张压的高低主要反映外周阻力的大小。原发性高血压患者大多是由于阻力血管广泛持续收缩或硬化而引起外周阻力过高，动脉血压升高，特别是舒张压升高较明显。

3．心率 搏出量和外周阻力不变的情况下，心率增快，心舒期缩短，在心舒期流向外周的血量减少，致使心舒期末主动脉和大动脉内存留的血量增多，舒张压明显升高。由于动脉血压升高，可使血流速度加快，因此，在心缩期内仍有较多的血液从主动脉流向外周。所以，尽管收缩压也升高，但不如舒张压升高明显，脉压减小。反之，心率减慢时，舒张压比收缩压降低明显，脉压增大。可见，心率主要影响舒张压。

4．主动脉和大动脉管壁的弹性贮器作用 如前所述，该作用可以缓冲动脉血压。老年人单纯主动脉和大动脉管壁硬化时，可扩张性和弹性降低，表现为收缩压过高、舒张压过低、脉压明显加大。

5．循环血量和血管容积 在正常情况下，循环血量和血管容积是相适应的。如果血管容积不变而循环血量减小（如大失血），或循环血量不变而血管容积增大（因细菌毒素的作用或药物过敏等原因引起小动脉、微动脉、毛细血管扩张），都将使体循环的平均充盈压降低，动脉血压下降。

以上讨论是假定其他因素不变，单一因素改变对动脉血压的影响。实际上，在完整人体内，单一因素改变而其他因素不变的情况几乎是不存在的。在某些生理或病理情况下动脉血压的变化，往往是各种因素相互作用的综合结果（图 4-12）。

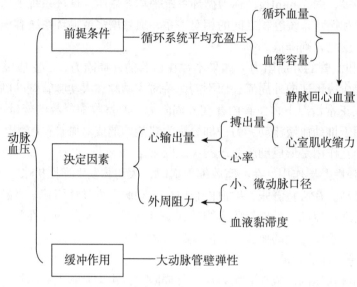

图 4-12　动脉血压的形成及其影响因素

➤ 考点提示：动脉血压的形成及其影响因素

（五）动脉血压相对稳定的生理意义

动脉血压是推动血液流向各器官组织的动力。它既要达到一定高度，又要保持相对稳定。动脉血压过高或过低都会影响各器官的血液供应和心脏血管的负担，如动脉血压过低，将引起器官组织血液供应减少，尤其是造成脑、心、肾、肝等重要器官的供血不足，将引起器官的功能障碍和衰竭。若动脉血压过高，则心脏和血管的负担过重。长期高血压患者往往引起心室代偿性肥大，心功能不全，甚至心力衰竭。血管长期受到高压作用，血管壁自身发生病理性改变（硬化），如脑血管硬化，被动扩张的能力降低，在高压力的作用下，容易破裂而引起脑出血等严重后果。所以保持动脉血压处于正常的相对稳定状态是十分重要的。

（六）动脉脉搏

在每个心动周期中，由于心脏的收缩和舒张，动脉内的压力和容积也发生周期性变化，引起管壁的搏动，称为动脉脉搏（arterial pulse），简称脉搏。这种搏动是以波浪形式沿动脉管壁向末梢血管传播出去，这就是脉搏波。用脉搏描记器记录到的脉搏波形称为脉搏图。

脉搏在一定程度上反映循环系统的功能状态，通过触扪桡动脉脉搏和对记录的脉搏波波形的分析，可判断心率、节律、心缩力、动脉管壁的弹性和主动脉瓣的健全情况。

四、静脉血压与静脉血流

静脉血管是血液回流入心脏的通道。由于静脉易扩张，容量大，是机体的贮血库。静脉通过其舒缩活动，能有效地调节回心血量和心输出量。

➤ 考点提示：静脉血压与静脉回流

（一）静脉血压

根据测量的部位，将静脉血压分为中心静脉压和外周静脉压。

1. 中心静脉压　中心静脉压（central venous pressure，CVP）是指右心房和胸腔内大静脉的血压。正常成人中心静脉压为 4～12 cm H_2O。中心静脉压的高低取决于两个因素：①心脏泵血功能：心脏泵血功能良好，能及时将回流入心脏的血液射入动脉，则中心静脉压较低，反之，如果心脏泵血功能减退（如心力衰竭），中心静脉压将会升高。②静脉回流速度：如果静脉回流速度加快（如血量增加、全身静脉收缩），中心静脉压升高；反之，如果静脉回流速度减慢（如血量不足或静脉回流障碍），则中心静脉压降低。可见，中心静脉压的高低取决于心脏的射血能力和静脉回心血量之间的相互关系，是反映心血管功能的又一指标。临床上，中心静脉压可作为控制补液速度和补液量的指标。

2. 外周静脉压　外周静脉压是指各器官的静脉血压。当心脏泵血功能减退，中心静脉压升高，同样影响外周静脉回流，使外周静脉压升高。

（二）影响静脉回流的因素

静脉中的血流顺其压力梯度由微静脉向心房方向流动。在体循环中，单位时间内静脉回流量取决于外周静脉压和中心静脉压之间的压力差，以及静脉对血流的阻力。因此，凡能影响外周静脉压、中心静脉压以及静脉阻力的因素，均能影响静脉回心血量。

1. 心脏收缩力　心脏收缩力改变是影响静脉回心血量最重要的因素。外周静脉压与中心静脉压之间的压力差是由心室收缩和舒张所决定的。如果心室收缩力强，搏出量大，则心舒期室内压较低，外周静脉压与中心静脉压之间的压力差增大，静脉回流量就增多；反之则减少。如右心衰竭时，由于搏出量减少，致使舒张期右心室室内压升高，大量血液淤积在心房和大静脉中，引起中心静脉压升高，静脉回流受阻，造成体循环静脉系统淤血，患者表现出颈外静脉怒张，肝充血肿大及下肢水肿等体征。同理，左心衰竭时，左心房和肺静脉压升高，会引起肺淤血和肺水肿。

2. 骨骼肌和静脉瓣　骨骼肌收缩时，肌肉间和肌肉内的静脉受到挤压，加速静脉血液回流。骨骼肌松弛时，静脉压下降，又促使血液从毛细血管流入静脉。肌肉的交替舒缩活动对于站立时降低下肢静脉压和减少血液在下肢静脉滞留起着重要的作用。但肌肉这种作用的实现需要有健全的静脉瓣的存在，使静脉内的血液只能向心脏方向流动而不能倒流。因此，骨骼肌节律性舒缩和静脉瓣的配合，对静脉回流起着一种"泵"的作用，分别称为"肌肉泵"和"静脉泵"。

3. 呼吸运动　吸气时胸腔容积增大，胸膜腔负压增加，中心静脉压下降，外周静脉压与中心静脉压之间的压力梯度增大，有利于静脉回流。反之，呼气时，静脉回流则减少。呼吸运动对静脉回流也起着"泵"的作用。

4. 体位改变　静脉血管管壁薄，可扩张性大，因此，当体位改变时，重力可以影响静脉回流。平卧时，全身静脉与心脏基本处于同一水平，故各血管的静水压基本相同。由平卧转为直立时，在重力的作用下，心脏以下静脉血管内的血液充盈量增加，静脉回心血量减少，心输出量随之减少。这种变化在健康人由于神经系统迅速调节恢复而不易被察觉。长期卧床或体弱久病的患者，静脉管壁的紧张性较低，可扩张性较大，腹壁和下肢肌肉的收缩力量减弱，对静脉的挤压作用减小，当由平卧位迅速转为直立时，由于重力的影响，下肢静脉充盈扩张，容量增大，大量血液积滞在下肢，使静脉回心血量减少，动脉血压下降，引起身体上部的脑和视网膜供血不足，出现头晕、眼前发黑，甚至晕厥等症状。

5. 体循环平均充盈压　血量增加或容量血管收缩，全身血管系统的充盈程度增高，体循环平均充盈压则升高，静脉回心血量增多。反之，血量减少或容量血管舒张，体循环平均充盈压则降低，回心血量减少。

五、微循环

微循环（microcirculation）是指微动脉和微静脉之间的血液循环。微循环的基本功能是进行血液和组织液之间的物质交换。正常情况下，微循环的血流量与组织器官的代谢水平相适应，保证各组织器官的血液灌流量并调节回心血量。微循环障碍会直接影响各器官的生理功能。

（一）微循环的组成和血流通路

微循环的组成随器官而异。典型的微循环一般由微动脉、后微动脉、毛细血管前括约肌、真毛细血管、通血毛细血管、动 - 静脉吻合支和微静脉七个部分组成，微循环的血液可通过三条途径由微动脉流向微静脉（图 4-13）。

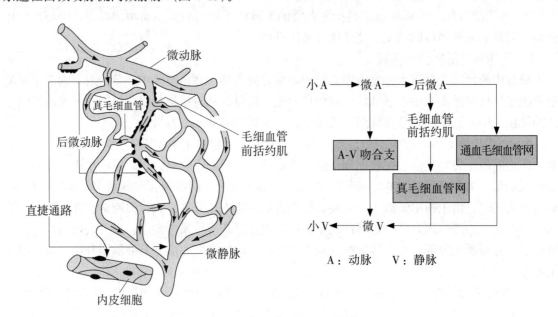

图 4-13　肠系膜微循环模式图

1. 迂回通路　血流从微动脉经后微动脉、毛细血管前括约肌、真毛细血管网，最后汇流至微静脉。由于真毛细血管交织成网，迂回曲折，穿行于细胞之间，血流缓慢，加之真毛细血管管壁薄、通透性好，因此，此条通路是血液与组织进行物质交换的主要场所，故又称营养通路。

2. 直捷通路　血流从微动脉经后微动脉、通血毛细血管至微静脉。这条通路较直，流速较快，加之通血毛细血管管壁较厚，又承受较大的血流压力，故经常处于开放状态。因此，这条通路的作用不在于物质交换，而是使一部分血液通过微循环快速返回心脏，这是安静状态下大部分血液流经的通路。

3. 动 - 静脉短路　血流经微动脉通过动 - 静脉吻合支直接回到微静脉。这类通路多分布在皮肤和皮下组织，其口径的变化常与体温调节有关系。一般情况下，吻合支因平滑肌收缩而呈关闭状态。当环境温度升高时，吻合支开放，上述组织的血流量增加，有利于散发热量；环境温度降低，吻合支关闭，有利于保存体内的热量。

（二）微循环血流量的调节

微动脉、后微动脉、毛细血管前括约肌和微静脉的管壁含有平滑肌，其舒缩活动直接影响到微循环的血流量。

1. 神经和体液因素的调节　微动脉是毛细血管前阻力血管，在微循环中起"总闸门"的作用，其口径变化决定了微循环的血流量。微静脉是毛细血管后阻力血管，在微循环中起"后闸门"的作用。微动脉和微静脉平滑肌均受交感缩血管神经纤维和体内缩血管活性物质（如儿茶酚胺、血管紧张素、血管升压素等）的调节。微动脉的神经支配密度大于微静脉，对儿茶酚胺的敏感性也高于微静脉。当交感神经兴奋以及血液中缩血管活性物质浓度增加时，微动脉收缩更为强烈，毛细血管前阻力增大，一方面可以提高动脉血压，另一方面却减少微循环的血流量。

2. 局部代谢产物的影响　后微动脉和毛细血管前括约肌的舒缩活动主要取决于局部组织的代谢水平。当局部组织代谢活动增强或血液供给不足时，PO_2 降低和局部代谢产物（CO_2、H^+、腺苷等）堆积均可使后微动脉和毛细血管前括约肌舒张，真毛细血管开放，血流量增加，代谢产物被运走，O_2 的供应改善，PO_2 恢复。随后后微动脉和毛细血管前括约肌收缩，真毛细血管血流量减少，又造成 PO_2 降低和局部代谢产物的堆积，使它们又舒张，血流量又增加，如此反复，真毛细血管网轮流交替开放，血流呈"潮汐"现象。在一般情况下，后微动脉和毛细血管前括约肌的这种收缩和舒张的交替每分钟 5 ~ 10 次。当某一器官的活动增加，代谢旺盛，该器官的血流量增大。因此，微循环的血流量能与组织的代谢水平相适应。

安静状态下，骨骼肌组织中在同一时间内只有 20% ~ 30% 的真毛细血管处于开放状态。如果某些原因（如大失血、烧伤、感染、过敏、心脏疾病等引起的休克等）导致全身微循环真毛细血管大量开放，循环血量将大量滞留在微循环内，引起静脉回心血量和心输出量减少，动脉血压急剧下降。因此，微循环血流量直接与整体的循环血量密切相关。它除了要保证局部器官组织的血流量、实现物质交换外，还要顾及全身的循环血量，使局部血流量与循环血量相统一。

（三）毛细血管内外的物质交换

组织液是细胞与血液之间进行物质交换的中介。组织液与血液之间的物质交换是通过毛细血管壁进行的。物质交换的方式主要有扩散、滤过 - 重吸收、入胞和出胞三种方式。

1. 扩散　扩散是血液与组织液之间进行物质交换的主要方式。某物质在管壁两侧的浓度差是该物质扩散的直接动力。

2. 滤过 - 重吸收　当毛细血管壁两侧的静水压不等时，水分子和小分子溶质会从压力高的一侧移向压力低的一侧。另外，当毛细血管壁两侧的渗透压不等时，水分子会从渗透压低的一侧向渗透压高的一侧移动。血浆胶体渗透压限制血浆中的水分子向毛细血管外移动，而组织液的胶体渗透压限制水分子向毛细血管内移动。由于管壁两侧静水压和胶体渗透压的差异，引起液体由毛细血管内向组织液方向移动，称为滤过；液体向相反方向的移动则称为重吸收。通过滤过 - 重吸收方式进行的物质交换，仅占总物质交换的一小部分，但这种方式在组织液生成中具有重要作用。

3. 入胞和出胞　一般认为，大分子物质（如血浆蛋白等）的物质转运是通过内皮细胞的入胞和出胞作用实现的。

六、组织液生成与淋巴循环

组织液的生成主要是通过毛细血管的滤过 - 重吸收完成的。在血浆和组织液的动态平衡中，淋巴系统也起着重要的作用。

（一）组织液生成的机制

根据经典的滤过 - 重吸收学说，在毛细血管内存在着毛细血管血压及血浆胶体渗透压；而在组织间隙中有组织液静水压及组织液胶体渗透压。毛细血管内外这四种因素构成了两对力量，一对是毛细血管血压和组织液胶体渗透压，它们是推动液体出血管的滤过力量；另一对

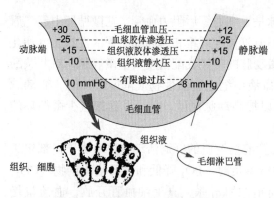

图 4-14　组织液生成与回流示意图

是血浆胶体渗透压和组织液静水压，它们是推动液体入血管的重吸收力量。这两对力量之差称为有效滤过压（effective filtration pressure）。其公式如下：有效滤过压 =（毛细血管血压 + 组织液胶体渗透压）-（血浆胶体渗透压 + 组织液静水压）。

若有效滤过压为正值，则造成液体的净滤过；若有效滤过压为负值，则组织液回流入血（图 4-14）。

人体的血浆胶体渗透压约为 25 mmHg，动脉端毛细血管血压为 30 mmHg，静脉端毛细血管血压为 12 mmHg，组织液胶体渗透压约为 15 mmHg，组织液静水压约为 10 mmHg，故：

毛细血管动脉端有效滤过压 =（30+15）mmHg -（25+10）mmHg = 10 mmHg，毛细血管静脉端有效滤过压 =（12+15）mmHg -（25+10）mmHg = -8 mmHg。

计算结果说明，在毛细血管动脉端为净滤过，静脉端为净回流。血液在毛细血管中流过，血压是逐渐下降的，有效滤过压也逐渐降低至零，再往下行，血压更低，有效滤过压转为负值，重吸收增加。其结果，毛细血管动脉端滤过的液体，约 90% 可在毛细血管静脉端重吸收入血。约 10% 的组织液则进入毛细淋巴管，生成淋巴液，淋巴液经淋巴系统又回到循环系统中去。最终，组织液生成与回流才达到了动态平衡。

➤ 考点提示：组织液的生成与回流及其影响因素

（二）影响组织液生成的因素

正常情况下，组织液的生成和回流维持着动态平衡，一旦因某种原因使动态平衡失调，将产生组织液减少或组织液过多（水肿）的不良后果。根据组织液生成的机制，有效滤过压中的各种因素若发生改变都可以影响组织液的生成。

1．毛细血管血压　毛细血管前阻力血管扩张时，毛细血管血压升高，有效滤过压增大，组织液生成增加。在运动着的肌肉或发生炎症的部位，都可以出现这种现象。毛细血管后阻力血管收缩或静脉压升高时，也可使组织液生成增加。如右心衰竭，因中心静脉压升高，静脉回流受阻，毛细血管后阻力加大，毛细血管血压升高，组织液生成增加，引起组织水肿。

2．血浆胶体渗透压　血浆胶体渗透压是由血浆蛋白分子形成的。长期饥饿、肝病而使血浆蛋白合成减少或肾病导致血浆蛋白丢失过多，都会引起血浆蛋白减少，胶体渗透压降低，有效滤过压增大，组织液生成过多，形成组织水肿。

3．淋巴液回流　由于一部分组织液是经淋巴管回流入血，故当淋巴液回流受阻（如肿瘤压迫）时，则受阻部位远端组织发生水肿。

4．毛细血管壁的通透性　过敏反应时，由于局部组胺的大量释放，使毛细血管壁通透性异常增加，部分血浆蛋白漏出血管，使得血浆胶体渗透压降低，组织液胶体渗透压升高，结果使有效滤过压增大，组织液生成增加，回流减少，引起水肿。

　知识链接

水　肿

生理情况下，人体的组织间液处于不断的交换与更新之中，组织间液量保持相对稳定，这有赖于血管内外和体内外液体交换平衡。如果这两种平衡被破坏，就有可能导致过多的液体在组织间隙或体腔积聚，称为水肿。水肿按照发生部位可分为全身性水肿和局部性水肿。

　　全身性水肿按照发生原因分为心源性、肾源性、肝源性、营养不良性水肿。右心衰竭引起的水肿一般称为心源性水肿，可首先出现在身体最下垂部分如脚踝、下肢等，逐渐发展为严重的全身性水肿，常伴颈静脉怒张；肾源性水肿可见患者晨起时有眼睑和面部水肿，然后向下逐渐扩展至全身，伴有蛋白尿；肝源性水肿失代偿期以腹水为主要表现。

　　局部性水肿常见于局部静脉、淋巴回流受阻或毛细血管通透性增加。

 案例讨论 4-1

　　表述思维过程，可采用流程图，体现临床路径，多元层面分析。

　　案例：患者男性，55 岁。因劳动后出现呼吸困难。2 h 后入院，患者入院时，气促乏力，面色苍白，口唇青紫，出汗多，咳嗽，咳白色泡沫样痰。既往有高血压病史。体检：BP 170/100 mmHg，心界向左下明显扩大，心律 120 次 / 分，律齐，两肺布满湿啰音及哮鸣音。辅助检查：胸部 X 线显示两肺纹理增粗，心脏扩大。总胆固醇：10.8 mmol/L，HDL 减低，血糖正常。诊断：急性左心衰竭、肺水肿、高血压。

　　请分析：

　　试用生理学知识解释诊断依据。

（三）淋巴循环及其生理意义

　　组织液进入淋巴管，即成为淋巴液。每天生成的淋巴液为 2 ～ 4 L，淋巴液的成分大致与组织液相近。组织液经毛细淋巴管进入淋巴系统而形成淋巴循环。

　　1. 淋巴循环　毛细淋巴管是一端封闭的盲端管道，管壁由单层扁平内皮细胞构成，内皮细胞之间不是相互直接连接，而是呈鱼鳞状相互覆盖，形成开口于管内的单向活瓣，组织液只能流入，而不能倒流。组织液中的蛋白质及其代谢产物、漏出的红细胞、侵入的细菌以及经消化吸收的小脂滴都很容易经细胞间隙进入毛细淋巴管。淋巴液经毛细淋巴管流入集合淋巴管，全身集合淋巴管最后汇合成两条大干，即胸导管和右淋巴导管，它们分别在两侧锁骨下静脉和颈内静脉汇合处进入血液循环。因此，淋巴循环可视为血液循环的一个侧支，是组织液向血液循环回流的一个重要辅助系统。

　　2. 淋巴循环的生理意义

　　（1）回收蛋白质：每天组织液中有 75 ～ 200 g 蛋白质由淋巴液回收到血液中，使组织液胶体渗透压维持在较低水平，有利于毛细血管对组织液的重吸收。

　　（2）运输脂肪：由小肠吸收的脂肪，80% ～ 90% 是通过小肠绒毛中的毛细淋巴管吸收的。

　　（3）调节血浆和组织液之间的液体平衡：据测定，每天在毛细血管动脉端滤过的液体总量约 24 L，由毛细血管静脉端重吸收的液体总量约 21 L，多余的约 3 L 经淋巴循环回收到血液。即一天中回流的淋巴液量大约相当于全身的血浆总量。

　　（4）清除组织中的红细胞、细菌及其他微粒：这一机体的防卫和屏障作用主要与淋巴结内巨噬细胞的吞噬活动和淋巴细胞产生的免疫反应有关。

第三节　心血管功能活动的调节

机体在不同生理情况下，各器官、组织的新陈代谢水平不同，对血流量的需要也就不同。机体通过神经系统和体液因素调节心脏和各部分血管的活动，协调各器官之间血流量的分配，以满足各器官、组织在不同情况下对血流量的需要。

一、神经调节

神经调节对心血管的作用主要是通过改变心肌收缩能力、心率以及血管的口径，使心输出量和各器官组织的血流分配适应新陈代谢活动的需要，同时保持动脉血压的相对稳定。神经调节主要通过自主神经系统的活动完成。

（一）心脏的神经支配

心脏受心交感神经和心迷走神经的双重支配。

1. 心交感神经　心交感神经节前神经元起源于脊髓 $T_1 \sim T_5$ 灰质侧角神经元，节前纤维在星状神经节或颈交感神经节换元，节后神经纤维组成了心上、心中和心下神经，进入心脏后支配窦房结、心房肌、房室交界、房室束及其分支和心室肌。左、右心交感神经在心脏的分布不对称。支配窦房结的交感纤维主要来自右侧心交感神经，其效应主要是使心率加快；支配房室交界、心房肌和心室肌的交感纤维主要来自左侧的心交感神经，其效应主要是使房室传导加速和心肌收缩能力加强。

心交感神经节后纤维末梢释放的神经递质是去甲肾上腺素，作用于心肌细胞膜上的 β_1 受体，使心肌细胞膜对 Ca^{2+} 通透性提高、对 K^+ 的通透性降低，总的结果是对心脏的活动起兴奋作用。具体效应是导致心率加快、心肌收缩力加强、房室传导加快，分别称为正性变时、正性变力、正性变传导作用。β受体阻断剂如普萘洛尔（心得安）等可阻断心交感神经对心脏的兴奋作用。

2. 心迷走神经　心迷走神经的节前神经元起源于延髓的迷走神经背核和疑核，节前纤维进入心后在心壁内的神经节换元，其节后纤维支配窦房结、心房肌、房室交界、房室束及其分支。心室肌仅有少量的心迷走神经纤维分布。两侧心迷走神经对心脏的作用也有不同，如右侧心迷走神经对窦房结的抑制作用占优势，而左侧心迷走神经对房室交界的抑制作用较明显。

心迷走神经的节后纤维末梢释放的神经递质是乙酰胆碱，作用于心肌细胞膜上的 M 胆碱受体。乙酰胆碱与 M 受体结合，使细胞膜对 K^+ 通透性增大，促进 K^+ 外流，总的结果是对心脏活动起抑制作用，表现为心率减慢、房室传导减慢、心房肌收缩能力减弱。这些效应分别称为负性变时、负性变传导和负性变力作用。心迷走神经对心脏的负性作用可被 M 胆碱受体阻断剂阿托品所阻断。

心交感神经和心迷走神经平时都有一定程度的冲动发放，分别称为心交感紧张和心迷走紧张，两者可交互抑制，共同调节心脏的活动。安静时，心迷走紧张的作用占优势。

（二）血管的神经支配

除毛细血管外，几乎所有的血管都接受自主神经的支配。支配血管的神经纤维从功能上分为缩血管神经纤维和舒血管神经纤维两大类。

1. 缩血管神经纤维　这类神经纤维都属于交感神经，它可使血管平滑肌收缩，故又称交感缩血管神经。绝大多数血管只接受交感缩血管神经纤维的单一支配。

交感缩血管神经纤维起自脊髓胸、腰段（$T_1 \sim L_{2 \sim 3}$）灰质侧角神经元。节前纤维在椎旁或椎前神经节内换元，换元后，一部分节后纤维支配躯干和四肢的血管平滑肌，另一部分节后纤维支配内脏器官的血管平滑肌。节后纤维末梢释放的神经递质是去甲肾上腺素。血管平滑肌

细胞有 α 和 β 两类肾上腺素受体。去甲肾上腺素与 α 受体结合，导致血管平滑肌收缩；与 β 受体结合，则表现为血管舒张。去甲肾上腺素与 α 受体结合的能力较 β 受体更强，故该神经纤维兴奋时，引起的主要是缩血管效应。静息状态下，交感缩血管神经纤维经常发放 1～3 次／秒的低频冲动，称为交感缩血管紧张，维持着大多数血管的紧张性。一旦这种传出冲动频率降低或消失，血管就呈舒张状态。

交感神经末梢在小动脉和微动脉上的分布密度最高；在静脉上的分布较相应的动脉为少；在皮肤、骨骼肌和内脏的血管有丰富的交感缩血管神经纤维分布，特别是皮肤血管。而冠状血管和脑血管几乎没有此类神经纤维的分布。这种分布特点具有重要的生理和病理生理意义。如在急性失血时，交感缩血管神经纤维高度兴奋，使皮肤、内脏的血管强烈收缩，动脉血压升高，脑血管和冠状血管收缩反应极小或无，因此，可使有限的循环血量优先供应脑和心脏等重要器官。

2．舒血管神经纤维　与缩血管神经纤维相比，舒血管神经纤维在分布范围和数量上都是较少的，主要有交感舒血管神经、副交感舒血管神经等。

（1）交感舒血管神经：属于交感神经，末梢释放的递质是乙酰胆碱，作用于血管平滑肌细胞膜上的 M 受体，产生舒血管效应。这类纤维主要分布在骨骼肌的微动脉，安静状态下，无紧张性活动，只有在机体处于激动、恐慌和剧烈运动时才有冲动发放，使骨骼肌血流量大大增加。这类神经纤维可能参与机体的防御反应。

（2）副交感舒血管神经纤维：属于副交感神经纤维，末梢释放的递质是乙酰胆碱，作用于血管平滑肌细胞膜上的 M 受体，产生舒血管效应。这类神经纤维主要分布在脑、舌、唾液腺、胃肠道的外分泌腺和外生殖器的血管。其作用主要是调节器官组织局部的血流量，对循环系统的总外周阻力影响很小。

> ➤ 考点提示：支配心脏和血管的神经

（三）心血管活动中枢

心血管活动中枢是指位于中枢神经系统内、与心血管反射有关的神经元集中的部位。心血管中枢广泛分布在中枢神经系统的各级水平，它们具有不同的功能，又互相联系，从而使心血管活动与机体其他功能活动相互协调。

1．延髓心血管活动中枢　在动物实验中，如在延髓上缘横断脑干后，动脉血压并无明显变化，而在延髓与脊髓之间横断，动脉血压很快下降到大约 40 mmHg。由此可见，正常心血管的紧张性活动不是起源于脊髓，而是起源于延髓。延髓是心血管活动的基本中枢。

延髓心血管中枢的神经元包括心迷走神经元、控制心交感神经和交感缩血管神经活动的神经元。这些神经元平时都具有紧张性活动，它们主要分布在延髓的四个位置：①延髓头端的腹外侧部（缩血管区）：该部位的神经元兴奋将引起心交感紧张和交感缩血管紧张，故这部分神经元通常称为心交感中枢和交感缩血管中枢；②延髓尾端的腹外侧部（舒血管区）：该部位的神经元兴奋可抑制缩血管区神经元的活动，使交感缩血管紧张降低；③延髓孤束核（传入神经接替站）：该部位的神经元接受由颈动脉窦、主动脉弓和心脏感受器经舌咽神经、迷走神经传入的信息，然后发出纤维与延髓和延髓以上的心血管中枢发生联系，从而影响心血管活动；④延髓的迷走神经背核和疑核（心抑制区）：该部位存在心迷走神经元，即心迷走中枢，其兴奋活动引起心迷走神经紧张。

2．延髓以上的心血管中枢　在延髓以上的脑干部分、下丘脑、小脑和大脑皮质中，都存在与心血管活动有关的神经元。这些神经元除了具有反射中枢的功能外，还有整合作用。即把来自不同方面的信号刺激和生理反应统一起来，形成一个完整协调的生理过程。处于高位的中枢对机体功能的整合作用更为复杂和重要。它们之间构成了心血管活动调节的完整体系，通过相互联系、相互作用，统一协调完成对心血管活动的整合调节。

（四）心血管反射

神经系统对心血管活动的调节是通过各种心血管反射实现的。机体内外环境的变化，可以被各种相应的内、外感受器所感受，通过反射引起各种心血管效应。各种心血管反射的生理意义均在于维持机体内环境的稳态以及使机体适应内、外环境的各种变化。

1. 颈动脉窦、主动脉弓压力感受性反射（carotid sinus-aortic arch baroreceptor reflex）　颈动脉窦位于颈总动脉分叉处的颈内动脉起始的膨大部。颈动脉窦和主动脉弓血管壁的外膜下有丰富的感觉神经末梢，它们能感受动脉血压对管壁的牵张刺激，并发放冲动，故按其所在部位分别称为颈动脉窦压力感受器和主动脉弓压力感受器。

动物实验表明，颈动脉窦压力感受器有以下主要特点：①在一定范围内，压力感受器传入冲动的频率与动脉管壁被扩张的程度呈正比。②颈动脉窦压力感受器对急剧搏动性压力变化比对持续缓慢的压力变化更加敏感。这一反应特征，和正常机体搏动性动脉压变化的特点相适应。③正常情况下，颈动脉窦压力感受器的活动比主动脉弓压力感受器的活动要强。

颈动脉窦压力感受器的传入神经纤维组成窦神经。窦神经加入舌咽神经，进入延髓。主动脉弓压力感受器的传入神经纤维混合在迷走神经内进入延髓（图 4-15）。

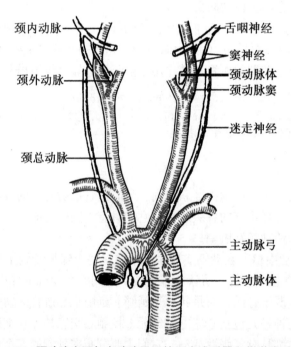

图 4-15　颈动脉窦区与主动脉弓区的压力感受器和化学感受器

压力感受性反射是典型的负反馈调节，且具有双向调节能力。当动脉血压突然升高时，颈动脉窦和主动脉弓压力感受器的传入冲动频率增加，经舌咽神经和迷走神经传入纤维将冲动传入到延髓的孤束核，通过与延髓和延髓以上的各级心血管中枢的复杂联系和整合作用，结果使心迷走紧张增强，心交感紧张和交感缩血管紧张减弱，表现为心率减慢，心肌收缩力减弱，心输出量减少，外周血管阻力减小，动脉血压下降。因此，该反射又称为降压反射。反之，当动脉血压突然降低时，颈动脉窦和主动脉弓压力感受器的传入冲动减少，心迷走紧张减弱，心交感紧张和交感缩血管紧张加强，于是心率加快，心肌收缩力增强，心输出量增加，外周血管阻力加大，血压回升。由此说明，压力感受性反射对血压的调节机制是一种负反馈调节（图 4-16）。

利用动物实验，观察改变颈动脉窦灌注压对血压的影响，得出一条颈动脉窦内压与动脉血

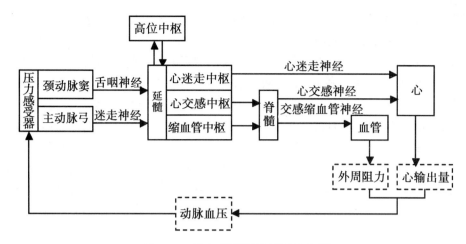

图 4-16　压力感受性反射途径示意图

压关系的反 "S" 形曲线（图 4-17）。

曲线的中间部分较陡，曲线的斜率在窦内压 100mmHg 附近最大，也就是说，窦内压在正常的平均动脉压附近稍有变动就可以通过压力感受性反射引起主动脉压显著的改变，表明动脉血压在正常血压水平的范围内发生变动时，压力感受性反射敏感性最大，反射调节作用最强；曲线的两端渐趋平坦，表明如果窦内压偏离正常血压水平较远，不论压力过高或过低，通过压力感受性反射引起的主动脉压的变化明显减小，压力感受性反射敏感性减弱，调节血压的能力降低。

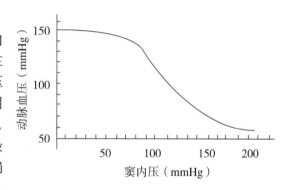

图 4-17　实验测得的颈动脉窦内压与动脉血压的关系

综上所述，颈动脉窦、主动脉弓压力感受性反射的生理意义在于经常性监视动脉血压的变动。在心输出量、外周阻力、循环血量等发生突然变化时，对动脉血压进行快速调节，使动脉血压在短时间内不致升得过高或降得过低，稳定于正常范围之内。高血压患者的压力感受器对高血压刺激已产生适应现象，感受器敏感性降低，压力感受性反射在一个高于正常水平的范围内进行工作，故血压相对稳定于较高水平。

➤ 考点提示：颈动脉窦和主动脉弓压力感受性反射

2. 颈动脉体和主动脉体化学感受性反射　颈动脉体位于颈总动脉分叉处，主动脉体大部分分散在主动脉弓区域。它们对动脉血氧、二氧化碳含量和血液 pH 变化非常敏感，因此称为化学感受器。血液中 PO_2 过低、PCO_2 过高、H^+ 浓度过高均能刺激化学感受器，引起冲动发放增加。颈动脉体传入纤维混合在舌咽神经中进入延髓，主动脉体的传入纤维合并于迷走神经传入延髓。化学感受器的传入冲动传至延髓孤束核，继而使延髓的呼吸中枢和心血管中枢的活动发生改变。主要效应是延髓的呼吸中枢兴奋，呼吸加深加快可间接引起心率加快，心输出量增加。同时延髓的交感缩血管中枢紧张性增强，交感神经的传出冲动频率增加，使皮肤、骨骼肌和内脏等阻力血管收缩，外周阻力加大，动脉血压升高。

在正常生理状态下，颈动脉体和主动脉体化学感受性反射主要是调节呼吸运动，对心血管活动不起明显的调节作用。只有在机体发生低氧、窒息、失血、动脉血压过低和酸中毒等情况时才发挥作用，该反射除了提高肺通气量外，还能提高心输出量和动脉血压，使血液重新分配，确保心、脑等重要器官的血液供应。

3．其他心血管反射　在身体的其他部位，也存在影响心血管功能的感受器，如心房、心室和肺循环的血管壁存在许多感受器，总称为心肺感受器。其中，一些感受器能感受血量的变化，又称为容量感受器，当血量增加时，容量感受器受牵张刺激而兴奋，引起的反射效应是：心率减慢、心输出量减少、阻力血管舒张，从而引起动脉血压下降。同时还会出现肾血流量增多、肾排水和排钠增多以及肾素和血管升压素的释放减少等一系列反应。在某些内脏器官，如肺、胃肠、膀胱、睾丸等器官，当它们受到扩张或挤压时，常可引起心率减慢和外周血管舒张的效应。当伤害性刺激作用于皮肤时，常引起心率加快、血管收缩、血压升高。但有时刺激过强也可出现相反的效应，引起血压下降。此外寒冷使皮肤血管收缩，温热使皮肤血管舒张。

二、体液调节

心血管活动的体液调节是指血液和组织液中一些化学物质对心肌和血管平滑肌的作用。其中激素等主要是通过血液循环，广泛地作用于心血管系统。有些体液因素则是由组织、细胞产生，主要作用于局部血管，对局部组织的血流起调节作用。

➢ 考点提示：肾上腺素和去甲肾上腺素

（一）肾上腺素和去甲肾上腺素

肾上腺素（adrenaline，epinephrine）和去甲肾上腺素（norepinephrine）在化学结构上都属于儿茶酚胺类化合物。循环血液中的肾上腺素和去甲肾上腺素主要来自肾上腺髓质，其中肾上腺素占80%，去甲肾上腺素占20%。肾上腺髓质受交感神经节前纤维的支配。当交感神经兴奋时，可促进肾上腺髓质分泌肾上腺素和去甲肾上腺素，这两种激素进入血液循环后对心血管作用的效果与交感神经所引起的效果相似。因此，可以说它们对心血管活动的调节是神经调节的继续和补充。

肾上腺素和去甲肾上腺素对心血管的作用有许多共同点，但又有不同之处。其原因在于：①二者对不同的肾上腺素受体的结合能力不同：肾上腺素受体主要有 α 和 β 两种，β 受体又可分为 β_1 和 β_2。肾上腺素既能和 α 受体结合，又能和 β 受体结合。去甲肾上腺素主要与 α 受体结合，也能与 β_1 受体结合，但和 β_2 受体的结合能力弱。②心肌和血管平滑肌的细胞膜上肾上腺素受体的分布密度不同：心脏主要是 β_1 受体；皮肤、肾、脾、肠、胃等内脏血管 α 受体占优势；骨骼肌、肝和冠脉血管 β_2 受体数量占优势（详见第十章中神经系统对内脏活动的调节）。通常 α 受体激活后产生缩血管效应，β_1 受体激活后产生"强心"效应，β_2 受体激活后产生舒血管效应。

肾上腺素作用于心肌细胞膜的 β_1 受体，产生与心交感神经相同的效应，即正性变时、正性变传导和正性变力作用，使心输出量增加，收缩压明显升高；肾上腺素作用于皮肤、肾、脾、肠、胃等内脏血管的 α 受体，引起血管收缩，导致上述器官组织血流量减少；同时肾上腺素又可以作用于骨骼肌血管、肝和冠脉血管的 β_2 受体，使这些血管舒张。可见，肾上腺素对外周血管的调节作用是使全身各器官的血液分配发生变化，特别是骨骼肌的血流量大大增加，但对机体总外周阻力影响不大。在临床上肾上腺素主要作为强心药使用。

去甲肾上腺素作用于体内大多数血管 α 受体，可使全身血管广泛收缩，总外周阻力明显增加，收缩压和舒张压明显升高。用去甲肾上腺素灌流离体心脏，其对心脏的直接作用同心交感神经和肾上腺素的 β_1 效应。但是在完整机体内，注射去甲肾上腺素后通常会出现心率减慢。这是因为去甲肾上腺素使血管广泛收缩，造成动脉血压升高，通过压力感受器反射使心率减慢从而掩盖了它对心肌的 β₁ 效应。临床上常把它作为升压药使用。

（二）血管紧张素

血管紧张素（angiotensin，Ang）是一组多肽类物质。其前体为血浆中的一种 α₂ 球蛋白，由肝产生，称为血管紧张素原（14 肽）。肾缺血、血钠降低或肾交感神经兴奋，可刺激肾近球细胞分泌肾素（renin）。肾素是一种酸性蛋白酶，能使血浆中的血管紧张素原水解成为血管紧张素 I（Ang I，10 肽），血管紧张素 I 在肺与血浆中转换酶的作用下转变为血管紧张素 II（Ang II，8 肽），血管紧张素 II 又在氨基肽酶的作用下脱去一个氨基酸，成为血管紧张素 III（Ang III，7 肽）。

血管紧张素中最重要的成员是 Ang II，其主要作用有：①强烈的缩血管作用：血管紧张素 II 作用于血管平滑肌，可使全身微动脉收缩，使外周阻力增加，血压升高；也使静脉收缩，提高回心血量。血管紧张素 II 的升压效应约为去甲肾上腺素的 40 倍。②提高血容量：血管紧张素 II 与血管紧张素 III 一起促进肾上腺皮质球状带合成和释放醛固酮。醛固酮能促进肾小管对 NaCl 和水的重吸收，使细胞外液量增加，血容量增加（详见第八章）。③促进交感神经末梢释放去甲肾上腺素。④作用于中枢神经系统，使交感缩血管紧张加强。

由于肾素、血管紧张素、醛固酮三者关系密切，在功能上形成一个重要系统，称为肾素 - 血管紧张素 - 醛固酮系统（renin-angiotensin-aldosterone system）。该系统对血压、血容量的长期调节起着重要的作用。机体出现失血、失水时，随着循环血量下降，肾血流量减少，肾素 - 血管紧张素 - 醛固酮系统的活动加强，可以促使血量增加和动脉血压回升。若肾素 - 血管紧张素 - 醛固酮系统的活动异常增强，可引起继发性高血压。

➤ 考点提示：肾素 - 血管紧张素系统

（三）血管升压素

血管升压素（vasopressin，VP）是由下丘脑视上核和室旁核神经元合成的一种 9 肽激素，经神经轴突的轴浆运输到达神经垂体储存，机体活动需要时释放入血液中。由于 VP 能促进肾对水的重吸收，使尿量减少，故又称为抗利尿激素（antidiuretic hormone，ADH）。

VP 的释放主要受细胞外液渗透压和有效循环血量的影响（详见第八章）。VP 的主要作用：①生理浓度的 VP 主要是抗利尿作用。VP 浓度的改变，可以调节肾的排水量，从而维持细胞外液量及渗透压的相对稳定。②明显高于生理浓度的 VP 具有升压效应。当血浆 VP 浓度过高时，可使骨骼肌和内脏的小动脉（包括冠状动脉）强烈收缩，使外周阻力增大，血压升高。在禁水、失水、失血等情况下，VP 释放大量增多，对保留体液和维持动脉血压具有重要作用。

（四）其他体液因素

心房钠尿肽（atrial natriuretic peptide，ANP）是由心房肌细胞合成和释放的一类具有生物活性的多肽。当血容量和血压升高时，心房肌受到牵拉，可促使心房肌细胞释放心房钠尿肽。心房钠尿肽的主要生理作用是促进肾排钠利尿，使血容量减少；舒张血管使外周阻力下降；抑制肾近球细胞释放肾素和抑制肾上腺皮质球状带释放醛固酮等。因此，心房钠尿肽是调节血容量、血压和水盐平衡的一个重要体液因素。

激肽释放酶 - 激肽系统（kallikrein-kinin system，简称 K-K 系统）是机体内一个重要的体液调节系统，包括激肽释放酶和激肽两种基本成分。血浆中有两种活性激肽，即缓激肽（9 肽）和胰激肽（10 肽）。激肽原在血浆激肽释放酶和组织激肽释放酶的分别作用下，生成缓激肽和胰激肽，胰激肽在氨基肽酶的作用下失去赖氨酸，成为缓激肽。激肽对循环系统的主要作用是使血管平滑肌舒张，使毛细血管的通透性增加，降低血压。已知激肽是体内最强烈的舒血管物质。在唾液腺和胰腺等器官组织中生成的激肽，可使这些腺体局部血管舒张，血流量增加。

前列腺素（prostaglandin，PG）是一族含 20 个碳原子的不饱和脂肪酸，其前体是花生四烯酸或其他二十碳不饱和脂肪酸。PG 根据其分子结构的差异，分为多种类型。各种前列腺素对血管平滑肌的作用是不同的。例如前列腺素 E_2（PGE_2）和前列腺素 I_2（PGI_2）都具有强烈的舒血管作用，而前列腺素 $F_{2\alpha}$（$PGF_{2\alpha}$）则使静脉收缩。

组胺（histamine）是组氨酸的脱羧产物，广泛存在于各种组织中，特别是皮肤、肺和胃肠黏膜组织中的肥大细胞含量最多。当组织受到损伤、发生炎症或过敏反应时大量释放。组胺有很强的舒张小动脉的作用，并能使毛细血管、微静脉管壁通透性增加，血浆渗出而形成水肿。

三、自身调节

在心血管活动的调节中，除神经和体液调节外，还存在着自身调节。实验证明，当去除支配某些器官血管的神经和体液因素，在一定范围的灌注压下，该器官组织的血流量仍保持相对稳定，这是通过局部血管的舒缩活动实现的（如肾、脑血管）。心脏的泵血功能也存在自身调节机制（如异长调节），前文已述。虽然这种调节仅限于某些器官和血管本身，但其功能活动也是必不可少的。

第四节　器官循环

器官与器官之间的血管是并联的。体内每一器官的血流量取决于该器官的动 - 静脉压差和血流阻力。由于各器官的结构与功能不同，因此，其血液供应及调节也各具特点。本节重点讨论心、脑、肺三个重要器官的血液循环特点。

一、冠脉循环

心脏自身的血液供应依靠冠脉循环。冠脉循环在解剖学、血流动力学和调控机制等方面，与其他器官循环相比，均有其自身特点。

（一）冠脉循环的解剖特点

冠脉循环起始于主动脉根部的左、右冠状动脉。左冠状动脉主要供应左心室前部，右冠状动脉主要供应左心室的后部和右心室。冠状动脉的主干走行于心脏的表面，其小分支常以垂直于心脏表面的方向穿入心肌。这种分支方式使冠脉血管在心肌收缩时易受到挤压导致血流量减少，甚至中断血流。冠脉循环的毛细血管网极为丰富，毛细血管数与心肌纤维数的比例为 1 : 1。因此，心肌与冠脉血液之间的物质交换能迅速进行。冠状动脉之间有侧支互相吻合，但在正常时吻合支的口径细小，血流量很少。因此，当冠状动脉突然阻塞时，侧支循环不易很快建立，常导致心肌梗死。但如果阻塞是缓慢形成的，则上述吻合支可于数周内逐渐扩大，使血流量增加，从而建立新的有效的侧支循环，这是冠状动脉硬化性心脏病的一种重要代偿过程。

（二）冠脉循环的血流特点

1. 冠脉循环途径短、压力高、血流快　血流从主动脉根部起始，故压力高、血流快，循环周期仅需几秒钟。

2. 冠脉循环的血流量大　在安静状态下，人体冠状动脉血流量为 200 ~ 250 ml/min 或 60 ~ 80 ml/（min·100g）心肌，占心输出量的 4% ~ 5%。左心室单位克重心肌组织血流量大于右心室。当心肌活动增加时，冠脉血流量相应增加，冠脉最大限度扩张，可使冠脉血流量增加到 300 ~ 400 ml/（min·100g）心肌，为安静状态冠脉血流的 5 倍。

3. 冠脉循环血流在每一心动周期中呈现规律性变化　由于冠脉血管的大部分分支深埋在心肌内，因此，心肌的节律性舒缩对冠脉血流影响很大，尤其是左冠状动脉血流。在左心室等容收缩期，心肌收缩对冠脉血管的强烈挤压，左冠状动脉血流急剧减少，甚至出现倒流。左心室射血期时，主动脉压升高，冠状动脉血压也随之升高，冠脉血流量增加。进入减慢射血期，冠脉血流量又有下降。在左心室等容舒张期，对冠脉血管的挤压解除。冠脉血流的阻力减小，冠脉血流量迅速增加，在舒张早期达到最高峰，然后逐渐回降。通常左心室舒张期的冠脉血流占左心室一个心动周期冠脉血流量的 70% ~ 80%。显而易见，动脉舒张压的高低和心舒期的长短是影响冠脉血流量的重要因素。动脉舒张压升高，冠脉血流量增加，反之，则减少；心率加快时，舒张期明显缩短，冠脉血流量减少，反之，则增加。右心室壁薄，收缩时产生的张力小，对冠脉血管的挤压程度小，故右心室收缩时对冠脉血流量的影响不如左心室明显。

（三）冠脉血流量的调节

调节冠脉血流量最重要的因素是心肌本身的代谢水平，其次是神经因素和体液因素。

1. 心肌代谢水平　由于心肌连续不断地舒缩，耗氧量较大。机体主要通过冠脉血管舒张来提高冠脉血流量以满足心肌对氧的需求。心肌代谢水平与冠脉血流量呈正比。心肌代谢增强时引起冠脉血管舒张，其原因不是低氧本身，而是心肌代谢产物的增加，如 CO_2、乳酸、H^+ 和腺苷等，其中腺苷是最重要的舒张冠脉血管的物质。腺苷易于透过细胞膜弥散到细胞间隙，作用于小动脉，产生强烈的舒血管作用，从而增加局部冠脉血流，保证心肌的代谢活动和改善缺氧状况。

2. 神经因素　冠状动脉受迷走神经和交感神经的支配。迷走神经兴奋时，一方面对冠状动脉的直接作用是使其舒张；另一方面由于对心脏活动的抑制，心率减慢，心肌代谢水平下降，间接使冠脉血流量减少。交感神经兴奋时，一方面对冠状动脉的直接作用是使其收缩；另一方面，由于引起心脏活动加强、心率加快、心肌代谢水平提高，间接使冠脉血流量增多。总之，在整体条件下，冠脉血流量主要是由心肌本身的代谢水平来调节，神经因素对冠脉血流量的影响可在很短时间内被心肌代谢改变所引起的血流变化所掩盖。

3. 体液因素　肾上腺素、去甲肾上腺素和甲状腺激素等均可通过提高心肌代谢水平，使冠脉血管舒张，血流量增加。缓激肽、前列腺素（PGE_2、PGI_2 等）也能使冠脉血管舒张。血管紧张素 II 和血管升压素，均可使冠脉血管收缩，使冠脉血流量减少。

 知识链接

心绞痛

心绞痛是冠状动脉供血不足，心肌急剧的、暂时的缺血与缺氧所引起的临床综合征。其特点是阵发性前胸压榨性疼痛，可放射至左肩、左臂等。

心肌能量代谢需要大量的氧供，心肌细胞摄取血液氧含量的 65% ~ 75%，而身体其他组织则仅摄取 10% ~ 25%，因此心肌平时对血液中氧的吸收已接近最大量，氧供再需增加时只能依靠增加冠状动脉的血流量来提供。动脉粥样硬化而致冠状动脉狭窄或部分分支闭塞时，其扩张性减弱，血流量减少，一旦心脏负荷突然增加，冠状动脉血流量不能满足心肌代谢的需要，引起心肌内积聚过多的代谢产物，如乳酸、丙酮酸、磷酸等酸性物质，或类似激肽的多肽类物质，刺激心脏内自主神经的传入纤维末梢，经 1 ~ 5 胸交感神经节和相应的脊髓段，传至大脑，产生疼痛感觉，即心绞痛。

二、脑循环

脑的血液供应来自颈内动脉和椎动脉，在脑的底部连成脑底动脉环，由此分支，供应脑的各部。静脉血主要通过颈内静脉返回腔静脉。

（一）脑血流量的特点

脑组织的代谢水平高。其代谢耗能几乎全部依赖于葡萄糖有氧氧化产生的能量。脑的血流量较大，在安静状态下，成人脑血流量约为 750 ml/min。脑重量为体重的 2%，但其血流量却占心输出量的 15% 左右，脑组织耗氧量占全身耗氧量的 20%。由此可见，脑的血流量大、耗氧量又多，而脑的能量储存又十分有限。所以，脑对缺氧的耐受力极差，脑功能活动的维持主要依赖于循环血量。若脑血流完全中断 10 s 左右，通常导致意识丧失；血流中断超过 4 ～ 6 min，脑细胞将引起不可恢复的损伤。

脑位于颅腔内，颅腔的容积是固定的。颅腔被脑实质、脑血管和脑脊液所充满。因脑组织不可压缩，所以脑血管的舒缩活动范围较小，脑血流量的变动范围也就小。

（二）脑血流量的调节

调节脑血流量的主要因素有自身调节因素和体液因素。在神经因素方面，现已知脑血管上有肾上腺素能纤维、胆碱能纤维以及血管活性肠肽等肽能纤维末梢的分布，但它们对脑血流量影响不大，在多种心血管反射中，脑血流量一般变化得很小。

1. 自身调节因素　脑血流量取决于脑的动脉和静脉之间的压力差和脑血管对血流的阻力。正常状态下，颈内静脉压接近于零，较稳定。故脑血流量主要取决于颈动脉压。正常情况下脑循环的灌注压为 80 ～ 100 mmHg。平均动脉压降低或颅内压升高均可使脑循环的灌注压降低，脑血流量减少。但当平均动脉压变动在 60 ～ 140 mmHg 范围内时，通过脑血管的自身调节机制使脑血流量保持相对恒定。若平均动脉压超过上述范围，则对脑功能不利。如平均动脉压低于 60 mmHg 时，脑血流量将减少，导致脑功能障碍。反之当平均动脉压超过 140 mmHg 时，脑血流量显著增加，若平均动脉压过高，使毛细血管血压过高，有效滤过压增大，易发生脑水肿，甚至脑血管破裂引起脑出血。

2. 体液因素　影响脑血管阻力的体液因素有 PCO_2、H^+、PO_2、K^+、腺苷等。当血液中 PCO_2 升高时，可引起脑血管舒张，血流阻力降低，脑血流量增加；PCO_2 降低则有相反的作用。过度通气使血中 PCO_2 降低，脑血流量减少可引起头晕。CO_2 过多是通过提高细胞外液 H^+ 浓度而使脑血管舒张的。PO_2 过高引起脑血管收缩。低氧可使脑血管舒张，但是低氧不是脑血流的重要调节因素。通常要在动脉血 PO_2 低于 50 mmHg 时，脑血流量才会增加。

脑的血流量与脑的代谢率密切相关。当脑的某一部分活动加强时，该部分的血流量就增加。如在握拳时，对侧大脑皮质运动区的血流量增加；读书时，大脑皮质枕叶和颞叶与语言功能有关的部分血流量明显增加。代谢活动增强引起血流量的改变也与局部的代谢产物 CO_2、H^+、K^+、腺苷增多以及 PO_2 降低引起脑血管舒张有关。

（三）血 - 脑脊液屏障和血 - 脑屏障

血 - 脑脊液屏障（blood-cerebrospinal fluid barrier）是指血液与脑脊液之间存在的一种特殊屏障。该屏障的存在，使得脑脊液的成分不同于血浆。脑脊液中蛋白质含量极微，葡萄糖含量只有血糖的 60% 左右。Na^+、Mg^{2+}、Cl^- 高于血浆，而 K^+、HCO_3^-、Ca^{2+}、尿素和磷酸根则比血浆低。血浆中脂溶性高的物质（包括药物）较易进入脑脊液，脂溶性低的不易进入。

血 - 脑屏障（blood-brain barrier）是指血液与脑组织之间的物质通透屏障。血 - 脑屏障对各种物质有特殊的通透性。脂溶性物质如 O_2、CO_2、某些麻醉药和乙醇等容易通过。不同的水溶性物质通透性有较大的差别。例如葡萄糖和氨基酸的通透性较高，而甘露醇、蔗糖和许多离子通透性则很低，甚至不通透。

血 - 脑脊液屏障和血 - 脑屏障的主要功能在于保持神经元周围稳定的内环境，防止血液中的有害物质侵入脑内。

三、肺循环

肺和支气管有两套血管系统：一是从肺动脉到肺静脉的肺循环，其功能是使流经肺泡的血液与肺泡气之间进行气体交换；另一个是从支气管动脉到支气管静脉的体循环分支，其功能是向呼吸性细支气管以上的呼吸道组织提供营养。两套血管的末梢之间有吻合支相通，有一部分支气管静脉的血液可经过这些吻合支进入静脉，因此，使主动脉血中掺有 1% ～ 2% 未与肺泡气进行气体交换的静脉血。

（一）肺循环的生理特点

肺动、静脉较粗短，腔大壁薄，肺循环全部血管都在胸腔内，而胸膜腔内压力低于大气压。故肺循环具有与体循环不同的特点：

1．阻力小、血压低　由于肺动脉及其分支短而管径较大，管壁薄而扩张性较好，故肺循环的血流阻力小，血压低，是一低阻抗、低压力系统，极易受心功能的影响，当左心功能不全时，容易导致肺淤血和肺水肿，并影响到呼吸功能。

2．血容量变化大　由于肺组织和肺血管可扩张性大，故肺部的血容量变动范围较大。在深吸气时可增至 1000 ml 左右，而在用力呼气时可减至 200 ml 左右。因此，肺循环血管起着贮血库的作用。肺的血容量也随呼吸周期而发生变化，并对左心室输出量和动脉血压产生影响。

3．无组织液存在　由于肺循环毛细血管血压约为 7 mmHg，血浆胶体渗透压平均 25 mmHg，组织液生成的力量小于重吸收的力量，有效滤过压为负值，故正常时肺组织间隙内无组织液存在。在某些病理原因使肺静脉压力升高、肺毛细血管压亦随之升高时，就可使肺组织间隙和肺泡内积聚液体，形成肺水肿。

（二）肺循环血流量的调节

1．肺泡气的 PO_2　肺泡气的 PO_2 对肺部血管的舒缩活动有显著影响。肺血管平滑肌对肺泡气低氧很敏感，当局部肺通气不足而氧含量降低时，这些肺泡周围的微动脉收缩，血流量减少，使更多的血液流经通气充足的肺泡，有利于进行有效的气体交换，避免因血液氧合不足而造成体循环血中氧含量降低。长期生活在低氧环境中，例如在高海拔地区生活的人，常因低氧肺循环微动脉广泛收缩，血流阻力增大，肺动脉压显著升高，使右心室负荷长期加重，导致右心室肥厚。

2．神经调节　肺循环血管受自主神经支配。交感神经兴奋对肺血管的直接作用是引起收缩和血流阻力增大。但在整体情况下，交感神经兴奋使体循环血管收缩，将一部分血液挤入肺循环，使肺循环内血容量增加。而迷走神经兴奋使肺血管舒张，但作用较弱。

3．体液调节　肾上腺素、去甲肾上腺素、血管紧张素 Ⅱ、前列腺素 $F_{2\alpha}$ 和血栓素 A_2 等体液因素可使肺循环的微动脉收缩。组胺、5-羟色胺可使肺循环的微静脉收缩，但它们在流经肺循环后即分解失活。

 案例讨论 4-2

患者男性，46 岁。平时坚持体育锻炼，因为头痛复发来医院诊治。体检发现患者的心率是 55/min。他的心率随呼吸的变化而变化，吸气时增快而呼气时变慢。医师诊断为偏头痛，建议服用普萘洛尔。医师注意到在患者服用普萘洛尔后，心率只是轻微地减少，与服药之前并没有明显变化。三年后，患者开始劳累后胸痛频繁发作。心脏病专家建议他做诊断性心导管检查。在做心导管的过程中患者的主动脉压和心电图记录显示期前收缩、QRS 波增大及 P-P 间期延长，在心导管操作过程中，诱发了心室过早去极化。

一年后，患者开始发作2∶1房室传导阻滞（即只有交替心脏冲动可以从心房扩散到心室）。患者的心电图显示期前收缩、QRS波增大。在患者服用阿托品之前，包含R波的P-P间期明显比不包含R波的要短（0.8 s）。心脏病专家给患者做了测试，注射心得安和注射阿托品来判定两种自主神经系统在房室传导阻滞的产生中发挥的作用，和测定P-P间期持续时间的变化。结果发现，普萘洛尔对2∶1房室传导阻滞或者P-P间期的变化有些影响，阿托品对房室传导阻滞有些影响，但却导致了平均的P-P间期的减少（0.6 s），此外P-P间期改变不再明显。

请分析：

1. 医生为什么建议服用普萘洛尔？在患者接受检查时，普萘洛尔的应用失败引发的平均心率的变化提示患者的交感神经活动变化是不是可以忽略不计？

2. 对于心电图中P-P间期持续时间延长的变化如何解释？

3. 如何解释阿托品引起的变化中止而普萘洛尔无任何明显影响？

自测题

一、选择题

1. 心室内压力达最高值在
   A. 心房收缩期末
   B. 等容收缩期末
   C. 快速射血期末
   D. 等容舒张期末
   E. 心室充盈期末

2. 从房室瓣关闭到半月瓣关闭之间的间隔相当于
   A. 心房收缩期
   B. 心房舒张期
   C. 心室收缩期
   D. 心室舒张期
   E. 等容收缩期

3. 第二心音产生主要是由于
   A. 半月瓣关闭
   B. 半月瓣开放
   C. 房室瓣关闭
   D. 房室瓣开放
   E. 心房肌收缩

4. 心室肌的前负荷是指
   A. 心室舒张末期容积或压力
   B. 心室收缩末期容积或压力
   C. 心室等容收缩期的容积或压力
   D. 心室等容舒张期的容积或压力
   E. 大动脉血压

5. 心室肌的后负荷是指

   A. 心房压力
   B. 大动脉血压
   C. 快速射血期心室内压
   D. 减慢射血期心室内压
   E. 等容收缩期初心室内压

6. 老年人，主动脉弹性减退，并伴有小动脉硬化时，动脉血压的变化是
   A. 收缩压降低，舒张压升高
   B. 收缩压降低，舒张压降低
   C. 收缩压升高，舒张压升高
   D. 收缩压升高，舒张压降低
   E. 收缩压和舒张压变化不大

7. 在特殊传导系统中自律性最高的部位是
   A. 窦房结
   B. 房室肌
   C. 房室交界
   D. 浦肯野细胞
   E. 房室束

8. 区分心肌快、慢反应细胞的依据是
   A. 静息电位的大小
   B. 0期去极化的速率
   C. 平台期的长短
   D. 3期复极化的快慢
   E. 4期自动去极化的速度

9. 心室肌细胞动作电位平台期是下列哪

种离子跨膜流动的综合结果
- A．Na^+ 内流，Cl^- 外流
- B．Na^+ 外流，Cl^- 内流
- C．Ca^{2+} 内流，K^+ 外流
- D．K^+ 内流，Ca^{2+} 外流
- E．Na^+ 内流，K^+ 外流

10．窦房结细胞动作电位 0 期去极化是由于
- A．Na^+ 电导增加
- B．Na^+ 电导降低
- C．Ca^{2+} 电导增加
- D．Ca^{2+} 电导降低
- E．K^+ 电导增加

11．衡量心肌自律性高低的主要指标是
- A．动作电位的幅值
- B．最大复极电位水平
- C．4 期膜电位自动去极化速率
- D．阈电位水平
- E．0 期去极化速度

12．心肌不会产生强直收缩的原因是
- A．心肌有自律性
- B．心肌呈"全或无"收缩
- C．心肌肌浆网不发达
- D．心肌对胞外 Ca^{2+} 依赖性大
- E．心肌的有效不应期特别长

13．房室延搁的生理意义为
- A．使 P 波增宽
- B．使 QRS 波增宽
- C．使心室肌有效不应期延长
- D．使心室肌不会产生强直收缩
- E．使心房、心室不会产生收缩重叠

14．阻力血管主要是指
- A．大动脉
- B．小动脉及微动脉
- C．毛细血管
- D．小静脉
- E．大静脉

15．心脏收缩力增强时，静脉回心血量增加，这是因为
- A．动脉血压升高

- B．血流速度加快
- C．心输出量增加
- D．舒张期室内压低
- E．静脉压增高

16．下列因素中促进静脉回心血量增加的是
- A．心输出量增加
- B．外周阻力增加
- C．动脉血压升高
- D．体循环平均充盈压降低
- E．心舒期室内压降低

17．下列情况下，能使组织液生成减少的是
- A．大量血浆蛋白丢失
- B．毛细血管前阻力减小
- C．淋巴回流受阻
- D．右心衰竭，静脉回流受阻
- E．血浆胶体渗透压升高

18．当心迷走神经兴奋时
- A．可使心率加快
- B．心房肌收缩力加强
- C．可使心率减慢
- D．房室传导速度加快
- E．心室肌收缩力加强

19．关于人体内多数血管的神经支配，下列哪一项是正确的
- A．只接受交感舒血管神经纤维的单一支配
- B．只接受交感缩血管神经纤维的单一支配
- C．既有缩血管纤维也有舒血管纤维支配
- D．接受副交感舒血管神经支配
- E．接受血管活性肠肽神经元的支配

20．调节心血管活动的基本中枢位于
- A．大脑皮质
- B．脊髓
- C．下丘脑
- D．脑干
- E．延髓腹外侧部

二、名词解释

1．心动周期　2．搏出量　3．射血分数　4．心输出量　5．心指数　6．血压

7．中心静脉压

三、问答题

1．期前收缩之后是否一定会出现代偿间歇？为什么？

2．为什么有的人从卧位或蹲位突然站立时可出现头晕、眼发黑，但片刻即可恢复？

3．人站立过久常致下肢水肿，其机制是什么？

4．影响动脉血压的因素是什么？

5．试述心室肌细胞动作电位的分期及其产生机制。

6．叙述减压反射的过程。

7．肾上腺素和去甲肾上腺素的区别是什么？

8．简述心交感神经和迷走神经的作用。

（王晓艳　张艺佳）

第五章

呼 吸

第五章数字资源

思政之光

学习目标

通过本章内容的学习，学生应能够：

识记：

1. 说出呼吸的概念和基本过程，肺通气的动力，胸膜腔负压的生理意义，肺泡表面活性物质的来源、作用及生理意义，潮气量、补吸气量、补呼气量、余气量、功能余气量、肺通气量的概念，肺活量、用力肺活量、用力呼气量和肺泡通气量的概念和意义。

2. 复述肺换气的过程，影响肺换气的主要因素。

3. 陈述氧气在血液中的主要运输形式、特点及意义，氧解离曲线及其影响因素。

4. 说出化学感受性呼吸反射及其意义。

理解：

1. 总结呼吸运动的类型，平静呼吸过程中肺内压的变化，肺弹性阻力与肺泡表面张力，非弹性阻力。

2. 解释气体交换的原理，组织换气的过程。

3. 总结氧解离曲线，二氧化碳在血液中的主要运输形式。

4. 总结呼吸中枢，肺牵张反射及其意义，防御性呼吸反射。

运用：

能运用所学知识解释呼吸困难的发生机制；对呼吸衰竭分型及其输氧处理技巧；能解释发绀产生之因；学习呼吸生理知识明白习近平总书记提出的绿水青山就是金山银山的美好生活向往；保护环境人人有责。

案例导入

患者，男，33 岁，因车祸急诊入院。患者烦躁不安，呼吸困难，口唇青紫，呼吸频率加快。查体：BP 82/54 mmHg；右胸部大面积皮下瘀斑，右侧胸廓饱满，气管左移。胸部 X 线片见右锁骨粉碎性骨折，右侧第 1～5 肋骨骨折，右肺部分萎缩，右胸腔少量积血，纵隔向左移。

诊断： 右锁骨和第 1～5 肋骨骨折；闭合性气胸。

【思考】

1. 患者出现呼吸困难、口唇青紫的原因是什么？

2. 气胸患者的呼吸和循环功能会发生哪些改变？为什么？

机体在新陈代谢的过程中，需要不断地从外界摄取 O_2，同时排出代谢产生的 CO_2。机体与外界环境之间的气体交换过程称为呼吸（respiration）。呼吸是维持机体正常生命活动、保证新陈代谢所必需的基本生理过程之一，呼吸一旦终止，生命便将终结。

人体呼吸的全过程包括三个环节（图 5-1）。①外呼吸，包括肺通气和肺换气。肺通气是指肺与外界环境之间的气体交换过程，肺换气是肺泡与肺毛细血管血液之间的气体交换过程。②气体在血液中的运输。③内呼吸，也称组织换气，即组织细胞与组织毛细血管血液之间的气体交换过程。因此也把呼吸过程分为四个阶段：肺通气、肺换气、气体在血液中的运输和组织换气。通常所说的呼吸一般指外呼吸。

> 考点提示：呼吸及其基本过程

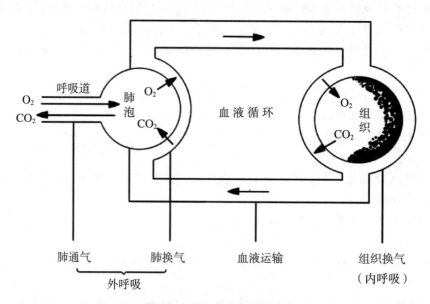

图 5-1　呼吸全过程示意图

第一节　肺 通 气

肺通气（pulmonary ventilation）是肺与外界环境之间的气体交换过程。实现肺通气的主要结构包括呼吸道、肺泡和胸廓等。呼吸道是气体进出肺的通道，同时还具有加温、加湿、过滤、清洁吸入气体等功能。肺泡是肺换气的主要场所。胸廓的节律性运动是实现肺通气的原动力。

> 考点提示：肺通气的动力

一、肺通气的动力

实现肺通气的直接动力是肺内压和大气压之间的压力差。肺通气是气体通过呼吸道进出肺的过程，气体进出肺取决于肺泡和外界环境之间的压力差。通常情况下，外界环境的压力，即大气压是相对恒定的，因此，气体进肺或出肺，则取决于肺内压的变化。肺内压的高低取决于肺的扩张和缩小，但肺本身并不具有主动扩张和缩小的能力，其扩张和缩小依赖于呼吸肌的收缩和舒张引起的胸廓运动。因此呼吸肌的舒缩引起的胸廓节律性扩大和缩小的呼吸运动是肺通气的原动力。

（一）呼吸运动

呼吸肌的收缩和舒张引起的胸廓节律性扩大和缩小的运动，称为呼吸运动。胸廓扩大为吸气运动，胸廓缩小为呼气运动。吸气肌主要有膈肌和肋间外肌，呼气肌主要包括肋间内肌和腹肌；此外，还有一些辅助吸气肌，如斜角肌、胸锁乳突肌等。根据呼吸深度的不同，可将呼吸运动分为平静呼吸和用力呼吸；根据呼吸肌参与的主次不同，呼吸运动可分为腹式呼吸和胸式呼吸。

1．平静呼吸和用力呼吸

（1）平静呼吸：平静呼吸指人体在安静状态下，平稳而均匀地自然呼吸。呼吸频率为 12 ～ 18 次 / 分。平静呼吸由膈肌和肋间外肌的节律性收缩和舒张引起。

平静呼吸时，吸气运动由膈肌和肋间外肌的收缩而实现，是一个主动过程。膈肌位于胸腔和腹腔之间，构成胸腔的底，静止时向上隆起，形似钟罩。当膈肌收缩时，隆起的中心下移，胸腔的上下径增大。肋间外肌收缩时，肋骨和胸骨上举，胸廓向上向外运动，使胸腔的前后径、左右径增大。由于膈肌和肋间外肌的收缩，胸腔上下径、左右径和前后径均增大，使肺的容积随之增大，肺内压降低，当低于大气压时，外界气体流入肺内，这一过程称为吸气。

平静呼吸时，呼气运动是由膈肌和肋间外肌的舒张所导致的，是一个被动过程。膈肌和肋间外肌舒张时，胸廓弹性回位，胸腔随之缩小，肺的容积减小，肺内压升高，当高于大气压时，气体从肺内流出，产生呼气运动。

（2）用力呼吸：人在劳动和运动时，用力而加深的呼吸称为用力呼吸。用力吸气时，除了膈肌和肋间外肌加强收缩外，斜角肌、胸锁乳突肌等辅助吸气肌也参与收缩，使胸廓和肺容积进一步扩大，更多气体被吸入肺。用力呼气时，除上述所有吸气肌舒张外，还有肋间内肌、腹肌等呼气肌参与收缩，从而呼出更多的气体。因此，用力呼吸时，吸气和呼气都是主动过程。在某些病理情况下，如缺 O_2、CO_2 增多、肺通气阻力明显增大等，患者即使用力呼吸，仍不能满足机体代谢需求，患者可出现鼻翼扇动等现象，同时主观上有喘不过气的感觉，临床上称为呼吸困难。

2．腹式呼吸和胸式呼吸　以膈肌的舒缩为主，伴有腹壁明显起伏的呼吸运动称为腹式呼吸；以肋间外肌的舒缩为主，胸壁明显起伏的呼吸运动称为胸式呼吸。一般情况下，成年人多为混合式呼吸。

（二）肺内压

肺内气道和肺泡内的压力称为肺内压。在呼吸运动的过程中，肺内压随胸腔容积而发生周期性变化。平静吸气时，肺容积随胸廓扩大而增大，肺内压随之下降，低于大气压 1 ～ 2 mmHg，外界气体进入肺泡；随着肺内气体的增加，肺内压逐渐升高，至吸气末，肺内压等于大气压，气流随之停止。平静呼气时，肺容积随胸廓缩小而减小，肺内压增大，高于外界大气压 1 ～ 2 mmHg，气体由肺内流出；随着肺内气体的逐渐减少，肺内压随之降低，至呼气末，肺内压等于大气压，气流亦随之停止。

（三）胸膜腔内压

胸膜腔是由紧贴于肺表面的脏层胸膜和紧贴于胸廓的壁层胸膜所构成的一个密闭的潜在腔隙。胸膜腔内没有气体，仅有一薄层浆液。浆液一方面在两层胸膜间起润滑作用，减少两层胸膜之间的摩擦；另一方面，浆液分子之间的内聚力可使两层胸膜紧贴在一起，不易分开，从而使肺随胸廓的运动而被动扩大、缩小。

胸膜腔内的压力称为胸膜腔内压，简称胸内压。将与检压计相连接的注射针头刺入胸膜腔内，可直接测定胸膜腔内压，通过测定食管内压也可间接反映胸内压的变化。在平静呼吸的全过程中，胸膜腔内的压力都低于大气压，以大气压为0，则胸膜腔内压力为负值，习惯上称为胸膜腔负压，简称胸内负压。平静吸气末，胸膜腔内压力为 –10 ~ –5 mmHg；平静呼气末，为 –5 ~ –3 mmHg（图5-2）。

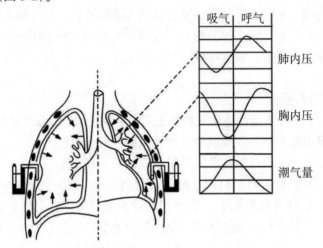

图 5-2　呼吸时肺内压、胸内压和肺容积变化示意图

胸膜腔负压的形成机制，与肺和胸廓的自然容积不同有关。在人生长发育的过程中，胸廓的发育比肺快，胸廓的自然容积大于肺的自然容积。由于两层胸膜紧紧贴在一起，不易分开，所以肺总是受到胸廓的被动牵拉而处于一定程度的扩张状态。因此，胸膜腔受到两种相反力的作用，一是使肺泡向外扩张的肺内压，二是使肺泡向内回缩的肺回缩压。胸膜腔内压力就是这两种方向相反的力的代数和，即

$$胸膜腔内压 = 肺内压 – 肺回缩压$$

在吸气末和呼气末，肺内压等于大气压，则

$$胸膜腔内压 = 大气压 – 肺回缩压$$

若以大气压为0，则

$$胸膜腔内压 = – 肺回缩压$$

可见，胸膜腔内压力是由肺的回缩压所决定的。在平静呼吸的全过程中，肺始终处于扩张状态而有回缩趋向，因此，回缩压总是正值，胸膜腔内压力因而保持负值。吸气时，肺扩张程度增大，肺回缩压增大，胸膜腔内负压值也增大；呼气时，肺扩张程度减小，肺回缩压降低，胸膜腔内负压值也减小。

胸膜腔负压具有重要的生理意义：①维持肺的扩张状态，不因肺的回缩压而萎缩。②使肺随胸廓的运动而节律性扩大和缩小。③作用于胸膜腔内的腔静脉、胸导管等薄壁器官，使之扩张，管内压力下降，从而有利于静脉血和淋巴液的回流。胸膜腔的密闭状态是胸膜腔负压形成的前提。如果胸膜受损，如胸壁贯通伤或肺损伤累及脏层胸膜时，气体将自外界或肺泡进入胸膜腔内，形成气胸。此时，胸膜腔内压力等于外界大气压，肺将因其本身回缩力而萎陷，不再随胸廓的运动而张缩，严重影响肺通气功能，同时，血液和淋巴回流也受阻，回心血量减少，心输出量减少。严重气胸时，患者可因呼吸、循环功能障碍而危及生命。

综上所述，实现肺通气的直接动力是肺内压与大气压之间的压力差；呼吸肌的节律性收缩和舒张引起的胸廓扩大和缩小的呼吸运动，是肺通气的原动力；胸膜腔负压的存在，保证肺处于扩张状态，并使肺随胸廓的运动而张缩，是使原动力转化为直接动力的关键。

➤ 考点提示：肺通气的阻力

二、肺通气的阻力

肺通气过程中所遇到的阻力称为肺通气的阻力，包括弹性阻力和非弹性阻力。平静呼吸时，弹性阻力约占总阻力的 70%，非弹性阻力约占 30%。肺通气阻力增大是临床上肺通气功能障碍的最常见原因。

（一）弹性阻力

弹性物体受到外力作用而变形时，会产生对抗变形的力称为弹性阻力。肺通气的弹性阻力包括肺弹性阻力和胸廓弹性阻力。肺和胸廓的弹性阻力不易测定，所以通常用顺应性来表示其弹性阻力的大小。顺应性是指弹性物体在外力作用下的可扩张性。在外力作用下，容易扩张，即顺应性大；不易扩张，则顺应性小。顺应性与弹性阻力成反变关系，顺应性越大，弹性阻力就越小；反之，顺应性越小，弹性阻力就越大。

1. 肺弹性阻力 肺弹性阻力来自两个方面，一是肺泡表面张力，约占肺总弹性阻力的 2/3；二是肺弹性纤维的弹性回缩力，约占 1/3。

（1）肺泡表面张力：肺泡表面张力是一种使肺泡趋向于缩小的力，该张力产生于肺泡内表面的薄层液体与肺泡内气体之间构成的液 - 气界面。由于液体分子之间的相互吸引，球形液 - 气界面的表面张力趋向于使肺泡缩小，对肺扩张是一种阻力，是肺弹性阻力的重要来源之一。肺泡表面张力过大时，可阻碍肺泡扩张，降低肺顺应性，增大吸气阻力；使大、小肺泡失去稳定性；并可促进肺部组织液生成，因而可能导致肺水肿。但在生理情况下，由于存在肺泡表面活性物质，上述情况不会发生。

肺泡表面活性物质是由肺泡 II 型细胞合成并分泌的一种脂蛋白的混合物，主要成分是二棕榈酰卵磷脂（dipalmitoyl phosphatidyl choline，DPPC）。肺泡表面活性物质分布于肺泡液 - 气界面上，主要作用是降低肺泡表面张力，具有下列重要的生理意义：①降低吸气阻力，有利于肺的扩张。②维持大小肺泡容积的稳定性。正常人的肺约由 3 亿个大小不等的肺泡组成，大小肺泡彼此连通。根据 Laplace 定理，肺泡回缩力（P）与表面张力系数（T）成正比，而与肺泡半径（r）成反比，即 $P=2T/r$。因此，如果表面张力系数不变，则肺泡的回缩力与肺泡半径成反比，即小肺泡回缩力大，而大肺泡回缩力小。不同大小的肺泡彼此连通，则气体将由高压的小

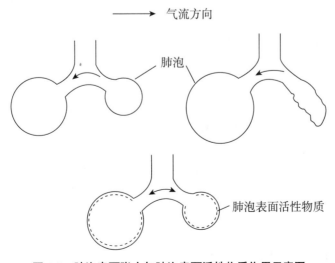

图 5-3 肺泡表面张力与肺泡表面活性物质作用示意图

肺泡流入低压的大肺泡，引起小肺泡萎缩而大肺泡过度膨胀，大小肺泡将失去稳定性。但在生理情况下，肺泡液 - 气界面上分布有肺泡表面活性物质，其密度随肺泡的张缩而相应变化。大肺泡表面活性物质密度较小，降低表面张力作用较弱；小肺泡表面活性物质密度较大，降低表面张力作用较强，结果使大小肺泡的回缩力基本相等，从而维持了大小肺泡容积的稳定。③减少肺部组织液生成，防止肺水肿的发生（图 5-3）。肺泡表面张力可使肺泡缩小，肺组织间隙扩大，静水压降低，肺毛细血管有效滤过压增加，从而使组织液生成增加，因而可能导致肺水肿。肺泡表面活性物质降低肺泡表面张力，从而能防止肺水肿的发生。

 知识链接

新生儿呼吸窘迫综合征

正常情况下，胎儿发育至 6～7 个月左右，肺泡 II 型细胞才开始分泌表面活性物质，到分娩前达到高峰。因此，早产儿可因缺乏肺泡表面活性物质，发生肺不张和肺泡内透明质膜形成（缺氧使毛细血管通透性增大，血浆蛋白和液体渗出到肺泡表面，沉淀形成的透明样物质），导致严重的呼吸困难，甚至死亡，称为新生儿呼吸窘迫综合征。由于肺泡液可进入羊水，所以可通过检测羊水中的表面活性物质含量，预测新生儿发生呼吸窘迫综合征的可能性，采取相应的预防措施。成人若肺组织缺血、缺氧，损坏 II 型上皮细胞，肺泡表面活性物质减少时，也可引起肺不张和肺水肿，导致呼吸困难。

（2）肺弹性纤维的弹性回缩力：肺组织含有弹性纤维，当肺被扩张时，弹性纤维被牵拉向外而趋向于回缩，产生弹性回缩力。在一定范围内，肺被扩张得越大，肺的弹性回缩力和弹性阻力也越大；反之，则越小。

总之，肺弹性阻力包括肺泡表面张力和肺弹性纤维的弹性回缩力，对吸气起阻力作用，但对呼气有动力作用。当肺充血、肺组织纤维化或肺泡表面活性物质减少时，肺的弹性阻力增大，顺应性降低，肺不易扩张，吸气阻力增大，患者表现为吸气困难；而在肺气肿时，肺弹性纤维被大量破坏，肺回缩力减小，弹性阻力减小，顺应性增大，肺泡气不易呼出，患者表现为呼气困难。

2. 胸廓的弹性阻力　胸廓是一个双向弹性体，其弹性回缩力的方向因胸廓的位置而变化。当肺容量相当于肺总量的 67% 时，胸廓处于自然位置无变形，弹性阻力为 0；当肺容量小于肺总量的 67% 时，胸廓被牵引向内而缩小，其弹性回缩力向外，是吸气的动力、呼气的阻力；当肺容量大于肺总量的 67% 时，胸廓被牵引向外而扩大，其弹性回缩力向内，是吸气的阻力、呼气的动力。因此，胸廓的弹性阻力既可能是吸气或呼气的阻力，也可能是吸气或呼气的动力，因胸廓的位置而定。

（二）非弹性阻力

非弹性阻力包括气道阻力、惯性阻力和黏滞阻力。正常情况下，气道阻力占非弹性阻力的 80%～90%。气道阻力是指气体流经呼吸道时，气体分子之间、气体分子与气道壁之间的摩擦力。气道阻力增大是临床上通气功能障碍的最常见病因。

影响气道阻力的因素有气流速度、气流形式和气道口径等。其中以气道口径最为主要。气道阻力与气道半径的 4 次方成反比，气道口径越小，气道阻力越大；反之，则越小。气道口径的大小受神经、体液等因素的影响。交感神经兴奋时，气道平滑肌舒张，气道口径增大，阻力减小；副交感神经兴奋时，气道平滑肌收缩，气道口径减小，阻力增大。儿茶酚胺可使气道平滑肌舒张，气道阻力减小；组胺、5- 羟色胺和缓激肽等则可引起气道平滑肌收缩，使气道阻力增大。支气管哮喘患者发病时，支气管平滑肌收缩痉挛，气道口径减小，气道阻力明显增大，导致呼吸困难。

三、肺通气功能的评价

（一）肺容积和肺容量

肺内气体的容积称为肺容积。通常肺容积可分为潮气量、补吸气量、补呼气量和余气量4项互不重叠的部分。肺容积中两项或两项以上的联合气体量称为肺容量（图5-4）。

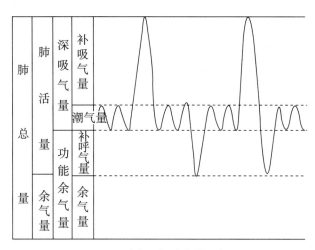

图 5-4　肺容积与肺容量示意图

1．潮气量　每次呼吸时吸入或呼出的气量称为潮气量（tidal volume，TV）。正常成人平静呼吸时，潮气量 400 ～ 600 ml，平均 500 ml。

2．补吸气量与深吸气量　平静吸气末，再尽力吸气所能吸入的气体量称为补吸气量（inspiratory reserve volume，IRV）。正常成人为 1500 ～ 2000 ml。潮气量与补吸气量之和称为深吸气量（inspiratory capacity，IC），是衡量机体最大通气潜力的指标之一。

3．补呼气量　平静呼气末，再尽力呼气所能呼出的气体量称为补呼气量（expiratory reserve volume，ERV）。正常成人的补呼气量为 900 ～ 1200 ml。

4．余气量和功能余气量　最大呼气末仍存留于肺内的气量称为余气量（residual volume，RV）。正常成人为 1000 ～ 1500 ml，余气量的存在可避免肺泡塌陷。支气管哮喘和肺气肿患者的余气量可增加。

平静呼气末仍存留于肺内的气量称为功能余气量（functional residual capacity，FRC）。它等于补呼气量和余气量之和，正常成人约为 2500 ml。功能余气量的生理意义是缓冲呼吸过程中肺泡内氧分压和二氧化碳分压的变化幅度，有利于肺换气。肺气肿患者的功能余气量增加。

> ➤ 考点提示：肺活量与用力呼气量

5．肺活量、用力肺活量和用力呼气量　一次最大吸气后再尽力呼气，所能呼出的最大气量称为肺活量（vital capacity，VC）。肺活量是潮气量、补吸气量和补呼气量三者之和。肺活量有较大的个体差异，一般只适合作自身比较。正常成年男性约为 3500 ml，女性约为 2500 ml。肺活量测定方法简单，重复性好，可反映一次通气的最大能力，是测定肺通气功能的常用指标之一。但是，测定肺活量时，由于不限制呼气的时间，在某些肺组织弹性降低或呼吸道狭窄的患者，虽然肺通气功能已经降低，但所测得的肺活量仍可正常。因此，肺活量测量有其局限性，不能充分反映肺通气功能的状况。

能更好地反映肺通气功能的指标是用力肺活量和用力呼气量。用力肺活量（forced vital capacity，FVC）是指一次尽力吸气后，再尽力尽快呼气所能呼出的最大气体量。第1秒内的用力肺活量称为第1秒用力呼气量（forced expiratory volume in 1 second，FEV1），又称为时间肺活量（timed vital capacity，TVC）。FEV1在临床鉴别限制性肺疾病和阻塞性肺疾病中具有重要意义。通常以FEV1占FVC的百分数表示，正常成年人FEV1/FVC约为80%。在肺纤维化等限制性肺疾病患者，FEV1/FVC可正常甚至超过80%；而在哮喘、慢阻肺等阻塞性肺疾病患者，FEV1/FVC可显著降低。

6．肺总量　肺所能容纳的最大气体量称为肺总量（total lung capacity，TLC）。它是肺活量和余气量之和，正常成年男性约为5000 ml，女性约为3500 ml。在限制性肺通气不足时，肺总量降低。

（二）肺通气量和肺泡通气量

1．肺通气量　每分钟吸入或呼出肺的气体总量称为每分钟肺通气量，也称肺通气量。它等于潮气量与呼吸频率的乘积，即

$$肺通气量 = 潮气量 \times 呼吸频率$$

正常成年人平静呼吸时，潮气量约为500 ml，呼吸频率为12～18次/分，则每分钟肺通气量为6～9 L。劳动或剧烈运动时，每分钟肺通气量可达到100 L甚至以上。

2．肺泡通气量

（1）无效腔：在呼吸的过程中，每次吸入的新鲜气体并不能全部到达肺泡，总有一部分气体将留在呼吸道中。从鼻或口到终末细支气管之间的呼吸道，是气体进出肺的通道，无气体交换功能。生理学上将这部分无气体交换功能的呼吸道容积称为解剖无效腔，正常人其容量较恒定，约为150 ml。进入肺泡的气体，也不一定都能与血液进行气体交换，未能发生交换的肺泡容量称为肺泡无效腔。肺泡无效腔与解剖无效腔一起合称为生理无效腔，简称无效腔。健康成人，生理无效腔一般接近于解剖无效腔。

（2）肺泡通气量：每分钟吸入肺泡的新鲜空气量称为肺泡通气量。由于这部分气体一般能与血液进行气体交换，因此也称为有效通气量。其计算公式如下，即

$$肺泡通气量 = （潮气量 - 无效腔气量）\times 呼吸频率$$

正常成人平静呼吸时，以潮气量为500 ml，无效腔气量为150 ml，呼吸频率为12次/分计算，则肺泡通气量为4.2 L左右。

> ➤ 考点提示：肺通气量与肺泡通气量

由于无效腔的存在，为了计算真正有效的气体交换量，应以肺泡通气量为准。无效腔的容积是相对恒定的，所以肺泡通气量主要受潮气量和呼吸频率的影响。在潮气量减半和呼吸频率加倍或潮气量加倍而呼吸频率减半时，肺通气量保持不变，但肺泡通气量却发生明显变化（表5-1）。因此，浅而快的呼吸可减少肺泡通气量，对肺换气是不利的；适当深而慢的呼吸可增加肺泡通气量，从而提高肺通气效能。

表5-1　不同呼吸形式时的肺通气量和肺泡通气量

呼吸形式	呼吸频率（次/分）	潮气量（ml）	肺通气量（ml/min）	肺泡通气量（ml/min）
平静呼吸	16	500	8000	5600
浅快呼吸	32	250	8000	3200
深慢呼吸	8	1000	8000	6800

第二节 肺换气与组织换气

一、气体交换的原理

（一）气体的扩散

根据物理学的原理，气体分子无论是处于气体状态，还是溶解于液体之中，总是由压力高处向压力低处移动，直至两处压力相等为止，这一过程称为扩散。肺换气和组织换气都是以扩散方式进行的。单位时间内气体分子扩散的量称为扩散速率（diffusion rate，DR）。气体的扩散速率与气体的分压差、分子量和溶解度有关。

1. 气体的分压差　在混合气体中，某种气体运动所产生的压力称为该气体的分压（partial pressure，P）。混合气体的总压力等于各气体分压之和。每一种气体的分压取决于它自身的浓度和气体的总压力，而与其他气体无关。气体分压可按下式计算

$$气体分压 = 总压力 × 该气体容积百分比$$

某气体在两个区域之间的分压差是气体扩散的动力。分压差越大，扩散速率越大；反之越小。海平面空气、肺泡气、动脉血、静脉血和组织中 PO_2 和 PCO_2 见表5-2。

表5-2　空气、肺泡气、动脉血、静脉血和组织中 PO_2 和 PCO_2（mmHg）

	空气	肺泡气	动脉血	静脉血	组织
PO_2	159	104	100	40	30
PCO_2	0.3	40	40	46	50

2. 气体的分子量和溶解度　气体扩散速率与气体分子量的平方根成反比，质量越轻的气体，扩散越快。如果扩散发生在气相和液相之间，扩散速率还与气体在溶液中的溶解度成正比，溶解度越大的气体，扩散越快。气体扩散速率与上述因素的关系如下：

$$气体扩散速率 \propto \frac{分压差 × 溶解度}{\sqrt{气体分子量}}$$

肺泡气与静脉血之间，O_2 和 CO_2 的分压差之比为 10：1；分子量平方根之比为 1：1.14；溶解度之比为 1：24。几种因素综合影响的结果，CO_2 的扩散速率是 O_2 的 2 倍。由于 CO_2 比 O_2 更容易扩散，故临床上肺换气不足时，缺 O_2 比 CO_2 潴留更为常见，呼吸困难的患者往往先出现缺 O_2。

二、肺换气和组织换气的过程

（一）肺换气的过程

由于肺泡气中的 PO_2（104 mmHg）高于静脉血中的 PO_2（40 mmHg）；肺泡气中的 PCO_2（40 mmHg）低于静脉血中的 PCO_2（46 mmHg）。故静脉血流经肺毛细血管时，肺泡气中的 O_2 就在分压差的作用下，由肺泡扩散入血液；而 CO_2 则由血液向肺泡扩散。O_2 和 CO_2 在血液和肺泡之间的扩散极为迅速，不到 0.3 s 即可达到平衡，结果使静脉血变成动脉血，完成肺换气过程。通常，血液流经肺毛细血管的时间约为 0.7 s，而气体交换仅需 0.3 s 就可完成，因此，肺换气有很大的储备能力（图5-5）。

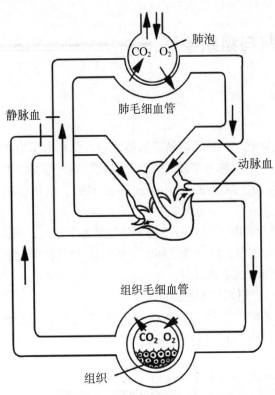

图 5-5　肺换气和组织换气过程示意图

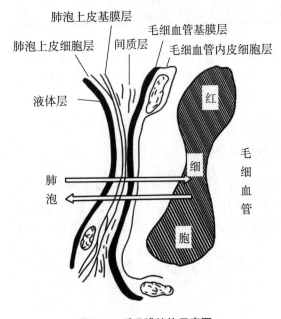

图 5-6　呼吸膜结构示意图

（二）组织换气的过程

动脉血中的 PO_2（100 mmHg）高于组织中的 PO_2（30 mmHg）；组织中的 PCO_2（50 mmHg）高于动脉血中的 PCO_2（40 mmHg）。因此，动脉血流经组织毛细血管时，在分压差的作用下，O_2 由动脉血向组织细胞扩散；而组织细胞中的 CO_2 则扩散入动脉血。结果使动脉血变成静脉血，完成组织换气过程（图 5-5）。

➤ 考点提示：肺换气和组织换气

三、影响肺换气的主要因素

肺换气除了受到气体的分压差、分子量和溶解度等因素的影响外，还与呼吸膜的厚度、呼吸膜的面积和通气 / 血流比值等因素有关。

1. 呼吸膜的厚度和面积　呼吸膜指的是肺泡腔与肺毛细血管管腔之间的膜。呼吸膜由 6 层结构组成：含肺泡表面活性物质的液体层、肺泡上皮细胞层、肺泡上皮基膜层、肺泡与毛细血管之间的间质层、毛细血管基膜层、毛细血管内皮细胞层（图 5-6）。正常呼吸膜很薄，六层结构总厚度平均约为 0.6 μm，有的部位只有 0.2 μm，通透性很大，气体易于扩散通过。正常成人两肺约有 3 亿个肺泡，总扩散面积达 70 m^2。安静状态下，用于气体扩散的呼吸膜面积仅需 40 m^2 左右，因而有相当大的面积储备。

气体的扩散速率与呼吸膜的面积成正比，与呼吸膜的厚度成反比。正常情况下，呼吸膜广大的面积储备和良好的通透性，保证了 O_2 和 CO_2 在肺泡和血液之间能迅速进行交换。临床上，呼吸膜面积减小（如肺不张、肺实变、肺气肿等）或呼吸膜厚度增大（如肺纤维化、肺水肿等）的病理改变，都会降低气体的扩散速率，导致肺换气减少。

2. 通气 / 血流比值　肺换气发生在肺泡气和静脉血之间，要达到高效率的气体交换，既要有充足的肺泡通气量，又要有足够的肺血流量。通气 / 血流比值（ventilation/perfusion ratio）是指每分钟肺泡通气量（V）和每分钟肺血流量（Q）之间的比值，简称 V/Q 比值。正常成人安静时，每分钟肺泡通气量约为 4.2 L，每分钟肺血流量为 5 L，V/Q 比值为 0.84。此时，两者最为匹配，换气效率最高，静脉血流经肺毛细血管，全部变为动脉血。若 V/Q 比值增大，说明肺通气过剩，血流相对不足，部分肺泡气体不能与血液进行充分交换，肺泡无效腔增大，换气效率降低。此种情况临床上多见于肺血流量减少，如肺血管部分栓塞。若 V/Q 比值减小，则说明肺通气不足，血流相对过多，部分静脉血流经通气不良的肺泡，得不到充分地交换更新，形成功能性的动 - 静脉短路，也使换气效率降低。此种情况临床上多见于肺泡通气量减少，如支气管痉挛。可见，V/Q 比值等于 0.84 时换气效率最高，无论 V/Q 比值增大或减小，都会使换气效率下降（图 5-7）。

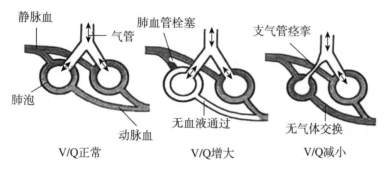

图 5-7　通气 / 血流比值变化示意图

第三节　气体在血液中的运输

经肺换气进入血液中的 O_2，必须由血液循环运输到全身各处，供组织细胞进行新陈代谢；CO_2 经组织换气进入血液中后，也必须由血液运输到达肺部才能排出体外。O_2 和 CO_2 在血液中的运输方式有两种：物理溶解和化学结合。O_2 和 CO_2 物理溶解的量都很少，主要运输形式是化学结合。物理溶解的 O_2 和 CO_2 虽然很少，但很重要，因为气体必须先溶解于血液中，才能发生化学结合，化学结合的气体也必须先解离出来，溶解到血浆中，才能逸出血液（表 5-3）。

表 5-3　血液中 O_2 和 CO_2 的含量（ml/L 血液）

	O_2			CO_2		
	物理溶解	化学结合	合计	物理溶解	化学结合	合计
动脉血	3	200	203	25	464	489
静脉血	1	152	153	29	500	529

➢ 考点提示：O_2 和 CO_2 在血液中运输的主要形式

一、O_2 的运输

血液中以物理溶解形式存在的 O_2 仅占血液中总 O_2 含量的 1.5% 左右。扩散入血液中的 O_2 绝大部分进入红细胞内，与红细胞内的血红蛋白（Hb）结合形成氧合血红蛋白（HbO_2）而运输。此种形式称为化学结合，占 O_2 总运输量的 98.5%。

（一）Hb 与 O_2 结合的特征

1. 快速性和可逆性　Hb 与 O_2 的结合反应快、可逆，不需要酶的催化，反应进行的方向主要受 PO_2 的影响。当血液流经 PO_2 高的肺部时，Hb 与 O_2 结合，形成氧合血红蛋白（HbO_2）；当血液流经 PO_2 低的组织时，HbO_2 解离，释放出 O_2，成为去氧血红蛋白（Hb）。其过程如下式：

$$Hb + O_2 \underset{PO_2 \text{ 低}}{\overset{PO_2 \text{ 高}}{\rightleftharpoons}} HbO_2$$

HbO_2 呈鲜红色，Hb 呈紫蓝色。当血液中去氧血红蛋白（Hb）达到 50 g/L 以上时，皮肤、黏膜、甲床等毛细血管丰富的浅表部位可出现暗紫色，这种现象称为发绀。临床上发绀一般可作为缺 O_2 的标志，但也有例外。高原性红细胞增多症患者，血液中 Hb 总量过多，可超过 50 g/L，虽不缺 O_2，但可出现发绀。相反，在一些严重贫血的患者，由于去氧血红蛋白（Hb）总量达不到 50 g/L 以上，虽严重缺 O_2，却并不表现为发绀。

2. 氧合而非氧化　Hb 与 O_2 的结合形成 HbO_2 的过程中，Hb 中的 Fe^{2+} 与 O_2 结合后还是二价铁，保持低价状态，没有电子的转移，所以该反应是氧合，而不是氧化，生成的血红蛋白称为氧合血红蛋白。

3. Hb 与 O_2 结合的量　每 1 分子 Hb 中有 4 个 Fe^{2+}，每一个 Fe^{2+} 都能与 O_2 进行可逆性结合，因此 1 分子 Hb 最多可结合 4 分子的 O_2。以此推算，在 100% 氧饱和状态下，1 g Hb 可结合的最大 O_2 量为 1.34 ml。生理学上，将 1 L 血液中 Hb 所能结合的最大 O_2 量称为 Hb 氧容量（oxygen capacity）。按正常人 Hb 平均浓度 150 g/L 计算，Hb 氧容量为 201 ml/L（1.34×150 = 201 ml）。但实际上，血液的含 O_2 量一般并不能达到最大值。每升血液中，Hb 实际结合的 O_2 量称为 Hb 氧含量（oxygen content）。Hb 氧含量占 Hb 氧容量的百分比称为 Hb 氧饱和度（oxygen saturation）。通常情况下，血浆中物理溶解的 O_2 量很少，可忽略不计，因此，Hb 氧容量、Hb 氧含量和 Hb 氧饱和度可分别被视为血氧容量、血氧含量和血氧饱和度。正常人动脉血 PO_2 高，Hb 与 O_2 的结合较多，血氧饱和度约为 98%；静脉血 PO_2 较低，Hb 与 O_2 的结合较少，血氧饱和度约为 75%。

> 考点提示：氧解离曲线

（二）氧解离曲线及其影响因素

1. 氧解离曲线　表示血液 PO_2 与血氧饱和度关系的曲线称为氧解离曲线。在一定的范围内，血氧饱和度与 PO_2 成正相关，但并非完全的线性关系，而是近似"S"形（图 5-8）。根据氧解离曲线的"S"形变化趋势和功能意义，一般将曲线分为三段。

（1）氧解离曲线上段：相当于 PO_2 在 60 ~ 100 mmHg 之间时的血氧饱和度，一般认为它是反映 Hb 与 O_2 结合的部分。该段曲线平坦，表明这个范围内 PO_2 的变化对血氧饱和度（或血液氧含量）的影响不大。这一特点具有重要的生理意义，在高原地区生活或有某些呼吸系统疾病时，吸入气或肺泡气 PO_2 会有所下降，但只要不低于 60 mmHg，血氧饱和度就能维持在 90% 以上，血液仍可携带足够量的 O_2，而不至引起明显的低氧血症，即人体对轻度低 O_2 具有一定的适应能力。

（2）氧解离曲线中段：相当于 PO_2 在 40 ~ 60 mmHg 之间时的血氧饱和度，是反映 HbO_2 解离释放 O_2 的部分。氧解离曲线中段较陡，表明随着 PO_2 的降低，血氧饱和度较明显下降，有较多 O_2 从 HbO_2 中解离出来。PO_2 为 40 mmHg 时，相当于混合静脉血的 PO_2，血氧饱和度为 75%，血氧含量为 144 ml/L。说明动脉血流经组织时，血氧饱和度从 98% 降至 75%，血氧含量从 194 ml/L 降至 144 ml/L，即每升血液流经组织时，可释放出 50 ml O_2 供组织使用，满足机体在安静状态下的代谢需求。

（3）氧解离曲线下段：相当于 PO_2 在 15 ~ 40 mmHg 之间时的血氧饱和度，也是反映 HbO_2 解离释放 O_2 的部分。该段曲线最陡，表明 PO_2 稍有降低，血氧饱和度急剧下降，HbO_2 进一步解离，释放出大量的 O_2。PO_2 降至 15 mmHg 时，血氧含量仅为 44 ml/L。即当组织活

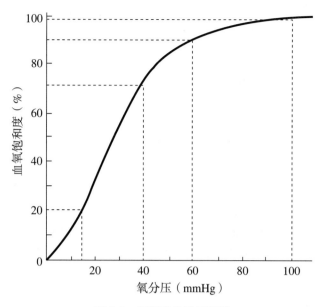

图 5-8 氧解离曲线示意图

动加强时，每升血液流经组织，可释放 150 ml O_2 供组织使用，是安静时的 3 倍。这一特点对组织活动加强时，O_2 需求的急剧增加有利。

2. 影响氧解离曲线的因素　影响氧解离曲线的主要因素是血液中 PCO_2、pH、温度（T）和 2,3- 二磷酸甘油酸（2,3-DPG）。血液中 PCO_2 升高、pH 减小和温度升高时，氧离曲线右移（图 5-9），即 Hb 与 O_2 的亲和力降低，有利于 O_2 的释放；反之，血液中 PCO_2 降低、pH 增大和温度降低时，曲线左移，O_2 的释放量减少。2,3-DPG 是红细胞无氧糖酵解的产物，在慢性缺 O_2、贫血和高原缺 O_2 等情况下，糖酵解加强，2,3-DPG 生成增加，也可使氧解离曲线右移，有利于 HbO_2 释放出更多的 O_2，以改善缺氧状态。血液中 PCO_2、pH 和温度对氧解离曲线的影响具有重要的生理意义，人在剧烈运动或劳动时，组织代谢活动增强，温度升高，CO_2 和酸性代谢产物增多，都有利于 HbO_2 解离，组织可获得更多的 O_2，以满足代谢增强的需要。

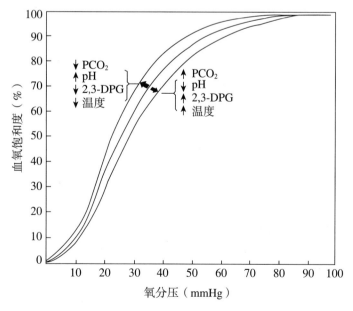

图 5-9　氧解离曲线的影响因素示意图

二、CO_2 的运输

血液中 CO_2 的物理溶解量约占 CO_2 总运输量的 5% 左右，化学结合形式占 95%。化学结合形式主要有两种：一是碳酸氢盐形式，约占 CO_2 总运输量的 88%；二是氨基甲酰血红蛋白形式，约占 7%。

1. **碳酸氢盐形式** 碳酸氢盐形式是 CO_2 运输的主要形式。从组织扩散入血的 CO_2，大部分进入红细胞内，与 H_2O 结合形成 H_2CO_3，H_2CO_3 再解离成 H^+ 和 HCO_3^-。其过程如下式

$$CO_2 + H_2O \underset{}{\overset{碳酸酐酶}{\rightleftharpoons}} H_2CO_3 \rightleftharpoons H^+ + HCO_3^-$$

当动脉血流经组织时，组织细胞代谢产生的 CO_2 经扩散进入血浆，又很快扩散入红细胞内。红细胞内含有高浓度的碳酸酐酶（carbonic anhydrase，CA），在其催化下，CO_2 与 H_2O 结合形成 H_2CO_3，H_2CO_3 又迅速解离成 H^+ 和 HCO_3^-。红细胞膜对 HCO_3^- 和 Cl^- 等负离子具有极高的通透性，而对 H^+ 等正离子通透性很小。所以，HCO_3^- 除少量在红细胞内与 K^+ 结合为 $KHCO_3$ 外，大部分扩散到血浆，与血浆中的 Na^+ 结合成 $NaHCO_3$。从 H_2CO_3 中解离出来的 H^+ 则与 HbO_2 结合，形成 HHb，同时释放出 O_2，供组织细胞使用（图 5-10）。该反应是可逆的，当静脉血流经肺泡时，由于肺泡内 PCO_2 较低，上述反应向相反方向进行，即 HCO_3^- 从血浆进入红细胞，在碳酸酐酶的催化下形成 H_2CO_3，解离出来的 CO_2 扩散入血浆，然后扩散到肺泡，随后排出体外。

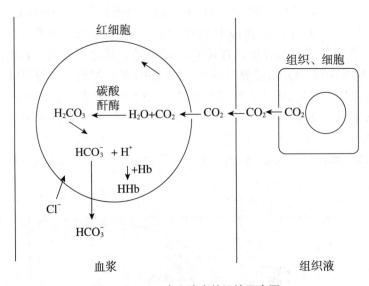

图 5-10 CO_2 在血液中的运输示意图

2. **氨基甲酰血红蛋白形式** 进入红细胞内的 CO_2 还能直接与 Hb 上的自由氨基结合，形成氨基甲酰血红蛋白（$HHbNHCOOH$）而运输。其过程如下式

$$HbNH_2O_2 + H^+ + CO_2 \underset{组织}{\overset{肺}{\rightleftharpoons}} HHbNHCOOH + O_2$$

这一反应迅速、可逆，无需酶的催化，运输的效率很高。虽然以氨基甲酰血红蛋白形式运输的 CO_2 仅占 CO_2 总运输量的 7%，但在肺部排出的 CO_2 中却有 17.5% 左右是从氨基甲酰血红蛋白中释放出来的。

第四节　呼吸运动的调节

正常机体的呼吸运动，是呼吸肌的一种节律性舒缩活动，其节律性起源于呼吸中枢。此外，呼吸运动的深度和频率也可随内、外环境的变化而发生相应改变。呼吸节律的维持和适应性变化都是通过体内完善的调节机制而实现的。

一、呼吸中枢和呼吸节律的形成

（一）呼吸中枢

中枢神经系统内，产生和调节呼吸运动的神经细胞群称为呼吸中枢（respiratory center）。它们分布在脊髓、延髓、脑桥、间脑及大脑皮质等广泛部位，形成各级呼吸中枢。正常节律性呼吸运动是在各级中枢的共同作用下维持的，其中以延髓和脑桥最为重要。

1．脊髓　支配吸气肌和呼气肌的运动神经元均来自脊髓前角，但呼吸节律不是在脊髓产生的。如果在脊髓与延髓间横断，则呼吸停止，说明脊髓只是联系上位中枢与呼吸肌的中继站。

2．低位脑干　包括延髓和脑桥，它们是呼吸节律产生和维持的主要部位。横断脑干实验证明，延髓是产生节律性呼吸的基本中枢。如果延髓受损，则呼吸停止。延髓内呼吸神经元主要集中在两个区域：①背侧呼吸组，分布于延髓背内侧的神经核团内，其中主要含有吸气神经元，主要作用是使吸气肌收缩而引起吸气；②腹侧呼吸组，分布于延髓腹外侧的神经核团内，其内含有多种类型的神经元，主要作用是使呼气肌收缩而引起主动呼气。

脑桥有调节呼吸节律的作用，称为呼吸调整中枢。动物实验中观察到，如果在脑桥的中、上部之间横断，呼吸将变慢变深；如果再切断双侧迷走神经，吸气时间将大大延长，仅偶尔被短暂的呼气所中断，这种呼吸运动形式称为长吸式呼吸。这一结果提示，脑桥上部有抑制吸气活动的中枢结构，称为呼吸调整中枢。如果在延髓和脑桥之间横断，只保留延髓的动物，则出现一种喘息样呼吸，呼吸节律很不规则。综上，延髓是产生呼吸的基本中枢，而脑桥是呼吸的调整中枢，两者共同作用，维持正常的呼吸节律。

3．高位脑　呼吸运动还受脑桥以上高位中枢的影响，如下丘脑、边缘系统和大脑皮质等，其中以大脑皮质对呼吸运动的影响最为重要。人在清醒时可有意识地控制呼吸的深度、频率，说话、唱歌、屏气、咳嗽等都是在大脑皮质的随意控制下进行的。临床上可观察到自主呼吸和随意呼吸分离的现象。如，沿脊髓前外侧索下行的自主呼吸通路受损后，自主节律性呼吸出现异常甚至停止，患者仍可以进行随意呼吸，但这种患者常需依靠呼吸机来维持肺通气，否则，患者一旦入睡，呼吸运动就会停止。

（二）呼吸节律的形成

呼吸节律形成的机制目前尚未完全明确，近年来比较公认的是"局部神经回路反馈控制"学说。该学说认为，延髓中存在着"中枢吸气活动发生器"和"吸气切断机制"。当中枢吸气活动发生器自发兴奋时，引起吸气神经元呈渐增性放电，引起吸气。吸气切断机制随之兴奋，促使吸气转为呼气；吸气切断机制的活动减弱时，又引起吸气。该机制还有待进一步研究。

二、呼吸运动的反射性调节

中枢神经系统接受各种感受器的传入冲动，实现对呼吸运动调节的过程，称为呼吸运动的反射性调节。

➤ 考点提示：化学因素对呼吸的反射性调节

（一）化学感受性呼吸反射

动脉血液、组织液或脑脊液中 PCO_2、PO_2 和 H^+ 浓度变化时，通过刺激化学感受器，反射性影响呼吸运动的过程，称为化学感受性呼吸反射。

1. 化学感受器　参与呼吸运动调节的化学感受器，按所在部位不同可分为外周化学感受器和中枢化学感受器两种。外周化学感受器指的是颈动脉体和主动脉体，它们能感受动脉血中 PCO_2、PO_2 和 H^+ 浓度的变化。当动脉血中 PCO_2 升高、PO_2 降低和 H^+ 浓度升高时，外周化学感受器兴奋，传入冲动增多，反射性引起呼吸加深加快。在呼吸运动的调节中，颈动脉体的作用大于主动脉体。中枢化学感受器位于延髓腹外侧的浅表部位，它对脑脊液和局部细胞外液中的 H^+ 浓度的改变非常敏感。

2. CO_2 对呼吸运动的调节　CO_2 是呼吸的生理性刺激物，是调节呼吸最重要的生理性化学因素。当动脉血中 PCO_2 降到很低水平时，可出现呼吸暂停。因此，血液中维持一定浓度的 CO_2 是维持呼吸中枢兴奋性的必要条件。人若过度通气，可发生呼吸暂停，就是由于 CO_2 排出过多，血液中 PCO_2 过低的缘故。

动物实验中观察到，当吸入气中的 CO_2 由正常的 0.04% 增加到 1% 时，呼吸开始加深；增至 4% 时，呼吸频率也增快，肺通气量可增加 1 倍。但当吸入气中的 CO_2 增加到超过 7% 时，肺通气量的增大已不足以将 CO_2 完全清除，血液中 PCO_2 明显升高，可导致呼吸中枢抑制，引起呼吸困难、头痛、头晕，甚至昏迷等症状，临床上称为 CO_2 麻醉。

CO_2 兴奋呼吸的作用是通过刺激中枢化学感受器和外周化学感受器两条途径实现的，以前者为主，占总效应的 80%。中枢化学感受器唯一敏感的刺激是脑脊液和局部细胞外液中的 H^+，当动脉血中 PCO_2 升高时，血液中的 CO_2 能迅速通过血 - 脑屏障，在脑脊液中与 H_2O 结合形成 H_2CO_3，再解离出 H^+，使细胞外液中的 H^+ 浓度升高，从而刺激中枢化学感受器，再引起呼吸中枢兴奋。动脉血中的 PCO_2 升高，也能直接刺激颈动脉体和主动脉体外周化学感受器，传入冲动经窦神经和迷走神经传入延髓，反射性引起呼吸加深、加快。

3. H^+ 对呼吸运动的调节　动脉血中 H^+ 浓度升高时，可引起呼吸加深加快；反之，H^+ 浓度降低，呼吸运动受到抑制。H^+ 对呼吸的调节可通过中枢化学感受器和外周化学感受器两条途径实现，中枢化学感受器对 H^+ 的敏感性是外周化学感受器的 25 倍。但是，由于 H^+ 不易通过血 - 脑屏障，限制了 H^+ 对中枢化学感受器的作用。因此，动脉血中 H^+ 对呼吸的调节主要是通过刺激外周化学感受器实现的。

4. 低 O_2 对呼吸运动的调节　当吸入气中 PO_2 降低时，肺泡气和动脉血中 PO_2 都随之降低，可引起呼吸加深加快，肺通气量增加。通常动脉血 PO_2 下降到 80 mmHg 以下时，肺通气量才会增加，其改变对正常呼吸运动的调节作用不大。但在严重肺气肿、肺心病等患者，由于肺换气功能障碍，导致低 O_2 和 CO_2 潴留，长时间的 CO_2 潴留能使中枢化学感受器对 CO_2 的刺激发生适应，但外周化学感受器对低 O_2 的适应则很慢，在这种情况下，低 O_2 对外周化学感受器的刺激就成为兴奋呼吸的主要因素。因此，该类患者氧疗时，如果吸入纯氧，则可能由于低氧的刺激作用被解除，反而引起呼吸运动暂停，所以临床上应给予高度注意，采取低浓度持续给 O_2。

低 O_2 兴奋呼吸的作用完全是通过刺激外周化学感受器实现的。低 O_2 对呼吸中枢的直接作用是抑制，并且这种抑制可随低 O_2 程度的加重而加强。在轻、中度低 O_2 的情况下，低 O_2 通过刺激外周化学感受器兴奋呼吸中枢的作用，可抵消其对中枢的直接抑制作用，从而使呼吸中枢兴奋，呼吸运动加强；但在严重低 O_2 时，来自外周化学感受器的兴奋作用，不足以克服其对中枢的直接抑制作用，将导致呼吸中枢抑制。

（二）肺牵张反射

由肺扩张或肺萎陷引起的吸气抑制或吸气兴奋的反射性呼吸变化称为肺牵张反射（pulmonary stretch reflex），又称黑 - 伯反射（Hering-Breuer reflex）。肺牵张反射包括肺扩张反射和肺萎陷反射两种形式。

1．肺扩张反射 肺扩张时引起吸气抑制的反射称为肺扩张反射。肺扩张反射的感受器位于支气管和细支气管的平滑肌中，对牵拉刺激非常敏感。当肺扩张时，牵拉呼吸道，使呼吸道扩张，牵张感受器兴奋，传入冲动沿迷走神经进入延髓中枢，通过一定的机制，使吸气停止，转为呼气。肺扩张反射的生理意义在于阻止吸气过深、过长，加速吸气转为呼气，使呼吸频率加快，与脑桥呼吸调整中枢一起共同调节呼吸的频率和深度。

肺扩张反射有明显的种属差异。在动物，尤其是家兔，这一反射作用最为明显。成年人，潮气量超过 1500 ml 时，才能引起此反射。因此，正常人在平静呼吸时，此反射的生理意义不大，一般不参与呼吸运动的调节。在病理情况下，如肺炎、肺充血、肺水肿等，由于肺弹性阻力增大，顺应性降低，肺不易扩张，吸气时对牵张感受器的刺激作用增强，肺牵张反射传入冲动增多，可引起该反射，使呼吸变浅、变快。

2．肺萎陷反射 肺萎陷时增强吸气活动或促进呼气转为吸气的反射。该反射的感受器同样位于气道平滑肌中，但其性质尚不清楚。它在平静呼吸时并不参与调节，但对防止呼气过深以及肺不张等情况可能有一定作用。

（三）防御性呼吸反射

呼吸道黏膜受刺激时，可引起一些对人体有保护作用的呼吸反射，称为防御性呼吸反射。常见的主要有咳嗽反射和喷嚏反射。

1．咳嗽反射 是一种常见的重要的防御性反射。感受器位于喉、气管和支气管的黏膜，当受到机械或化学性刺激时，产生的兴奋经迷走神经传入延髓呼吸中枢，引起一系列协调而有序的反射效应。首先表现为一次短暂或较深的吸气，继而声门紧闭，呼气肌强烈收缩，肺内压和胸膜腔内压急剧升高，然后声门突然打开，气体以极快的速度从高压的肺内冲出，将呼吸道内异物和分泌物排出。正常的咳嗽反射有清洁、保护呼吸道的作用。但长期剧烈咳嗽对人体不利。

2．喷嚏反射 与咳嗽反射类似，不同之处是喷嚏反射由鼻黏膜受到刺激而引起。反射的效应是腭垂下降，舌压向软腭，使呼出的气流主要从鼻腔迅速冲出，其生理意义是清除鼻腔中的异物。

 案例讨论

李某，男，67 岁。患者主因"间断咳嗽、咳痰、喘息十余年，加重 4 天"入院就诊。以慢性阻塞性肺疾病、慢性肺源性心脏病、呼吸衰竭收住呼吸科。入院查体，T 38.7 ℃，HR 88 次 / 分，R 24 次 / 分，BP 130/90 mmHg，精神差，口唇发绀，呼吸急促，颈静脉怒张，肝 - 颈静脉回流征阳性，桶状胸，双肺呼吸音减弱，无药物过敏史。

请分析：

1．患者的肺弹性阻力和顺应性发生了怎样的变化？

2．患者的哪些肺通气功能指标会发生改变？

3．患者血氧分压和二氧化碳分压会有什么变化？

自测题

一、选择题

1．产生呼吸节律的基本中枢位于　　　　　　　　　　　A．脊髓

B．延髓

C．脑桥

D．中脑

E．大脑皮质

2．评价肺通气功能的较好指标是

A．潮气量

B．肺活量

C．肺通气量

D．用力呼气量

E．无效腔

3．人过度通气后可发生呼吸暂停，主要原因是

A．呼吸肌过度疲劳

B．血液中 O_2 分压过低

C．血液中 CO_2 分压过低

D．脑血流量减少

E．血液中 pH 升高

4．李某，60 岁，有 40 年吸烟史，诊断为肺气肿。主诉气促、呼吸困难。该患者的肺部可出现下列何种情况

A．功能余气量减少

B．肺活量增大

C．肺总量减小

D．余气量增大

E．余气量不变

5．张某，女，63 岁，左心衰竭，肺淤血、水肿，由于肺顺应性降低，使肺扩张感受器发放冲动增加而引起肺扩张反射，患者会出现何种情况

A．呼吸正常

B．呼吸变深、变慢

C．呼吸变深、变快

D．呼吸变浅、变快

E．呼吸变浅、变慢

6．王某，男，65 岁，诊断为肺心病，体内长期 CO_2 潴留。若吸入纯 O_2 可导致呼吸暂停，因为该患者呼吸中枢兴奋的维持主要靠

A．高 CO_2 刺激外周化学感受器

B．高 CO_2 刺激中枢化学感受器

C．低 O_2 刺激外周化学感受器

D．低 O_2 刺激中枢化学感受器

E．H^+ 刺激外周化学感受器

二、名词解释

1．呼吸　2．呼吸运动　3．肺通气　4．肺活量　5．用力肺活量　6．第一秒用力呼气量　7．肺泡通气量　8．通气／血流比值

三、问答题

1．简述胸膜腔负压的生理意义。

2．简述肺泡表面活性物质的来源、成分、作用和生理意义。

3．试述影响肺换气的因素。

4．试述动脉血中 PCO_2 升高、PO_2 降低和 H^+ 浓度升高对呼吸的影响及其机制。

（杨宏静）

消化和吸收

第六章数字资源

思政之光

学习目标

通过本章内容的学习，学生应能够：

识记：

1. 说出消化和吸收的概念，机械性消化和化学性消化的概念，消化道平滑肌的一般生理特性，胃和小肠的运动形式及生理作用，食物在口腔及大肠内的消化。

2. 说出胃肠激素的主要生理作用；黏液 - 碳酸氢盐屏障和胃黏膜屏障，胃液、胰液、胆汁、小肠液的成分和作用。

3. 说出吸收的主要部位，铁和钙的吸收形式及影响因素。

理解：

1. 解释胃的排空及控制。

2. 分析消化道的神经支配以及消化活动的反射性调节。

运用：

关爱胃病患者；发现幽门螺旋杆菌的疾病专家的献身精神。理解饮食不当导致急性胰腺炎产生之因；判断小肠是吸收的主要部位；理解消化道里微生态环境对人体的功能影响。

案例导入

王女士，36 岁，胃溃疡病史 5 年。突感上腹部剧烈疼痛 2 h，伴恶心呕吐，继之满腹疼痛，大汗淋漓，急诊入院。入院检查发现患者表情痛苦，全腹压痛，腹肌紧张，有反跳痛。叩诊肝浊音界消失。腹部 X 线透视膈下有游离气体。经医生诊断：胃溃疡并急性胃穿孔。治疗：外科胃大部切除术。

【思考】

1. 胃大部切除后可能造成哪些消化和吸收障碍？

2. 胃大部切除后为什么容易出现贫血？

第一节　概　述

机体新陈代谢过程中需要摄取各种营养物质，包括蛋白质、脂肪、糖类、维生素、无机盐和水。前三种物质的分子量大，结构复杂，必须在消化道内分解成结构简单的小分子物质才能

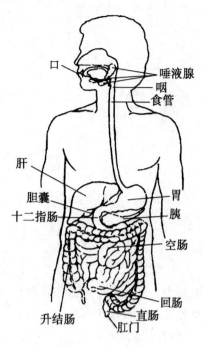

图 6-1　消化器官

被机体利用。食物在消化道内被分解成可吸收的小分子物质的过程，称为消化（digestion）。经过消化后的小分子物质，透过消化道的黏膜进入血液和淋巴循环的过程，称为吸收（absorption）。消化和吸收是两个紧密联系的过程。食物中不能被吸收的残渣，最终形成粪便，被推向大肠末端，经肛门排出体外（图 6-1）。

机体的消化主要有两种方式：一种是机械性消化（mechanical digestion），指通过消化道平滑肌的舒缩活动将食物磨碎，并与消化液充分混合，同时向消化道的远端推送。消化道的运动对于食物的机械性消化是十分重要的。另一种是化学性消化（chemical digestion），指通过消化液中的各种消化酶，把食物中的大分子物质分解成可以吸收的小分子物质。机械性消化是一种初步的、不完全的消化，食物的完全消化有赖于消化液中的消化酶充分作用。但是，如果没有机械性消化的充分进行，消化酶也很难有效地发挥作用。因此，在整体情况下，机械性消化和化学性消化是同时进行的，互相配合而不可分割。

一、消化道平滑肌的一般特性

在整个消化道中，除口腔、咽、食管上端和肛门外括约肌是骨骼肌外，其余部分都是由平滑肌组成的。因此，平滑肌的舒缩活动在完成食物的消化中具有非常重要的作用，并对食物的吸收也有促进作用。

1．兴奋性（excitability）　消化道平滑肌的兴奋性较骨骼肌为低。收缩的潜伏期、收缩期和舒张期所占的时间比骨骼肌长得多，而且变异较大。

2．节律性（automaticity）　消化道平滑肌具有良好的节律性运动，但其节律较慢且远不如心肌规则。

3．紧张性（tensity）　消化道平滑肌经常保持一种微弱的持续收缩状态。平滑肌的紧张性有利于消化道各部分保持一定的形状和位置，也有利于消化道管腔内保持一定的基础压力，是消化道平滑肌的各种收缩活动的基础。

4．伸展性（extensibility）　消化道平滑肌具有较大的伸展性。它使消化道有可能容纳数倍于自己原初体积的食物，而消化道内压力却不明显升高。

5．敏感性（sensitivity）　消化道平滑肌对于缺血、牵张、温度和化学性刺激很敏感，轻微的刺激常可引起其强烈地收缩。这类刺激是引起内容物推进或排空的自然刺激因素，但对电刺激不敏感。

二、胃肠道的神经支配及其作用

➤ 考点提示：消化道的神经支配及其作用

神经系统对胃肠功能的调节较为复杂，它是通过外来的自主神经和胃肠内在的神经两个系统相互协调统一而完成的（图 6-2）；消化器官除口腔、咽、食管上段及肛门外括约肌受躯体

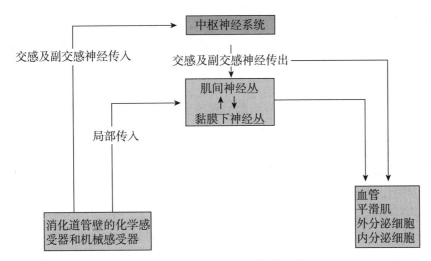

图 6-2 消化系统的局部和中枢性调节通路

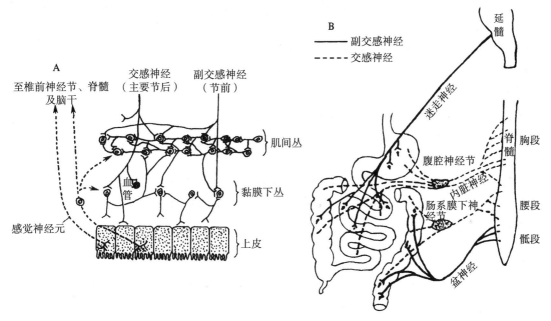

图 6-3 胃肠道的神经支配

A．胃肠壁内的神经丛；B．胃肠的外来神经支配

运动神经支配外，其余部分均受自主神经和消化管壁内的胃肠内在神经双重支配（图 6-3）。

（一）自主神经支配

自主神经包括交感和副交感神经。因其来自胃肠道外，也称为外来神经。

1．交感神经 交感神经由脊髓胸腰段侧角发出节前纤维在腹腔中的交感神经节交换神经元后，节后纤维分布到胃、小肠和结肠各部。大部分交感节后纤维末梢释放的递质为去甲肾上腺素。一般情况下，交感神经兴奋时可抑制胃肠平滑肌的活动和消化道腺体的分泌。部分交感肾上腺素能纤维终止于内在神经元上，通过释放去甲肾上腺素作用于内在神经元，并引起后者的抑制。因而，由交感神经发放的冲动，也可抑制由内在神经丛或迷走神经传递的反射活动。

2．副交感神经 支配消化器官的副交感神经主要为迷走神经和盆神经。迷走神经起自延髓的背核，支配食管下段、胃、小肠、结肠的右 2/3 及肝、胆、胰；盆神经起自脊髓骶段，支配远端结肠和直肠。此外，第Ⅶ和Ⅸ对脑神经的副交感纤维支配唾液腺。副交感神经的节前纤维通常在器官旁或消化管壁内交换神经元。大部分副交感神经的节后纤维末梢释放的递质是乙酰胆碱（ACh），可引起平滑肌和腺细胞兴奋，使胃肠运动加强，腺体分泌增多；少数是抑制性纤维，而在这些抑制性纤维中，多数既不是胆碱能纤维，也不是肾上腺素能纤维，它们的末梢释放的递质可能是肽类物质，如血管活性肠肽、P 物质、脑啡肽和生长抑素等，因而被称为肽能神经。

目前认为，进食时胃的舒张、机械刺激引起的小肠充血等，均为神经兴奋释放 VIP 所致，VIP 能神经的作用主要是舒张平滑肌、舒张血管和加强小肠、胰腺的分泌活动。胃肠道也存在许多以 VIP 为递质的内在神经元，参与上述功能的调节。

此外，交感和副交感神经中分别有 50% 和 75% 的神经纤维为传入纤维，可将胃肠感受器信息传给高位中枢，引起反射调节活动，如迷走 - 迷走反射等。

（二）胃肠内在神经支配

在食管中段至肛门的大部分消化管的管壁内存在大量神经元和神经纤维，它们构成复杂的网络联系，称为肠神经系统（enteric nervous system）或壁内神经丛。神经丛分为肌间神经丛（位于环行肌与纵行肌之间）和黏膜下神经丛（分布于黏膜下层）两类。壁内神经丛中的神经元有感觉神经元、运动神经元和中间神经元，可构成完整的反射弧完成局部反射，在胃肠活动的调节中具有重要作用。壁内神经丛具有相对独立性，通过局部反射调节胃肠功能，但在整体情况下，外来神经对其具有调控作用。

三、消化腺的分泌功能

消化腺包括存在于消化道黏膜内的许多小腺体和附属于消化道的唾液腺、胰腺和肝。消化腺每天分泌的消化液总量达 6 ~ 8 L 之多。消化液的主要成分是水、无机盐和有机物（包括各种消化酶、黏液、抗体等）。

消化液的功能主要有：①分解食物中的营养物质；②为各种消化酶提供适宜的 pH 环境；③稀释食物，使其渗透压与血浆相近，以利于吸收；④所含的黏液、抗体等有保护消化道黏膜的作用。

四、胃肠激素

在胃肠道黏膜层，散在着大量的内分泌细胞，这些细胞所分泌的激素，统称为胃肠激素（gut hormone），它们与神经系统一起，共同调节消化道的运动、分泌和吸收活动，还可影响其他器官的活动。目前已发现的胃肠激素有 40 多种，均为肽类激素。由于胃肠黏膜的面积巨大，胃肠的内分泌细胞总数远远超过体内全部内分泌腺中内分泌细胞的总和，因此，消化道不仅仅是消化器官，也是体内最大、最复杂的内分泌器官。

分泌胃肠激素的内分泌细胞大部分在细胞顶端都有微绒毛突起伸入胃肠腔内，因此，它们可以感受消化管腔内食物化学成分的刺激而释放激素。此外，神经递质及局部组织内环境的变化也可影响激素的释放。

➤ 考点提示：主要胃肠激素及其作用

胃肠激素的作用很广泛，主要有以下三方面：①调节消化管平滑肌的舒缩和消化腺的分泌，这是胃肠激素的主要作用，如促胃液素刺激胃液分泌，缩胆囊素刺激胰酶分泌和引起胆囊强烈收缩等；②调节其他激素的释放，如一种称为抑胃肽的激素，除对胃运动和分泌有抑制作用外，在血糖升高的条件下还有刺激胰岛素分泌的作用；③营养作用，有一些胃肠激素具有促进消化道组织代谢和生长的作用，如促胃液素可促进胃黏膜增生。

表 6-1 列举了三种主要胃肠激素的分泌细胞、分布部位、引起释放的主要因素及它们的主

要生理作用。

表 6-1　三种主要胃肠激素的概况

激素	分泌部位	细胞	引起释放的主要因素	主要生理作用
促胃液素（gastrin）	胃窦、十二指肠	G	迷走神经兴奋、蛋白质分解产物	胃分泌（+）、胃运动（+）、胃黏膜生长（+）、胰胆分泌（+）
促胰液素（secretin）	小肠上段	S	盐酸、蛋白质分解产物	胰液量及 HCO_3^-（+）、胆汁（+）、小肠液（+）、胃分泌及运动（−）
缩胆囊素（cholecystokinin, CCK）	小肠上段	I	蛋白质及脂肪分解产物	胰酶（+）、胰腺生长（+）、胆囊收缩（+）

（+）为促进作用；（−）为抑制作用

　　近年来的研究发现，一些原来认为只存在于中枢神经系统中的肽类物质也存在于胃肠道内，而原来认为只存在于胃肠道的某些激素也存在于神经系统内。这些双重分布的肽类被称为脑 - 肠肽（brain gut peptide）。已知的脑 - 肠肽有促胃液素、P 物质、缩胆囊素、生长抑素、神经降压肽等 20 余种，它们的生理功能正在深入地研究中。

知识链接

胃肠激素与临床的联系

　　胃肠激素是胃肠道和胰组织等处的细胞释放出的生物活性物质，主要生理功能是调节胃肠道自身的活动（如分泌、运动、吸收等），也参与调节其他器官系统的活动，如调节心血管活动、影响其他内分泌腺的分泌等。

　　胃肠激素分泌紊乱与临床上许多疾病的发生和发展有密切关系，如十二指肠溃疡患者胃酸分泌过高，可能与促胃液素分泌过多或抑制性肽（促胰液素、生长抑素等）分泌不足有关。胆结石的形成可能为胆囊平滑肌缩胆囊素受体缺乏、胆囊胆汁排放发生障碍所致。乳糜泻的发生与缩胆囊素和促胰液素释放减少所引起的胰腺分泌功能降低有关。

　　目前，某些胃肠激素水平已作为疾病诊断的指标之一，而调整或补充胃肠激素则用于对某些疾病的治疗。如人工合成的五肽促胃液素已替代组胺作为胃酸分泌能力测定时的刺激剂，还可用来治疗慢性萎缩性胃炎、胃下垂及胃无力症等。促胰液素是胰腺外分泌功能测定的有效刺激剂，也能抑制促胃液素和胃酸的分泌，可用于消化性溃疡的治疗。

第二节　口腔内消化

　　消化过程是从口腔内开始的。食物在口腔内停留的时间很短，一般为 15 ~ 20 s，然后被吞咽入胃。食物在口腔内被咀嚼，经舌的搅拌使食物与唾液混合形成食团而便于吞咽。唾液中含有唾液淀粉酶，使食物中的淀粉在口腔内发生初步的化学变化。

一、唾液及其作用

　　唾液（saliva）是由口腔内三对大唾液腺——腮腺、下颌下腺和舌下腺，还有无数散在的小唾液腺分泌的混合液。腮腺由浆液细胞组成，分泌稀的唾液；下颌下腺和舌下腺是混合腺，即腺泡由浆液细胞和黏液细胞组成。

（一）唾液的性质和成分

唾液为无色、无味的黏稠液体，pH 6.6 ~ 7.1，每天分泌量为 1 ~ 1.5 L，唾液的成分约99% 是水，其余为无机盐和有机物。无机盐中有 Na^+、K^+、Ca^{2+}、Cl^-、HCO_3^-、硫氰酸盐等。有机物主要有黏蛋白、唾液淀粉酶、溶菌酶、免疫球蛋白 A（IgA）、乳铁蛋白、富含脯氨酸的蛋白质、激肽释放酶等。

（二）唾液的作用

1．湿润口腔与溶解食物　唾液有湿润口腔与溶解食物的作用，从而有利于引起味觉并易于吞咽。

2．清洁和保护口腔　唾液可清除口腔中的残余食物，它可冲淡、中和进入口腔中的有害物质，并将它们从口腔黏膜上洗掉。富含脯氨酸的蛋白质有保护牙釉质和与有害的鞣酸结合的作用。

3．杀菌作用　唾液中的溶菌酶有杀菌作用，而 IgA、硫氰酸盐、乳铁蛋白以及富含组氨酸的蛋白质也具有杀菌或抑菌作用。

4．消化作用　在人和少数哺乳动物如兔、鼠等的唾液中，含有唾液淀粉酶（狗、猫、马等的唾液中无此酶），它可使淀粉分解为麦芽糖。唾液淀粉酶发挥作用的最适 pH 是 7.0。食物进入胃后，唾液淀粉酶还可继续作用一段时间，直至胃内容物的 pH 变为 4.5 时反应停止。

（三）唾液分泌的调节

唾液分泌的调节完全是神经反射性的，包括条件反射和非条件反射。在进食之前，食物的形状、颜色、气味和环境刺激，甚至想到食物所引起的唾液分泌都是条件反射性分泌。进食过程中，食物对口腔黏膜的机械、温度和化学刺激所引起的唾液分泌为非条件反射性分泌。酸和芳香味食物是唾液分泌的最强刺激物。恶心引起大量富含黏液的唾液分泌，而睡眠、疲劳、缺水、恐惧通过抑制延髓唾液分泌中枢，使唾液分泌量减少。

人在进食时，食物的形状、颜色、气味以及进食的环境，都能形成条件反射，引起唾液分泌。"望梅止渴"就是日常生活中条件反射性唾液分泌的一个例子。成年人的唾液分泌，通常都包括条件反射和非条件反射两种成分。

二、咀嚼和吞咽

（一）咀嚼

咀嚼（mastication）是由咀嚼肌（包括咬肌、翼内肌、翼外肌和颞肌等）的顺序性收缩活动而完成的，是一种受大脑皮质支配的复杂反射性动作。咀嚼肌的收缩可使上牙列与下牙列紧密咬合并相互摩擦，结果使固体食物团块磨碎。舌肌和颊肌在完成咀嚼运动中也起重要作用，舌肌不断地翻动食物，并与颊肌配合，使食物置于上、下牙列之间，以利于咀嚼的进行。

咀嚼是食物消化的第一步，它的作用在于把食物团块磨碎，并使之与唾液充分混合，以形成食团，便于吞咽。此外，咀嚼运动还能反射性地引起胃液、胰液、胆汁的分泌，为随后的消化过程准备有利条件。

（二）吞咽

吞咽（swallowing）是指食物由口腔经咽、食管进入胃的过程。吞咽是一种复杂的神经反射性动作。根据吞咽过程中食物通过的部位，可将吞咽过程分为三期：

第一期：食团由口腔到咽。此期的发动受大脑皮质的随意控制，通过舌肌和下颌舌骨肌的顺序收缩，把食团推向软腭而至咽部。此后发生的吞咽过程，将不再受皮质控制而随意启动或停止。

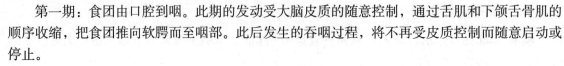

第二期：食团由咽进入食管上端。当食团刺激了软腭部的感受器后，引起一系列肌肉的反射性收缩，出现以下结果：软腭上升，咽后壁前压，封闭了鼻咽通路；声带内收，喉头上升并向前紧贴会厌，封闭了咽与气管的通路；喉头前移，食管上括约肌舒张，使咽与食管的通路开放。结果，食团由咽被推入食管。

第三期：食物沿食管下行至胃。当食团刺激了软腭、咽及食管等处的感受器时，反射性地引起食管的蠕动（peristalsis），即食管肌肉的顺序性收缩，表现为食团上部的食管肌肉收缩，食团下方的肌肉舒张，并且收缩波与舒张波顺序地向食管下端推进，使食团沿食管向下推进（图6-4）。

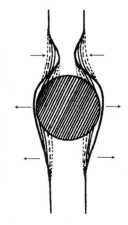

图 6-4　食管的蠕动

食管与胃之间，虽然在解剖上不存在括约肌，但在此处有一段长 4 ～ 6 cm 的高压区，其内压力比胃内压高 5 ～ 10 mmHg。这一高压区在正常情况下阻止胃内容物逆流进入食管，起到了类似生理性括约肌的作用，故通常将这一段食管称为食管 - 胃括约肌。当食物进入食管，刺激食管壁上的机械感受器，可反射性引起该括约肌舒张，允许食物进入胃内。食物入胃后，刺激幽门部黏膜，通过神经和体液调节机制可加强食管 - 胃括约肌收缩，对防止胃内食物的反流起一定作用。

吞咽过程所需的时间与食物的性状有关，在正常人，液体食物需 3 ～ 4 s，糊状食物约需 5 s，固体食物约需 8 s，一般不超过 15 s。

第三节　胃内消化

胃是消化道中最膨大的部分。成人的胃容量为 1 ～ 2 L，具有贮存和初步消化食物两方面的功能。食物入胃后，在胃内经过机械性和化学性消化形成食糜，然后逐渐排入十二指肠。

一、胃液的分泌

胃黏膜存在三种外分泌腺：①贲门腺，位于胃与食管相接处宽 1 ～ 4 cm 的环状区，为黏液腺；②泌酸腺，存在于胃底的大部及全部胃体，由壁细胞、主细胞和黏液颈细胞组成，为混合腺；③幽门腺，分布于幽门部，为分泌碱性黏液的腺体。

（一）胃液的成分和作用

纯净胃液为无色的强酸性液体，pH 为 0.9 ～ 1.5。正常成人每日分泌 1.5 ～ 2.5 L 胃液，成分有 HCl、胃蛋白酶原、黏蛋白、Na^+、K^+、Cl^- 等。

1. 盐酸　胃液中的盐酸也称胃酸。由泌酸腺的壁细胞分泌，分泌量与壁细胞的数量呈正变关系。胃液中盐酸的量常以单位时间内所分泌的盐酸的毫摩尔数表示，即总酸排出量。正常成人空腹时的总酸排出量很少，为 0 ～ 5 mmol/h，这称为基础胃酸排出量。进食刺激，或注射促胃液素或组胺，可使盐酸分泌大量增加。正常人的最大胃酸排出量为 20 ～ 25 mmol/h。

胃液中的 H^+ 浓度最高时可比血浆高 300 万 ～ 400 万倍。可见，壁细胞分泌 H^+ 是逆着巨大的浓度差进行的，要消耗大量的能量。

壁细胞内的 H^+ 是由细胞质中的水解离（$H_2O \rightarrow H^+ + OH^-$）而产生的，它通过细胞内分泌小管膜上的质子泵（也称氢泵）分泌至胃腔。质子泵是一种镶在膜内的转运蛋白，实质上是一种 H^+-K^+ATP 酶，它兼有转运 H^+、K^+ 和催化 ATP 水解的功能。质子泵每水解 1 分子 ATP 所释放的能量，可驱使一个 H^+ 分泌至分泌小管中，并进入胃腔。H^+ 的分泌与细胞外 K^+ 进行一对一的交换（图 6-5）。

质子泵已被证实是各种因素引起胃酸分泌的最后通路，其抑制剂也已发现并用于临床，可

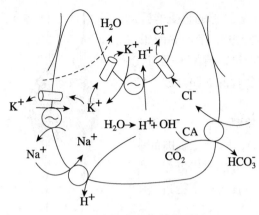

图 6-5　壁细胞分泌盐酸示意图
CA：碳酸酐酶

有效地抑制胃酸分泌。H^+ 被质子泵泵出后留在胞浆中的 OH^- 将在细胞内碳酸酐酶的催化下迅速地与 CO_2 结合，形成 HCO_3^-。HCO_3^- 在细胞的底侧膜与 Cl^- 进行交换而进入血液，Cl^- 则通过细胞顶膜上特异性的通道进入分泌小管，与 H^+ 形成 HCl。

　　盐酸具有多种生理作用，包括：①激活胃蛋白酶原，并为胃蛋白酶提供适宜的作用环境，同时还可使蛋白质变性而易于水解，因此盐酸对食物中蛋白质的消化是有益的；②杀灭进入胃内的细菌，对维持胃和小肠的相对无菌状态有重要意义；③盐酸随食糜排入小肠后，可间接地引起胰液、胆汁和小肠液的分泌；④盐酸造成的酸性环境，有助于小肠内铁和钙的吸收。但是，如果盐酸分泌过多，将会侵蚀胃与十二指肠黏膜，是溃疡病发病的重要原因之一。

　　2. 胃蛋白酶原　胃蛋白酶原由泌酸腺的主细胞合成和分泌。胃蛋白酶原本身无生物活性，进入胃后，在盐酸的作用下，被水解掉一个小分子的肽链，转变为有活性的胃蛋白酶（pepsin）。胃蛋白酶的生物学活性主要是水解苯丙氨酸和酪氨酸所形成的肽键，使蛋白质水解成朊和胨等少量多肽以及氨基酸。胃蛋白酶作用的最适 pH 为 2，随着 pH 的升高，酶活性逐步降低，当 pH 超过 6 时，将发生不可逆的变性。因此，胃蛋白酶进入小肠后，将失去水解蛋白质的能力。

　　3. 黏液　黏液可由胃黏膜表面的上皮细胞、泌酸腺的颈黏液细胞、贲门腺和幽门腺分泌，化学成分主要为黏蛋白。泌酸腺、幽门腺和贲门腺分泌的黏液存在于胃液中，为可溶性黏液，

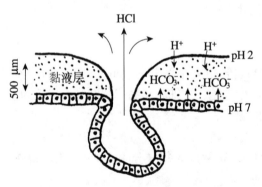

图 6-6　胃黏液 - 碳酸氢盐屏障模式图

空腹时很少分泌，食物刺激其分泌。表面上皮细胞分泌的黏液，呈胶冻状，为不溶性黏液，覆盖于胃黏膜表面。它的分泌是持续性的，但酸分泌增多时，其分泌速度也加快。

　　黏液的作用是保护胃黏膜。一方面，它可润滑食物，防止食物中粗糙成分对胃黏膜的机械性损伤。但更重要的是覆盖于黏膜表面的黏液凝胶层，与表面上皮细胞分泌的 HCO_3^- 一起，共同构成"胃黏液 - 碳酸氢盐屏障"（mucus-bicarbonate barrier）（图 6-6）。

　　这一屏障不仅可延缓胃腔中的 H^+ 向胃黏膜表面的反渗速度，而且其中的 HCO_3^- 可中和反渗入黏液凝胶层中的 H^+，使胃黏膜表面处于中性或偏碱状态，有效地防止盐酸和胃蛋白酶的侵蚀，因此在胃黏膜保护中有很重要的作用。

　　4. 内因子　由壁细胞分泌的内因子是一种分子量约为 6 万 Da 的糖蛋白，它可与维生素 B_{12} 结合成复合物，以防止小肠内水解酶对维生素 B_{12} 的破坏。复合物到达回肠末端时，内因子与黏膜细胞上的特殊受体结合，促进结合在内因子上的维生素 B_{12} 的吸收。如果内因子分泌不足，将引起维生素 B_{12} 的吸收障碍，进而影响红细胞的生成而出现恶性贫血。

　　➢ 考点提示：胃液的性质、主要成分及其作用

（二）胃液分泌的调节

人在空腹时胃液分泌量很少，进食可刺激胃液大量分泌。空腹时的胃液分泌称为基础胃液分泌或非消化期胃液分泌，进餐后的胃液分泌称为消化期胃液分泌。

1．消化期的胃液分泌　根据感受食物刺激的部位，可将进食引起的胃液分泌人为地分成头期、胃期和肠期三个时相。实际上，这三个时相几乎是同时开始、互相重叠的。

（1）头期胃液分泌：是指食物刺激头面部的感受器，如口腔、咽、食管、眼、鼻、耳等，所引起的胃液分泌。

用假饲的方法可以证明头期的存在。如图6-7所示，给狗事先造成一个食管瘘和一个胃瘘，当狗进食时，摄取的食物都从食管瘘流出体外，并未进入胃内（即假饲），但这时却有胃液的分泌，并从胃瘘流出。

引起头期胃液分泌的机制包括条件反射和非条件反射。非条件刺激是食物对口腔、咽等处的机械和化学刺激，条件刺激是与食物有关的形象、声音、气味等对视、听、嗅觉器官的刺激，传入冲动可到达中枢。传出神经是迷走神经，主要支配胃腺及胃窦部的G细胞。故进食引起迷走神经兴奋时，一方面直接刺激胃腺分泌胃液；同时，迷走神经还可刺激胃窦部的G细胞释放促胃液素（gastrin），后者经血液循环到胃腺，刺激胃液分泌。

头期胃液分泌的特点是分泌的量较大，酸度较高，胃蛋白酶含量丰富。分泌量的多少与食欲有很大关系，受情绪因素影响明显。

（2）胃期胃液分泌：食物进入胃后，可进一步刺激胃液分泌。此期的特点是分泌量大，酸度很高，但胃蛋白酶的含量较头期少。

胃期胃液分泌的机制包括神经调节和体液调节。一方面，食物的扩张刺激可兴奋胃体和胃底部的感受器，通过迷走神经直接作用于胃腺引起胃液分泌。另一方面，胃窦部的G细胞可以直接感受胃腔内食物的化学刺激，主要是蛋白质分解产物肽和氨基酸的刺激，引起促胃液素释放。因此，进食后血浆促胃液素水平会显著升高。

（3）肠期胃液分泌：食物的扩张和化学刺激直接作用于十二指肠和空肠上部，也可以引起胃液分泌。引起分泌的机制主要是体液因素，因为切断支配胃的迷走神经后，食物刺激小肠仍能引起胃液分泌。已知十二指肠黏膜也存在较多的G细胞，因此促胃液素可能是肠期胃液分泌的重要调节物之一。肠期胃液分泌量较少，约占进餐后胃液分泌总量的1/10。图6-8为消化期胃液分泌调节的模式图。

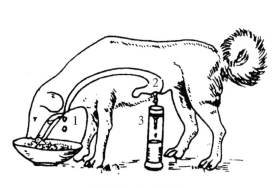

图6-7 假饲实验

1．食物从食管瘘流出；2．胃；3．从胃瘘收集胃液

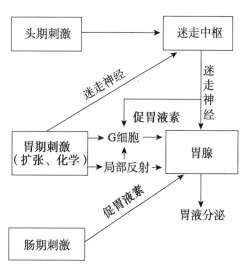

图6-8 胃液分泌的机制

2. 胃液分泌的抑制性调节　正常消化期胃液的分泌，除受到上述各种兴奋性因素的调节外，还受到多种抑制性因素的调节。实际所表现的胃液分泌是两种因素共同作用的结果。食糜中的酸、脂肪、高渗溶液均可抑制胃液分泌。

（1）酸的作用：当胃窦内的 pH 降到 1.2～1.5 时，可直接抑制 G 细胞释放促胃液素；低 pH 也可以引起胃窦黏膜内的 D 细胞释放生长抑素，通过生长抑素抑制促胃液素的释放，使胃液分泌减少。这是一种典型的负反馈调节方式，对调节胃酸的水平，防止胃酸分泌过多有重要意义。盐酸随食糜进入十二指肠后（pH < 2.5 时）也抑制胃液的分泌。其机制可能与酸刺激肠道黏膜内分泌细胞分泌抑制性激素有关。

（2）脂肪的作用：脂肪进入小肠后可明显抑制胃液的分泌。我国生理学家林可胜教授早在 20 世纪 30 年代就发现脂肪可刺激小肠黏膜（主要是十二指肠和空肠上部）释放抑制胃酸分泌的激素，并命名为肠抑胃素（enterogastrone）。近些年的研究表明，肠抑胃素并不是一个单独的激素，而是一类激素的总称，可能包括缩胆囊素、抑胃肽、促胰液素、神经降压肽等多种激素。它们经血液循环到胃后，或抑制促胃液素对壁细胞的刺激作用，或直接、间接地（通过生长抑素）抑制 G 细胞释放促胃液素，导致胃酸分泌的抑制。

（3）高渗的作用：食糜进入十二指肠后，使肠腔出现高渗溶液，高渗溶液刺激渗透压感受器抑制胃液的分泌，作用机制可能包括肠 - 胃反射和肠抑胃素的释放。

（三）胃黏膜的自身防御机制

胃液中的盐酸、胃蛋白酶、随食物进入胃内的伤害性物质（如酒精）、反流入胃的胆盐，以及一些药物（如阿司匹林），经常伤害胃黏膜，但在正常情况下，胃黏膜很少发生损伤。这主要由于胃黏膜有一套比较完善的自身防御机制。首先，覆盖于胃黏膜表面的胃黏液 -HCO_3^- 屏障防止 H^+ 和胃蛋白酶的侵蚀；其次，胃黏膜上皮相邻细胞的顶膜形成紧密连接，有防止离子透过的作用（称为胃黏膜屏障），即使部分 H^+ 通过胃黏液 -HCO_3^- 屏障，也很难穿透胃黏膜屏障进入黏膜内；再次，胃黏膜的血流十分丰富，它不仅为黏膜细胞提供了丰富的代谢原料，还可及时带走反渗入黏膜的 H^+ 和有害物质；最后，胃黏膜上皮细胞具有很强的再生能力，一旦伤害性物质造成胃黏膜的损伤，病灶周围的上皮细胞会迅速迁移到缺损处，覆盖创面；同时一些潜能细胞迅速增生使病灶修复。此外，近年发现，胃黏膜局部还存在自身保护性物质，具有细胞保护作用。如胃黏膜内的前列腺素类物质、生长抑素等，这些物质保护胃黏膜的机制可能与抑制胃酸分泌、刺激黏液和 HCO_3^- 分泌、改善微循环、促进细胞增生等有关，有些还可能直接增强胃黏膜细胞对伤害性物质的抵抗力。胃黏膜自身防御功能的减弱，可能在一些溃疡病的发病中具有重要作用。

 知识链接

幽门螺杆菌与溃疡病

幽门螺杆菌是很多胃和十二指肠疾病的祸首，它的感染是造成胃炎、胃溃疡、十二指肠溃疡、功能性消化不良以及胃癌的病因之一。在十二指肠溃疡患者胃中几乎 100% 可检出此菌，其与慢性胃窦炎的关系极为密切，而十二指肠溃疡患者也常伴有慢性胃炎，且后者被普遍认为是十二指肠溃疡的危险因素。此菌的最可能的传播途径是粪便和口腔的接触，呼吸和说话时的飞沫传播也可能是重要的传染途径之一。按中国习惯用筷子夹食餐桌上共享的菜肴者，其幽门螺杆菌流行率也高于相对的不用筷子的分食者。幽门螺杆菌对胃、十二指肠的损伤是由于减弱了黏膜局部的防御机制所致。它的感染明显地改变并损害了黏液层、上皮细胞、胃血流以及促胃液素细胞和生长抑素细胞的功能。

细菌产生的多种酶，如尿素酶、蛋白酶、脂肪酶和磷脂酶，以及细胞毒素A，加之胃肠黏膜长期的慢性炎症，这些因素均可破坏胃肠黏膜的结构和生理的完整性，从而导致H⁺向黏膜反流，引起组织损伤。

临床观察到，根除幽门螺杆菌后可使十二指肠溃疡的愈合率增加、复发率明显降低。基于对它的认识，在临床上治疗消化性溃疡多是铋制剂和抗生素合用。铋制剂既能在胃中与黏液结合，还有细胞保护和杀菌作用。目前国际上推崇三联疗法，将铋制剂与阿莫西林及甲硝唑合用，效果很好，也有人用四环素代替上述三联疗法中的阿莫西林，对此菌的根除率接近90%。

二、胃的运动

根据胃壁肌层的结构和功能特点，可将胃划分为头区和尾区两部分。头区包括胃底和胃体上 1/3，尾区包括胃体下 2/3 及胃窦。头区的运动较弱，其主要功能是贮存食物；尾区的运动较明显，其功能是磨碎进入胃中的食团，使之与胃液充分混合，以形成食糜（chyme），并将食糜逐步地推进至十二指肠。

（一）胃的运动形式

1．紧张性收缩　空腹时胃就有一定的紧张性收缩，进食结束后略有加强。其作用在于使胃保持一定的形状和位置，以及保持一定的胃内压，有利于胃液渗入食团中。紧张性收缩是胃其他运动形式有效进行的基础。头区的紧张性收缩在进食后有所加强，可将食物缓慢地推进至胃的尾区。

2．容受性舒张　进食时，食物刺激口腔、咽、食管等处的感受器后，可通过迷走神经反射性地引起胃底和胃体肌肉的舒张，称为胃的容受性舒张（receptive relaxation），是胃所特有的运动形式，这一运动形式使胃的容量明显增大。正常成人空腹时胃的容量仅约 50 ml，进餐后可达 1.5 ~ 2.0 L。容受性舒张的生理意义是使胃能够接受吞咽入胃的大量食物而胃内压无显著升高，使胃更好地完成容受和贮存食物的功能。引起胃容受性舒张反射的传出通路是迷走神经，但神经末梢释放的递质不是乙酰胆碱，而可能是一种称为血管活性肠肽（VIP）的肽类物质，它可抑制胃平滑肌的收缩。

3．蠕动　胃的蠕动（peristalsis）是一种起始于胃的中部向幽门方向推进的收缩波（图6-9）。空腹时基本见不到胃的蠕动，食物进入胃腔后约 5 min，便引起明显的蠕动。蠕动波约需 1 min 到达幽门，频率约每分钟 3 次，因此前一个蠕动波还在传播途中，后一个蠕动波已经开始，所以常形容为"一波未平，一波又起"。蠕动波开始时较弱，在传播途中逐步加强，速度也明显加快，一直传播到幽门，并将 1 ~ 2 ml 食糜送入十二指肠，常把这种作用称为幽门泵。有时蠕动波传播速度很快，可超过胃内食物的推进速度，结果它到达胃窦时，由于胃窦肌

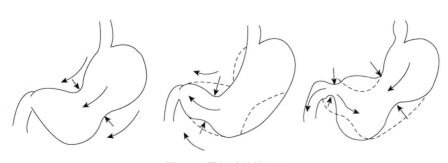

图 6-9　胃蠕动的模式图

肉的有力收缩，随后到达的食物将被反向地推回。也有一些蠕动波在传播途中即行消失。胃蠕动的生理意义主要在于：①磨碎进入胃内的食团，并使其与胃液充分混合，以形成糊状的食糜；②将食糜逐步推入十二指肠中。

> 考点提示：胃的运动形式

（二）胃的排空及其调节

1. 胃的排空　食物由胃排入十二指肠的过程称为胃排空（gastric emptying）。排空的速度与食物的物理性状有关，液体食物较快，固体较慢；食物的化学组成也影响排空速度，糖类食物排空快，蛋白质次之，脂肪最慢。通常进餐的混合性食物，需 4 ~ 6 h 即可由胃完全排空。

2. 胃排空的调节

（1）胃内的食物促进胃排空：食物对胃的扩张刺激可通过迷走 - 迷走神经反射和壁内局部神经反射，引起胃运动的加强，乙酰胆碱 M 受体的阻断剂阿托品可阻断这种作用。食物的化学和扩张刺激还可直接或间接地刺激胃窦黏膜中的 G 细胞释放促胃液素，促胃液素对胃的运动也有中等程度的兴奋作用。

（2）食物进入十二指肠后抑制胃排空：食糜中的酸、脂肪、高渗及扩张刺激可兴奋十二指肠壁上的相应感受器，反射性地抑制胃的运动，使胃排空减慢。此反射称为肠 - 胃反射（enterogastric reflex），传出通路较复杂，可能有迷走传出神经的抑制、交感传出纤维的兴奋以及壁内神经丛的局部反射。另一方面，食糜中的酸和脂肪酸还可刺激十二指肠黏膜释放促胰液素、抑胃肽、缩胆囊素等胃肠激素，它们经血液循环到达胃后，也可抑制胃的运动，这些激素常统称为肠抑胃素。

胃排空的调节过程可归纳如下：食糜进入十二指肠后，通过肠 - 胃反射和肠抑胃素的作用抑制胃的运动，使胃排空暂停。随着胃酸被中和，以及食糜被推至小肠远端并被消化和吸收，食糜对胃的抑制逐渐消失，胃运动又加强，再推进少量食糜进入十二指肠。通过如此反复进行的协调活动使胃内食糜的排空很好地适应十二指肠内消化和吸收的速度，其生理意义是显然的。

第四节　小肠内消化

食糜由胃进入十二指肠后，即开始了小肠内的消化。小肠内消化是整个消化过程中最重要的阶段。在这里，食糜受到胰液、胆汁和小肠液的化学性消化以及小肠运动的机械性消化。许多营养物质也都在这一部位被吸收入机体。因此，食物通过小肠后，消化过程基本完成。未被消化的食物残渣，从小肠进入大肠。食物在小肠内停留的时间，随食物的性质而有不同，一般为 3 ~ 8 h。

一、胰液的分泌

胰腺由外分泌腺和胰岛内分泌细胞两部分组成。外分泌腺可分泌胰液，在食物消化中有重要意义。胰岛分泌胰岛素等多种激素，在机体的物质代谢中起重要调节作用（见第十一章）。

（一）胰液的成分和作用

胰液无色、无味，呈弱碱性，pH 为 7.8 ~ 8.4。成人每日分泌 1 ~ 2 L 胰液，其中含有丰富的蛋白质（为各种消化酶），HCO_3^- 的含量也较高，还有 Na^+、K^+、Cl^- 等无机盐离子。

1. HCO_3^-　胰腺内的小导管管壁细胞可分泌水、HCO_3^-、Na^+、K^+、Cl^- 等，其中 HCO_3^- 的浓度随分泌速度增加而增加，最高可达 140 mmol/L。HCO_3^- 的作用包括：①中和进入十二指肠的盐酸，防止盐酸对肠黏膜的侵蚀；②为小肠内的多种消化酶提供最适的 pH 环境（pH 7～8）。

2．消化酶 胰腺的腺泡细胞分泌多种消化酶，主要有：

（1）胰蛋白酶原和糜蛋白酶原：二者均无酶活性。随胰液排入十二指肠后，小肠液中的肠致活酶（enterokinase）可迅速激活胰蛋白酶原，使其水解掉一个小分子的肽段，转变为有活性的胰蛋白酶（trypsin）。胰蛋白酶可进一步活化糜蛋白酶原，使之转变为糜蛋白酶，并且也能使胰蛋白酶原活化。胰蛋白酶和糜蛋白酶分别能水解蛋白质为多肽，但二者同时作用时，可将蛋白质水解为小的肽和氨基酸。

（2）胰淀粉酶：胰淀粉酶（pancreatic amylase）可将淀粉水解为麦芽糖。它的作用较唾液淀粉酶强。

（3）胰脂肪酶：胰脂肪酶（pancreatic lipase）可将三酰甘油（甘油三酯）水解为脂肪酸、甘油和一酰甘油。此外，胰液中还有胆固醇酯酶和磷脂酶，能分别水解胆固醇酯和磷脂。

（4）核酸酶：包括 DNA 酶和 RNA 酶，分别水解 DNA 和 RNA。

胰液中含有水解三大营养物的消化酶，是所有消化液中消化力最强的和最重要的消化液。如果胰液分泌障碍，将造成食物消化不良，特别是蛋白质和脂肪的消化吸收障碍，并可影响到脂溶性维生素的吸收。

（二）胰液分泌的调节

空腹时，胰液基本不分泌；进食时，通过刺激头面部、胃、小肠的感受器，特别是小肠上端的感受器，引起神经反射和胃肠激素的释放，使胰液分泌增加（图 6-10）。

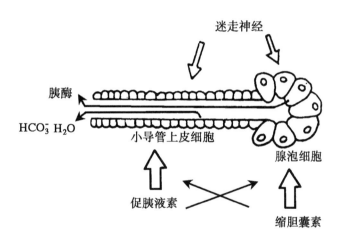

图 6-10 神经和体液因素对胰液分泌调节的示意图
箭头粗细表示作用大小

1．神经调节 食物对消化道的刺激，引起迷走神经的兴奋，其支配胰腺的纤维释放乙酰胆碱，促使胰液分泌。此外，迷走神经引起的促胃液素释放，也促使胰液分泌。由于迷走神经主要支配胰腺的腺泡细胞，因此它兴奋时胰液分泌的特点是酶含量很丰富，但分泌量较少。

2．体液调节

（1）促胰液素：酸性食糜进入小肠后，可刺激十二指肠和空肠上端黏膜中的 S 细胞释放促胰液素（secretin），肽和氨基酸也有刺激作用，但较盐酸弱，促胰液素经血液循环至胰腺后，主要作用于小导管的上皮细胞，使水和 HCO_3^- 的分泌量显著增加。因此这时胰液的量大大增多，HCO_3^- 浓度较高，而酶的含量较少。

（2）缩胆囊素：食糜中的蛋白水解产物、脂肪酸等可刺激十二指肠和空肠上端黏膜中的另一种内分泌细胞（I 细胞）分泌缩胆囊素（cholecystokinin）。它主要作用于胆囊平滑肌和胰腺的腺泡细胞，引起胆囊强烈收缩和胰酶的大量分泌。此外，缩胆囊素对外分泌胰腺还有营养作用。有实验表明，缩胆囊素与促胰液素对胰腺的促分泌作用存在着协同作用，即一个激素可以加强另一个激素的作用。

二、胆汁的分泌

胆汁（bile）是由肝细胞分泌的。平时，肝细胞持续地分泌胆汁（肝胆汁），但在非消化期，肝胆汁并不流入十二指肠，而是经肝管、胆囊管流入胆囊贮存。进食时，胆囊胆汁排入十二指肠，同时，肝细胞分泌的肝胆汁也经肝管、胆总管排入十二指肠。

（一）胆汁的成分和作用

胆汁是一种苦味的液体，肝胆汁为金黄色，pH 为 7.4；胆囊胆汁为深棕色，pH 为 6.8。成人每日分泌胆汁 0.8 ~ 1.0 L。其中除水外，还有胆盐、胆固醇、卵磷脂、胆色素和无机盐，但无消化酶。胆汁的作用是促进脂肪的水解和吸收，以及促进脂溶性维生素的吸收。胆汁中的胆盐、胆固醇和卵磷脂作为乳化剂，使脂肪乳化成微滴，以增加脂肪酶的作用面积。胆盐还可与脂肪分解产物及脂溶性维生素一起，形成混合微胶粒（mixed micelle），这种微胶粒可以跨过肠黏膜表面的非流动水分子层把脂肪分解产物和脂溶性维生素运载到肠黏膜表面而被吸收，但胆盐在此并不被吸收。

（二）胆盐的肠肝循环

胆汁中的胆盐进入回肠末端后，90% 左右被肠黏膜吸收入血，随后经门静脉回到肝，再随胆汁被分泌入十二指肠。这一过程被称为胆盐的肠肝循环（enterohepatic circulation of bile salt）。每次进餐后胆盐可循环 2 ~ 3 次，而且返回肝的胆盐具有刺激胆汁分泌的作用。

（三）胆汁分泌和排出的调节

进食刺激消化道（头面部、咽、胃、小肠）的感受器，可引起迷走神经的兴奋和促胰液素、缩胆囊素及促胃液素的释放。其中，迷走神经兴奋可刺激肝细胞分泌胆汁，并引起胆囊收缩；促胃液素和促胰液素均可刺激肝细胞分泌胆汁；缩胆囊素可引起胆囊平滑肌的强烈收缩和 Oddi 括约肌的舒张。因而，促进了肝胆汁的分泌和胆囊胆汁的排放，使胆汁流入十二指肠。在胆汁分泌的调节中，体液因素的作用更重要。

➤ 考点提示：胰液和胆汁的性质、主要成分及作用

三、小肠液的分泌

小肠液由肠腺分泌，是一种弱碱性液体，pH 为 7.6 ~ 8.0，渗透压与血浆相等。成人每日分泌量为 1.5 ~ 3.0 L，其中除水外，还含有无机盐、黏蛋白和肠致活酶。小肠液中还含有脱落上皮细胞释放的肽酶、麦芽糖酶和蔗糖酶，现在认为，小肠液中的这些酶对食物在小肠内的消化无重要作用。

小肠液的生理作用主要有：①稀释消化产物，使其渗透压接近于血浆，以利于吸收的进行；②小肠液不断分泌，又不断地被肠黏膜再吸收，这种液体的交流为营养物质的吸收提供了媒介；③肠致活酶可激活胰蛋白酶原；④十二指肠腺，能分泌碱性较强的液体，保护十二指肠不被胃酸侵蚀。

四、小肠的运动

小肠壁的外层是纵行肌，内层是环行肌，它们执行小肠的各种运动功能。

（一）小肠的运动形式

1．紧张性收缩 紧张性收缩是小肠其他运动形式有效进行的基础，并使小肠保持一定的形状和位置，也使小肠腔中保持一定的压力，后者对于食物的消化和吸收都是有利的。

2．分节运动 分节运动（segmentation）是一种以环行肌为主的节律性舒缩运动。这是小肠所特有的运动形式，表现为在食糜所在的肠管环行肌隔一定间距多点同时收缩，把食糜分割成许多节段；数秒后，原收缩处

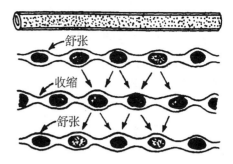

图 6-11 小肠分节运动模式图

舒张，原舒张处收缩，使食糜原来的节段分成两半，邻近的两半合在一起，形成新的节段（图6-11），如此反复进行。空腹时，分节运动几乎不存在，食糜进入小肠后逐步加强。由上至下，小肠的分节运动存在着一个频率梯度，即小肠上部较快，如在十二指肠每分钟约 12 次，向小肠远端频率逐步减慢，在回肠末端每分钟仅有 6～8 次。分节运动的生理意义是：①使食糜与消化液充分混合利于化学性消化；②增加食糜与小肠黏膜的接触，并不断挤压肠壁以促进血液和淋巴液的回流，这都有助于吸收；③由于分节运动存在着由上至下的频率梯度，因此对食糜有弱的推进作用。

3．蠕动 蠕动是一种纵行肌与环行肌共同参与的运动。表现为向小肠远端传播的环状收缩波，可起始于小肠的任何部位，推进速度为 1～2 cm/min，行约数厘米后消失。其作用是将食糜向小肠远端推进一段后，在新的肠段通过分节运动进一步消化和吸收。有时在小肠中还可见到一种称为蠕动冲的运动，其传播速度很快（2～25 cm/s），一直将食糜推送至回肠末端或结肠。

小肠的运动主要受肌间神经丛的调节，食糜对肠黏膜的刺激可通过局部反射使运动加强。在整体情况下，外来神经也可调节小肠的运动，一般迷走神经兴奋时，肠壁的紧张性升高，蠕动加强，而交感神经的作用则相反。促胃液素、P 物质、脑啡肽、5- 羟色胺等体液因素也可促进小肠的运动，肾上腺素则起抑制作用。

> 考点提示：小肠的运动形式

（二）回盲括约肌的功能

回肠末端与盲肠交界处的环行肌明显加厚，具有括约肌的作用，称为回盲括约肌。它在平时保持轻度的收缩状态，一方面防止小肠内容物过快地排入结肠，另一方面也阻止结肠内的食物残渣倒流。食物进入胃后，可通过胃 - 回肠反射引起回肠蠕动，当蠕动波传播到近回盲括约肌数厘米时，括约肌舒张，随着蠕动波进一步向括约肌部位传播，约有 4 ml 食糜被推入结肠。食糜对盲肠的机械扩张刺激，可通过壁内神经丛的局部反射，使回盲括约肌收缩。食糜由十二指肠推送过回盲瓣需 3～8 h，每天约有 0.6 L 食糜被排入结肠。

第五节　大肠内消化

人类的大肠没有重要的消化功能，其主要功能是吸收水分、无机盐及由大肠内细菌合成维生素 B、K 等物质；贮存未消化和不消化的食物残渣并形成粪便。食物摄入后直至其消化残渣大部分被排出体外，一般需 72 h。

一、大肠液的分泌

大肠液是由大肠黏膜表面的柱状上皮细胞及杯状细胞分泌的。大肠的分泌液富含黏液和磷酸氢盐，其 pH 为 8.3 ～ 8.4。大肠液中可能含有少量二肽酶和淀粉酶，但它们对物质的分解作用不大。大肠黏液可润滑粪便，减少食物残渣对肠黏膜的摩擦；能粘连肠内容物有助于粪便的形成，减少或阻止粪便内部大量存在的细菌活动对肠壁的影响；碱性的大肠液还可中和粪便内部细菌活动产生的酸。

大肠液的分泌主要由食物残渣对肠壁的直接机械刺激或通过局部神经丛反射所引起。刺激副交感神经（盆神经）引起远端大肠分泌黏液明显增加，刺激结肠的交感神经可使大肠液分泌减少。目前尚未发现重要的大肠液分泌的体液调节。

二、大肠的运动

大肠的运动形式有紧张性收缩、袋状往返运动、分节或多袋推进运动和蠕动。总体来说，大肠的运动较小肠少、弱和慢，对刺激的反应也较迟缓。这些特点都适应于大肠作为粪便暂时贮存所的功能。

1. 袋状往返运动　这是在空腹时最多见的一种运动形式，由环行肌无规律地收缩所引起，它使结肠袋中的内容物向两个方向作短距离的位移，但并不向前推进。

2. 分节或多袋推进运动　这是一个结肠袋或一段结肠收缩，其内容物被推移到下一段的运动，进食后或结肠受到拟副交感药物刺激时，这种运动增多。

3. 蠕动　大肠的蠕动由一些稳定向前的收缩波所组成。收缩波前方的肌肉舒张，往往充有气体；收缩波的后面则保持收缩状态，使这段肠管闭合并排空。

在大肠还有一种进行很快，且前进很远的蠕动，称为集团蠕动。它通常开始于横结肠，可将一部分大肠内容物推送至降结肠或乙状结肠。集团蠕动常见于进食后，最常发生在早餐后 60 min 之内，可能是胃内食物进入十二指肠，由十二指肠 - 结肠反射所引起，这一反射主要是通过内在神经丛的传递实现的。

食糜由盲肠被推送到直肠约需 10 h。其间，一部分食物残渣的水分被结肠黏膜吸收；同时经过大肠内细菌的发酵和腐败作用，食物残渣被转变为粪便。

三、大肠内细菌的活动

大肠内有许多细菌，它们来自空气和食物。由于大肠内碱性环境、温度，特别是大肠内容物在大肠滞留时间长很适于细菌繁殖。

大肠内的细菌种类很多，包括厌氧菌（如产气荚膜梭菌和脆弱类杆菌）和需氧菌（如产气肠杆菌）。肠道细菌对人体作用较复杂（包括有益的和有害的作用），主要作用如下：①发酵未消化或不消化的碳水化合物（主要是纤维素）和脂类，产生短链脂肪酸（包括乙酸、丙酸和丁酸）和多种气体（如 H_2、N_2、CO_2、CH_4 及 H_2S）。其中短链脂肪酸易被结肠吸收，用于供能，并可刺激水和钠的吸收。而气体则是屁的主要成分。②能合成 B 族维生素（B_1、B_2、B_{12}）、维生素 K 和叶酸。但另一方面，肠道细菌又能消耗一些重要的营养物质，如维生素 C、B_{12} 和胆碱。③可将胆红素转化为尿胆原，将初级胆汁酸转化为次级胆汁酸；分解胆固醇、药物和某些食品添加剂。④结肠细菌可将某些氨基酸脱羧生成胺，包括有潜在毒性的组胺、酪胺及有臭味的吲哚和粪臭素；此外，还可将氨基酸转化为氨，其中 95% 吸收后在肝转化为尿素。肝功能受损时，处理氨的能力降低，进入血循环的氨增多，可产生神经系统症状（肝性脑病）。

四、排便反射

正常人的直肠中平时没有粪便。一旦结肠的蠕动将粪便推入直肠就会引起排便反射 (defecation reflex)。直肠壁内的感受器受到粪便刺激时，冲动沿盆神经和腹下神经传入脊髓腰骶段，兴奋此处的初级排便中枢，同时上传到大脑皮质引起便意。初级排便中枢的兴奋，一方面使盆神经的传出冲动增加，引起降结肠、乙状结肠和直肠的收缩，肛门内括约肌的舒张；同时，使阴部神经的传出冲动减少，引起肛门外括约肌舒张，结果将粪便排出体外（图 6-12）。大脑皮质可以加强或抑制排便中枢的活动。当环境适宜排便时，大脑皮质的下行冲动可进一步兴奋排便中枢，并且还可使膈肌、腹肌等强力收缩，以增加腹内压，促进排便。而当环境不适合时，大脑皮质便抑制脊髓初级排便中枢的活动，使便意消失。如果经常发生这种抑制，就会使直肠对粪便刺激的敏感性降低，引起便秘。

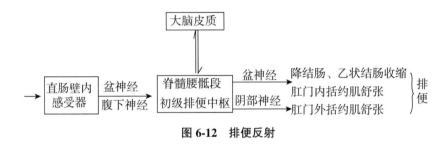

图 6-12　排便反射

第六节　吸　收

食物经过消化后，各种营养物质的分解产物、水分、无机盐和维生素，以及大部分的消化液即可通过消化道黏膜上皮细胞进入血液和淋巴中。

吸收是指消化道内的小分子物质通过消化道黏膜的上皮细胞，进入血液和淋巴液的过程。消化腺每日分泌 6 ~ 8 L 的消化液，机体每日从外界摄取 1.5 ~ 2 L 的液体，两者之和达 8 ~ 10 L，它们经过消化道后几乎全部被吸收，可见消化道的吸收能力是巨大的。

一、吸收的部位

消化道不同部位的吸收能力相差很大。口腔和食管基本没有吸收功能；胃的吸收能力也很小，仅能吸收少量的水、酒精及某些药物；小肠是吸收的主要部位，每日约吸收 8 L 的水、10 ~ 50 g 盐、数百克营养物质；大肠主要吸收食物残渣中剩余的水和盐类。图 6-13 为各类物质在消化道内吸收部位的示意图。

一般认为，绝大部分糖类、脂肪、蛋白质的消化产物在经过十二指肠和空肠后，已被吸收，当食糜到达回肠时，通常已吸收完毕，因此回肠是吸收功能的贮备。但是，回肠可主动吸收维生素 B_{12} 和胆盐，在吸收中具有独特的作用。食物之所以基本上在小肠被吸收，与小肠的组织结构、食物在小肠停留时间较长、食物主要在小肠内消化密切相关。

> ➤ 考点提示：小肠是吸收的主要部位

小肠成为消化和吸收的主要部位，是因为它有许多吸收的有利条件：①在小肠内糖类、蛋白质、脂类已彻底消化为可吸收的物质。②小肠的吸收面积很大。小肠黏膜形成许多环状皱襞，皱襞上有许多绒毛（villi），绒毛的上皮细胞上有许多微绒毛（micro-villi）。这样，使小肠的表面积即吸收面积增加约 600 倍，达到 250 m² 左右（图 6-14）。③小肠绒毛结构特殊，有利于吸收。绒毛内有毛细血管、毛细淋巴管、平滑肌纤维及神经纤维网，消化期间小肠绒毛的节律性伸缩与摆动，可促进绒毛内的血液和淋巴流通。④食物在小肠内停留的时间比较长（3～8 h），有较充足的时间被吸收。

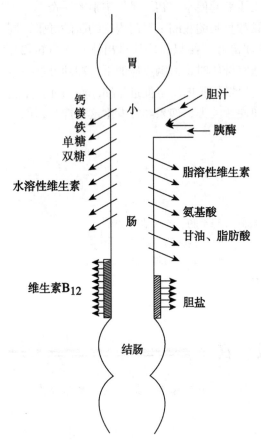

图 6-13　各种营养物质在消化道中的吸收部位

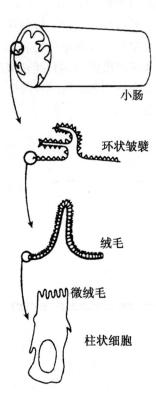

图 6-14　小肠的皱襞、绒毛和微绒毛的模式图

二、主要营养物质的吸收

营养物质的吸收机制大致可分为被动转运和主动转运两种方式。在肠黏膜上皮细胞膜上，存在着能把物质逆浓度差转运至黏膜内的泵，如 Na⁺ 泵、K⁺ 泵、I⁻ 泵等。通过这些泵的活动，不仅使 Na^+、K^+ 等主动吸收，还可促进其他物质的被动吸收。其中，以 Na^+ 泵的作用最为重要。肠黏膜上皮细胞的基底侧膜上存在着 Na^+ 泵，它可将顺电化学梯度由肠腔扩散入细胞内的 Na^+ 主动地转运至细胞间隙液，随后 Na^+ 扩散入血液。在 Na^+ 吸收的同时，将产生有利于水吸收的渗透梯度和有利于 Cl^- 吸收的电化学梯度，结果引起水和 Cl^- 的被动吸收。此外，Na^+ 的主动吸收，对于葡萄糖和氨基酸的主动转运也是必不可少的。

（一）糖的吸收

1. 糖吸收的形式　食物中的糖类包括多糖（淀粉、糖原）、双糖（蔗糖、麦芽糖等）和单糖（葡萄糖、果糖、半乳糖等）。一般认为，小肠黏膜仅能对单糖吸收。食物中的淀粉在唾液淀粉酶和胰淀粉酶（均为 α- 淀粉酶）的作用下，被水解成麦芽糖和葡萄糖；食物中的双糖以及淀粉经消化后形成的麦芽糖，在肠黏膜上皮细胞刷状缘上的麦芽糖酶、蔗糖酶的作用下，进一步水解成葡萄糖、果糖等。此外，食物中还有一种双糖，即乳糖（乳汁中含量丰富），它在刷状缘上的乳糖酶的作用下，可被水解成半乳糖和葡萄糖。经过消化而产生的单糖，可被小肠黏膜上皮细胞以主动转运的方式吸收。

如果小肠缺乏水解双糖的酶，将会因肠腔双糖过多而引起小肠内液体吸收有所减少，使肠内容物体积增加，而且双糖进入结肠后，经细菌的发酵作用而产生大量气体。结果，将引起腹胀和腹泻等症状。许多成年人，小肠中乳糖酶的活性较婴幼儿时期显著降低，因此在饮牛奶以后，会产生腹胀和腹泻的症状。

2. 糖吸收的机制和途径　小肠吸收单糖的速度很快，而且可以逆浓度差进行，是一种耗能的主动转运过程。一般认为，小肠黏膜上皮细胞的刷状缘上存在转运葡萄糖的载体。它在肠腔中存在 Na^+ 的条件下，可以与肠腔中的葡萄糖和 Na^+ 结合，将二者转运至细胞内。随着细胞内葡萄糖浓度升高，葡萄糖顺浓度差被动地扩散入细胞间液而被吸收；同时，进入细胞内的 Na^+ 被细胞基底侧膜上的 Na^+ 泵转运到细胞外（图 6-15）。可见，葡萄糖的吸收有赖于 Na^+ 的主动转运，二者同时进行，相互偶联，需要消耗能量。肠腔中 Na^+ 浓度高时，可加快葡萄糖的吸收速度， Na^+ 浓度低时则抑制葡萄糖的吸收。

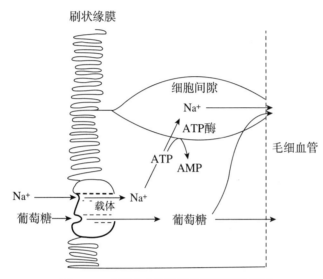

图 6-15　小肠上皮细胞吸收葡萄糖的机制

被小肠黏膜吸收的葡萄糖，扩散入绒毛内的毛细血管中，随后汇聚于门静脉，被运输到肝。

（二）蛋白质的吸收

食物中的蛋白质经胃蛋白酶的消化，被水解成大分子量的多肽，再进一步经胰蛋白酶和糜蛋白酶的共同作用，被消化为小肽和游离的氨基酸。小肠上皮细胞的刷状缘上存在氨基肽酶和寡肽酶（二肽酶、三肽酶），前者可以从氨基端把小肽上的氨基酸一个一个地水解下来，后者可将二肽和三肽水解成单个的氨基酸。一般认为，只有蛋白质被消化成游离的氨基酸后，才能被小肠黏膜的上皮细胞吸收。在婴儿，少量未消化的蛋白质也可被肠黏膜吸收，如母亲初乳中的一些蛋白质抗体，可被婴儿完整地吸收而进入血液，这对提高婴儿对病原体的免疫力具有重要意义。随着年龄的增加，完整蛋白质的吸收越来越少。外来蛋白质被吸收入血后，会引起淋巴细胞产生特异性的抗体，如果以后又有同样蛋白质被吸收，将会发生特异性的抗原 - 抗体反应而出现过敏症状。这可能是有些人吃了某些食物（如一些鱼类）后发生过敏反应的原因之一。

蛋白质以氨基酸形式吸收入血液。小肠黏膜吸收氨基酸的过程也是主动转运过程，主要是与 Na^+ 偶联的继发性主动转运过程。具体机制类似于葡萄糖的吸收，但是上皮细胞刷状缘上的载体是对氨基酸特异的。目前认为，刷状缘上存在着三类转运氨基酸的载体，它们分别运载中性、酸性和碱性氨基酸。有实验提示，小肠上皮细胞的刷状缘上还存在着第四种转运载体，可将肠腔中的二肽和三肽转运到细胞内，在细胞内二肽和三肽被水解成氨基酸后，扩散入血而吸收。因此，二肽和三肽也可能是蛋白质吸收的一种形式。

（三）脂类的吸收

1. 脂肪的吸收 食物中的脂肪在胆盐的协助下，经胰脂肪酶的消化，被水解成游离的脂肪酸、一酰甘油和少量的甘油。食物中的胆固醇酯在胰胆固醇酯酶的作用下分解成胆固醇和脂肪酸。脂肪酸、一酰甘油、甘油及胆固醇均可被小肠黏膜上皮细胞吸收。但在小肠上皮细胞刷状缘的表面有一层非流动的水分子层，肠腔中的脂肪酸、一酰甘油、甘油和胆固醇是脂溶性分子，很难通过水分子层，它们必须与胆盐形成混合微胶粒，方可通过这一水分子层而到达刷状缘表面。在这里，一酰甘油、脂肪酸、甘油等又被逐渐地从混合微胶粒中释放出来，通过单纯扩散方式进入细胞内，而胆盐在此并不被吸收。

进入细胞内的脂肪酸、一酰甘油等随后的路径取决于脂肪酸分子的大小。其中，短链脂肪酸（1～12个碳原子的脂肪酸）和含短链脂肪酸的一酰甘油，可直接从细胞内扩散到组织液中，随后扩散入血液而被吸收。而长链脂肪酸（大于12个碳原子的脂肪酸）则在细胞的内质网中，与甘油、一酰甘油重新合成为三酰甘油，或与胆固醇合成胆固醇酯。随后，三酰甘油和胆固醇酯与内质网中合成的载脂蛋白一起，形成乳糜微粒（chylomicron），并进入高尔基体中。在高尔基体中，许多乳糜微粒被包裹在一个囊泡内，当囊泡移行到细胞基底侧膜时，便与细胞膜融合，将乳糜微粒释放入组织液，进而扩散入淋巴液（图6-16）。

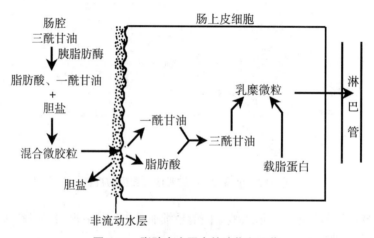

图 6-16 脂肪在小肠内的消化和吸收

由上可见，脂肪的吸收包括血液和淋巴两种途径。但是，人类膳食中所含的脂肪，主要是由含15个碳原子以上的长链脂肪酸组成的，所以脂肪的吸收途径以淋巴为主。

2. 胆固醇的吸收 肠道内的胆固醇有两个主要来源：一是来自食物，二是来自肝分泌的胆汁。由胆汁来的胆固醇是游离的，而食物中的胆固醇部分是酯化的。酯化的胆固醇必须在肠腔中经消化液中的胆固醇酯酶的作用，水解为游离胆固醇后才能被吸收。游离的胆固醇通过形成混合微胶粒，在小肠上部被吸收。被吸收的胆固醇大部分在小肠黏膜细胞中又重新酯化，生成胆固醇酯，最后与载脂蛋白一起组成乳糜微粒经由淋巴系统进入血循环。

胆固醇的吸收受很多因素影响。食物中胆固醇含量越多，其吸收也越多，但两者不呈直线关系。食物中的脂肪和脂肪酸有提高胆固醇吸收的作用，而各种植物固醇（如豆固醇、谷固醇）则抑制其吸收。胆盐可与胆固醇形成混合微胶粒而有助于胆固醇的吸收，食物中不能被利用的纤维素、果胶、琼脂等容易和胆盐结合形成复合物，妨碍微胶粒的形成，从而降低胆固醇的吸收，因此多进食蔬菜、水果及富含纤维素的粗粮，可减少胆固醇的吸收。另外，抑制肠黏膜细胞载脂蛋白合成的物质，可因妨碍乳糜微粒的形成，减少胆固醇的吸收。

（四）水分的吸收

人每天由胃肠道吸收回体内的液体量有 8 ～ 9 L 之多。水是通过渗透方式被动吸收的，各种溶质，特别是 NaCl 的主动吸收所产生的渗透压梯度是水分吸收的主要动力。细胞膜和细胞间的紧密连接对水的通透性都很大，因此，驱使水吸收的渗透压一般只有 3 ～ 5 mOsm/L。

在十二指肠和空肠上部，水分由肠腔吸收入血液的量和水分由血液分泌到肠腔的量都很大，因此肠腔内液体的量减少得并不多。在回肠，吸收入肠腔的液体比分泌出来的多，从而使肠内容大为减少。

（五）无机盐的吸收

1. 钠的吸收　小肠每天需吸收 25 ～ 30 g 的钠，其中由食物摄入的钠为 5 ～ 8 g，其余为消化液中再吸收的钠，约等于体内总钠量的 1/7。因此，如果因严重的呕吐、腹泻使胃肠道分泌的钠大量丢失，体内储存的钠在几小时内可降至危及生命的水平。钠的吸收是主动过程。一部分钠是伴随着糖及氨基酸通过继发性同向转运进入细胞。Na^+ 进入细胞后，通过基底侧膜 Na^+ 泵泵出细胞，经组织液进入血液。由于肠腔内的葡萄糖、氨基酸可增加 Na^+ 的吸收，所以分泌性腹泻患者常用的口服溶液，含有葡萄糖、NaCl 等溶质，可加快葡萄糖、NaCl 和水的吸收，以补偿丢失的盐和水。另一部分钠是伴随着 H^+ 和 K^+ 的逆向转运而吸收的。

2. Cl^- 和 HCO_3^- 的吸收　Cl^- 是通过被动扩散而迅速吸收的。即由于 Na^+ 的吸收，造成肠腔内的内容物负电位，而肠上皮细胞基底侧膜一侧为正电位，于是 Cl^- 顺电位差而吸收。在上段小肠的胰液及胆汁中含有大量的 HCO_3^-，其吸收是以与 H^+ 交换的方式进行的，即通过 H^+-Na^+ 交换进入肠腔内的 H^+ 与 HCO_3^- 结合生成 H_2CO_3，后者解离为 H_2O 和 CO_2。H_2O 留在肠腔，CO_2 易于通过肠上皮细胞而吸收入血，最后从肺呼出。也就是说，HCO_3^- 是以 CO_2 的形式吸收的。

3. 铁的吸收　铁主要在十二指肠被吸收。人每日吸收铁约为 1 mg，仅为每日摄入膳食铁的 5% 左右。孕妇、生长中的儿童及失血等情况下，铁的吸收量较大；胃酸缺乏时铁的吸收减少，这是由于铁易与小肠分泌液中的负离子形成不溶性盐或与食物中的植酸、鞣酸及谷粒纤维形成不溶性复合物，这些铁的复合物在较低的 pH 环境易于溶解，所以胃酸可促进铁的吸收；维生素 C 可与铁形成可溶性复合物，以及使 Fe^{3+} 还原为 Fe^{2+}，因此也可促进铁的吸收。

4. 钙的吸收　摄入的钙 30% ～ 80% 被吸收，主要吸收部位在十二指肠。影响钙吸收的主要因素有维生素 D 和机体对钙的需要状况。维生素 D 促进钙的吸收；体内钙减少或对钙的需要增加时（如低钙饮食、儿童和哺乳期的妇女），钙吸收增加；体内钙较多时，吸收减少。葡萄糖可刺激 Ca^{2+} 的吸收，而脂肪、草酸盐、磷酸盐、植酸由于可与 Ca^{2+} 形成不溶性复合物而抑制 Ca^{2+} 的吸收。

➤ 考点提示：食物中各主要成分的吸收

（六）维生素的吸收

大多数维生素在小肠上段吸收。大多数水溶性维生素，包括维生素 B_1、B_2、B_6、PP、C 以及生物素和叶酸，是通过依赖于 Na^+ 的同向转运体被吸收的；维生素 B_{12} 需先与"内因子"结合成复合物后，转运到回肠被主动吸收。

脂溶性维生素 A、D、E、K 的吸收与脂类消化产物的吸收相同。

 案例讨论

女，35 岁。上腹饱胀、食欲缺乏、体重下降 1 年。每餐进食约 50 g 固体食物即感上腹部饱胀而无法继续进食。胃镜检查：黏膜光滑，花斑样，以红为主。

请分析：

该患者胃动力障碍的主要原因是什么？

自测题

一、选择题

1. 关于消化器官神经支配的叙述，正确的是
   - A. 交感神经节后纤维释放乙酰胆碱
   - B. 所有副交感神经节后纤维均以乙酰胆碱为递质
   - C. 去除外来神经后，不能完成局部反射
   - D. 外来神经对内在神经无调节作用
   - E. 内在神经丛存在于黏膜下和平滑肌间

2. 迷走神经兴奋时不引起
   - A. 胃平滑肌收缩
   - B. 肠道平滑肌收缩
   - C. 胰液分泌增加
   - D. 胃液分泌增加
   - E. 胃肠道括约肌收缩

3. 关于唾液的生理作用，下列哪项是错误的
   - A. 可湿润与溶解食物，使食物便于吞咽，并引起味觉
   - B. 可清除口腔中的食物残渣
   - C. 可冲淡、中和、清除进入口腔的有害物质
   - D. 可使蛋白质初步分解
   - E. 可使淀粉分解为麦芽糖

4. 胃的容受性舒张是通过下列哪种途径实现的
   - A. 交感神经
   - B. 迷走神经末梢释放的乙酰胆碱
   - C. 迷走神经末梢释放的血管活性肠肽
   - D. 壁内神经释放的生长抑素
   - E. 肠 - 胃反射

5. 关于胃酸的生理作用，下列哪项是错误的
   - A. 能激活胃蛋白酶原，供给胃蛋白酶所需的酸性环境
   - B. 可使食物中的蛋白质变性易于分解
   - C. 可杀死随食物进入胃内的细菌
   - D. 可促进维生素 B_{12} 的吸收
   - E. 盐酸进入小肠后，可促进胆汁、胰液、小肠液的分泌

6. 关于胃排空的叙述，下列哪一项不正确
   - A. 胃的蠕动是胃排空的动力
   - B. 混合性食物在进餐后 4～6 h 完全排空
   - C. 液体食物排空速度快于固体食物
   - D. 糖类食物排空最快，蛋白质最慢
   - E. 迷走神经兴奋促进胃排空

7. 消化力最强的消化液是
   - A. 唾液
   - B. 胃液
   - C. 胆汁
   - D. 胰液
   - E. 小肠液

8. 使胰蛋白酶原活化的最重要物质是
   - A. 糜蛋白酶
   - B. 胰蛋白酶本身
   - C. 肠致活酶
   - D. 盐酸
   - E. HCO_3^-

9. 关于胰液分泌的调节，下列哪项是错误的
   - A. 食物是兴奋胰腺分泌的自然因素
   - B. 在非消化期，胰液基本不分泌
   - C. 胰腺分泌受神经体液调节的双重支配，而以神经调节为主
   - D. 迷走神经兴奋时，促进胰液分泌
   - E. 体液因素主要是促胰液素和缩胆囊素

10. 关于促胃液素对胃作用的叙述，下

列哪项是错误的

 A．刺激壁细胞分泌大量盐酸

 B．促进胃的运动

 C．促进胃黏液细胞分泌大量黏液

 D．促进胃黏膜生长

 E．对主细胞分泌胃蛋白酶原有轻微刺激作用

11．关于人胰液的叙述，下列哪项是错误的

 A．胰液的 pH 约为 8

 B．胰液中含有羧基肽酶

 C．胰液中碳酸氢钠含量高

 D．胰液的分泌以神经调节为主

 E．每天分泌量超过 1000 ml

12．对蛋白质消化力最强的消化液是

 A．唾液

 B．胃液

 C．胰液

 D．小肠液

 E．胆汁

13．下列哪种物质不促进胰腺分泌

 A．乙酰胆碱

 B．促胰液素

 C．缩胆囊素

 D．促胃液素

 E．肾上腺素和去甲肾上腺素

14．对胰酶分泌促进作用最强的是

 A．生长抑素

 B．促胃液素

 C．缩胆囊素

 D．促胰液素

 E．胰岛素

15．下列情况中不引起胰液分泌的是

 A．食物刺激口腔

 B．食物刺激胃

 C．食物刺激小肠

 D．迷走神经兴奋

 E．胃酸分泌减少

16．下列关于胆汁的描述，正确的是

 A．非消化期无胆汁分泌

 B．消化期时只有胆囊胆汁排入小肠

 C．胆汁中含有脂肪消化酶

 D．胆汁中与消化有关的成分是胆盐

 E．胆盐可促进蛋白质的消化和吸收

17．关于分节运动的叙述，哪一项是错误的

 A．是一种以环行肌为主的节律性舒缩活动

 B．是小肠所特有的

 C．空腹时即有明显分节运动

 D．分节运动存在频率梯度

 E．食糜对肠黏膜的刺激使分节运动增多

18．营养物质的吸收主要发生于

 A．食管

 B．胃

 C．小肠

 D．结肠

 E．小肠和结肠

二、名词解释

1．消化 2．吸收 3．胃肠激素 4．胃肠激素的营养性作用 5．胃排空

6．内因子 7．蠕动 8．分节运动 9．胆盐的肠肝循环 10．容受性舒张

三、问答题

1．消化道平滑肌有哪些生理特性？

2．胃肠激素的生理作用主要有哪几方面？

3．胃液的主要成分有哪些？各有何生理作用？

4．胃的运动形式有哪几种？各有何生理作用？

5．简述胰液的成分和它们的生理作用。

6．小肠的运动形式有哪几种？各有何生理意义？

7．为什么说小肠是吸收的主要部位？

（闫长虹）

能量代谢和体温

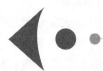

第七章数字资源

思政之光

学习目标

通过本章内容的学习，学生应能够：

识记：

1. 说出基础代谢率、体温的概念，体温的正常值。
2. 列举影响能量代谢的主要因素、皮肤散热的主要方式。

理解：

1. 解释机体能量的来源和去路。
2. 分析体温的生理波动和调节机制。

运用：

具有正确测量体温和分析体温恒定的机制；关爱发热患者的散热调节方式，正确理解辐射、传导、对流和蒸发的散热方式在临床上的应用。

案例导入

患者女性，18岁，因早上起床晚而未吃早餐就匆匆赶去班上上课，上午第三四节课上体育课时突然晕倒，被同学紧急送去医务室，被医生诊断为"低血糖症"。

【思考】

1. 何为"低血糖症"？
2. 本例患者是什么原因引起的，该怎样紧急处理？
3. 供应人体的能量来源主要有哪些，会受哪些因素影响，日常生活怎样预防"低血糖症"的发生？

第一节　能量代谢

人体生命活动的最基本特征是新陈代谢。新陈代谢的过程实际上是机体与外界不断进行物质交换的过程，机体一方面从外界摄取营养物质以合成自身结构成分或更新衰老的组织，并储备能量（合成代谢）；另一方面也不断氧化分解体内能量储备物质和组织成分，并释放能量供给机体利用（分解代谢）。可见，在新陈代谢过程中，物质代谢与能量代谢是相伴发生、紧密联系和不可分割的两个方面。通常将机体在物质代谢过程中伴随发生的能量的释放、转移、贮存和利用的过程，称为能量代谢（energy metabolism）。

进行能量代谢的研究，对临床医学、护理学、营养学、运动生理学、预防医学均有重要的意义。

一、机体能量的来源和转化

（一）能量的来源

在自然界中，机体利用的能量来源于食物中糖、脂肪和蛋白质分子结构中蕴藏的化学能。

> ➤ 考点提示：能量代谢及其影响因素

1. 糖　糖是机体主要的供能物质。一般情况下，机体所需能量的 50% ～ 70% 是由食物中的糖提供。糖的主要消化产物葡萄糖被吸收入血后，可直接供全身组织细胞利用，其余部分以肝糖原和肌糖原的形式贮存于肝和肌肉中。肝糖原的主要作用是维持血糖水平的相对稳定，肌糖原是骨骼肌活动时随时可以动用的能量储备。在氧供充足时，糖通过有氧氧化提供能量。当机体供氧不足时，糖也可经无氧酵解供能，但此时释放的能量约为有氧氧化的 1/19。在体内，脑组织所需的能量一般均来自糖的有氧氧化，而且氧化所消耗的糖只能从血糖中摄取。因此，维持一定的血糖水平，保持机体足够的氧供，对正常脑组织功能的维持至关重要。如果血糖水平低于正常值的 1/3 ～ 1/2，可引起脑功能活动障碍，患者会出现头晕等症状，严重者可发生抽搐甚至昏迷。

 知识链接

糖酵解——氧债时人体唯一的供能方式

糖酵解虽然只能释放少量能量，但在人体处于缺氧状态时极为重要，因为这是人体的能源物质唯一不需氧的供能途径。例如，人在剧烈运动时，骨骼肌的耗氧量剧增，但由于循环、呼吸等功能活动只能逐渐加强，不能很快满足机体对氧的需求，骨骼肌因而处于相对缺氧的状态，这种现象称为氧债（oxygen debt）。在这种情况下，机体只能动用储备的磷酸肌酸分子中的高能磷酸键和进行无氧酵解来提供能量。肌肉活动停止后的一段时间内，循环、呼吸功能还将继续维持在较高的工作水平上，这样可以摄取更多的氧，以偿还氧债。

2. 脂肪　脂肪作为能源物质，不仅按单位体重计算在体内含量最大，氧化时释放出的能量也比糖或蛋白质高出约一倍。故脂肪既是体内重要的供能物质，也是体内能源物质储存的主要形式。在一般情况下，人体所消耗的能源有 30% ～ 50% 来自脂肪。饥饿时，机体主要由体内储存的脂肪氧化分解供能。

3. 蛋白质　蛋白质在体内主要是用作构成组织的原料，以实现组织的自我更新，并非主要的能源物质。只有在某些特殊情况下，如长期不能进食或体力极度消耗时，体内蛋白质才被分解供能，以维持基本的生理功能。

（二）能量的转化

在体内氧化各种营养物质时，所释放能量的 50% 以上直接转化为热能，其余约 45% 的能量是以化学能的形式贮存于 ATP 等高能化合物的高能磷酸键中。从图 7-1 可以看出，在人体内，热能是最低级形式的能，除用来维持体温外，既不能直接用来做功，也不能再转化为其他形式的能。体内能量的直接提供者是 ATP。ATP 广泛存在于人体的一切细胞内，当其分解时，ATP 所载荷的自由能释放出来，供应人体合成代谢及各种功能活动的需要，如合成各种细胞成分、激素等生物活性物质（做化学功），以及神经传导、各种"泵"的活动（做转运功）和肌肉的收缩、舒张（作机械功）等。此外，当物质氧化生成的能量过剩时，ATP 还可将其分子中的高能磷酸键转移给肌酸，生成磷酸肌酸（creatine phosphate，CP）以暂时贮存能量。但是细胞并不能直接利用 CP 的能量。CP 主要存在于肌组织中，在肌肉的舒缩活动中，CP 可在几分之一秒内转移能量给 ADP，迅速生成 ATP，以满足机体当时对能量的应急需求。

ATP 所载荷的自由能，除骨骼肌运动时可有 15% ~ 20% 的能量转化为机械外功外，其他用于各种功能活动所做的功最终都转化为热能，由体表散发到外界环境中。

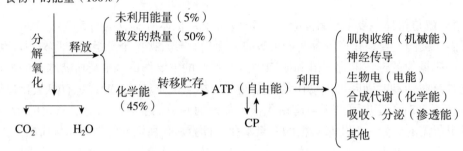

图 7-1　体内能量的释放、转移、贮存和利用示意图

（三）机体的能量平衡

能量平衡是指机体从食物摄入的能量和由于代谢活动所消耗的能量之间的平衡。能量平衡是一种动态平衡，如果在一段时间内，机体摄入的能量等于所消耗的能量，即人体能量达到"收支平衡"，则体重保持不变；反之，如果在一段时间内，机体摄入的能量大于或小于所消耗的能量，人体能量就会"收支失衡"，导致机体肥胖或消瘦。目前，肥胖症已成为世界性的健康问题之一，其病因尚不完全清楚。但从能量代谢的角度来说，凡能量的摄入超过人体的消耗，即无论是多食，还是消耗减少，或两者兼有，都可导致机体肥胖。一般情况下，肥胖者的体重超重是由于体内脂肪组织占机体重量的比例增加所致。体重指数（body mass index，BMI）是临床上确定肥胖症较常用的指标。BMI 计算公式为：BMI= 体重（kg）/ [身高（m）]^2。亚洲成年人 BMI 正常范围为 18.5 ~ 22.9；≥ 23 为超重；23 ~ 24.9 为肥胖前期；25 ~ 29.9 为 I 度肥胖；≥ 30 为 II 度肥胖。肥胖症的预防比治疗更重要，要适当控制进食量，增加运动量，保持机体能量代谢的平衡。

下丘脑是调节摄食行为及能量平衡的中枢。近年来，在下丘脑又发现了可刺激食欲的因子与抑制食欲的因子。前者有增食因子 A 和 B、神经肽 Y 等，具有增食作用；后者有缩胆囊素、铃蟾肽、促肾上腺皮质激素释放激素等，具有减食作用。最近一种由脂肪细胞合成和分泌，由肥胖基因所编码的肽类激素——瘦素（leptin，LP）被发现。瘦素具有抑制摄食、降脂、降糖、增加能量消耗、减轻体重的作用。上述这些神经 - 体液因素在机体摄食行为、能量储备的调节中既对立又统一，维持着机体能量的平衡。

二、能量代谢的测定原理和方法

（一）测定原理

机体的能量代谢过程也遵循着能量守恒定律，即在机体能量转化过程中，由营养物质氧化所释放的能量应等于机体散发的热能和所做外功之和。其中，外功可折算成热能。因此，测定机体在一定时间内所散发的总热量，就可以测算出机体在同一时间内所消耗的能量。

（二）测定方法

能量代谢的测定方法有直接测热法和间接测热法两种。

1．直接测热法　直接测热法（direct calorimetry）是将机体安置在一种呼吸热量计中，直接将一定时间内机体发散出来的总热量收集起来并加以测量的方法。此种方法虽然测量精确，但由于仪器制造复杂，价格昂贵，其应用受到了限制。

2．间接测热法　间接测热法（indirect calorimetry）的理论依据是化学反应中所遵循的定比定律，即不论经过什么样的中间步骤，也不管反应条件差异多大，反应物的量与生成物的量之间呈一定的比例关系。人体内营养物质的氧化反应也是如此。例如，葡萄糖无论是在体内氧化还是在体外燃烧，化学反应式都有下面的定比关系：

$$C_6H_{12}O_6 + 6O_2 \Longrightarrow 6CO_2 + 6H_2O + \Delta H$$

间接测热法就是利用这种定比关系，测定机体一定时间的耗氧量和 CO_2 产生量，间接折算出同时间内各种食物的氧化量和产热量，从而计算出能量代谢率。

测定耗氧量和 CO_2 产生量通常有开放式和闭合式两种方法：

（1）开放式：开放式测定法是指在呼吸空气的条件下进行测定的方法。利用贮气袋收集受试者一定时间内的呼出气，用气量计测定其容积，然后取样分析其中 O_2 与 CO_2 容积百分比，并与空气中 O_2、CO_2 容积百分比进行比较，根据二者容积百分比的差数，可以算出该时间内的耗氧量和 CO_2 产生量。

（2）闭合式：闭合式测定法是用代谢率测定器进行测定，这里不再赘述。人体能量代谢的过程也遵循着能量守恒定律，即在机体能量转化过程中，由营养物质氧化所释放的能量应等于机体散发的热能和所做外功之和。其中，外功可折算成热能。因此，测定机体在一定时间内所散发的总热量，就可以测算出机体在同一时间内所消耗的能量。

（三）与用间接测热法进行能量计算有关的几个概念

由于间接测热法是根据耗氧量和 CO_2 产生量推算各种食物的消耗量和产热量，因此必须了解以下几个概念和相关数据。

1．食物的热价　1g 食物氧化时所释放的能量，称为该食物的热价（thermal equivalent of food），分为物理热价和生物热价。前者指食物在体外燃烧时释放的热量，后者则是食物在体内氧化时所产生的热量。糖和脂肪在体内外氧化产物完全相同，故物理热价和生物热价相等，糖为 17.2 kJ/g，脂肪为 39.8 kJ/g。蛋白质的生物热价为 18.0 kJ/g，较其物理热价 23.5 kJ/g 小，这是因为蛋白质在体内不能被彻底氧化分解，它有一部分以尿素的形式从尿中排泄的缘故。

2．食物的氧热价　某种食物氧化时消耗 1 L 氧气所产生的热量，称为该食物的氧热价（thermal equivalent of oxygen）。通过氧热价来推算产热量，不能只测出机体一定时间内的耗氧量，还必须了解机体在该时间内氧化分解三种营养物质的比例。呼吸商的概念正是为解决这一问题而提出来的。

3．呼吸商　某种营养物质在体内氧化时，一定时间内 CO_2 产生量与 O_2 消耗量的比值称为该食物的呼吸商（respiratory quotient，RQ），即

$$RQ = \frac{CO_2 \text{ 产生量}}{\text{耗氧量}}$$

糖、脂肪、蛋白质氧化时它们各自的 CO_2 产生量、O_2 消耗量不同，因而三者的呼吸商也不同。经测定，糖的呼吸商为 1，蛋白质的呼吸商为 0.80，脂肪的呼吸商较小，为 0.71。这是因为在脂肪的分子结构中，氧的含量远较碳和氢少，脂肪氧化时需要消耗的氧更多的缘故。

测定呼吸商可以估计在某一特定时间内机体氧化营养物质的种类和它们的大致比例。若呼吸商接近 1.0，说明机体能量在当时一段时间内主要来自葡萄糖的氧化；若呼吸商接近 0.71，表明机体能量主要来自脂肪的分解。糖尿病患者的呼吸商即接近 0.71。在长期不能进食的情况下，能源主要是来自机体本身的脂肪和蛋白质的分解，则呼吸商接近 0.80。在一般情况下，食

入混合食物时的呼吸商常在 0.85 左右。三种营养物质的热价、氧热价和呼吸商等数据见表 7-1。

表 7-1　三种营养物质氧化时的几种数据

营养物质	产热量（kJ/g）		耗氧量（L/g）	CO_2 产生量（L/g）	氧热价（kJ/L）	呼吸商（RQ）
	物理热价	生物热价				
糖	17.17	17.17	0.83	0.83	20.94	1.00
蛋白质	23.45	18.00	0.95	0.76	18.84	0.80
脂肪	39.78	39.78	2.03	1.43	19.68	0.71

　　如上所述，呼吸商的测定可以用来估计在某一段时间里体内氧化营养物质的种类，但实际并非如此。因为在体内的物质代谢过程中，存在着物质的相互转化，即使令受试者在一定时间内只摄取某种单一营养物质，所测呼吸商也达不到理论值。那么如何才能确切知道体内三种营养物质具体氧化的情况呢？这里还需介绍非蛋白呼吸商（non-protein respiratory quotient, NPRQ）的概念。非蛋白呼吸商是指在一定时间内，机体氧化糖和脂肪的 CO_2 产生量与耗氧量的比值。我们已经知道蛋白质在体内氧化不完全，它分解时产生的氮在体内不能继续氧化，而是从尿排出。因此，可以通过测定一定时间内的尿氮量，然后根据尿氮量来计算体内蛋白质的分解量（1 g 尿氮相当于有 6.25 g 蛋白质分解）。这样，再根据表 7-1 的有关数据来算出蛋白质分解时的耗氧量和 CO_2 产生量。从测得的总耗氧量和 CO_2 产生量中减去蛋白质分解时的耗氧量和 CO_2 产生量，便可计算出非蛋白呼吸商。

　　研究表明，非蛋白呼吸商与氧热价之间有一定的比例关系（表 7-2）。知道非蛋白呼吸商，就可从表 7-2 中查找氧热价，用氧热价乘以耗氧量即可得到非蛋白质代谢的产热量，再加上蛋白质分解的产热量，最终就可得出机体总产热量。

表 7-2　非蛋白呼吸商和氧热价

非蛋白呼吸商	氧化的百分数		氧热价（kJ/L）
	糖（%）	脂肪（%）	
0.71	1.10	98.90	19.64
0.73	8.40	91.60	19.74
0.75	15.60	84.40	19.84
0.77	22.80	77.20	19.95
0.79	29.90	70.10	20.05
0.80	33.40	66.60	20.10
0.82	40.30	59.70	20.20
0.84	47.20	52.80	20.31
0.86	54.10	45.90	20.41
0.88	60.80	39.20	20.51
0.90	67.50	32.50	20.62
0.92	74.10	25.90	20.72
0.94	80.70	19.30	20.82
0.96	87.20	12.80	20.93
0.98	93.60	6.40	21.03
1.00	100.000	0	21.13

（四）能量代谢的测算方法

1．应用间接测热法原理进行精确的测定

（1）首先测定受试者在一定时间内的耗氧量和CO_2产生量，以及尿氮排出量。假定某一受试者24 h的耗氧量是400 L，CO_2产生量为340 L（已换算成标准状态的气体容积），尿氮排出量是12 g。

（2）蛋白质代谢：蛋白质分解量 = 12 g×6.25 = 75 g

产热量 = 18 kJ/g（生物热价）×75 g =1350 kJ

耗氧量 = 0.95 L/g×75 g = 71.25 L

CO_2产生量 = 0.76 L/g×75 g = 57 L

（3）非蛋白代谢：耗氧量 = 400 L − 71.25 L = 328.75 L

CO_2产生量 = 340 L − 57 L = 283 L

NPRQ = 283 L÷328.75 L = 0.86

（4）查表7-2，根据NPRQ的氧热价计算该受试者非蛋白代谢的产热量：

非蛋白代谢的产热量 = 20.41 kJ/L×328.75 L = 6709.8 kJ

（5）计算24 h总产热量：

24 h总产热量 = 6709.8 kJ + 1350 kJ = 8059.8 kJ

计算的最后数值8059.8 kJ即为该受试者24 h的能量代谢值。

2．简化测定法 上述间接测热法理论上的测算程序复杂而繁琐，故在实践中常采用以下两种简化的计算法：①在一般情况下，蛋白质并不是主要的供能物质，用于氧化的蛋白质数量极少，故可把蛋白质氧化分解的产热量忽略不计。可把测得的混合呼吸商值（即测得的一定时间内总的CO_2产生量与总耗氧量的比值）认为是非蛋白呼吸商，然后根据表7-2查出对应的氧热价，用耗氧量乘以氧热价，便得出该时间内的产热量。②测出一定时间内的耗氧量，然后以混合膳食的呼吸商0.85时的氧热价20.36 kJ/L为标准，与耗氧量直接相乘，即可得出该时间内的产热量。实践表明，用简化测定法所得的数据与间接测定方法的计算结果非常接近，因而被广泛应用。

（五）能量代谢率的衡量标准

当对体格各异的不同个体，比较他们的能量代谢率有无差异的时候，是以单位体重为指标，还是以单位体表面积为标准来衡量？研究表明，能量代谢率与机体体重相关性不明显，而与体表面积具有比例关系。如以每千克体重计算产热量，在不同种动物中，小动物（如鸡）每千克体重的单位时间产热量比大动物（如马）要高得多；在同种动物中，小个动物比大个动物的每千克体重产热多。但若以单位体表面积的产热量进行比较，则不管其体积大小，每24 h每平方米体表面积的产热量几乎都是4184 kJ左右。在人体，基本情况也是如此。当将一个身材高大的人与一个身材瘦小的人相比较时，以单位体重为标准，则身材瘦小的人每千克体重的产热量将显著高于身材高大的人，但若以体表面积为标准，则无论身材是高大还是瘦小，其每平方米的产热量都是比较接近的。

中国人的体表面积可根据下列公式计算：

体表面积（m^2）= 0.0061×身长（cm）+ 0.0128×体重（kg）− 0.1529

体表面积还可根据图7-2直接求出，其用法是将受试者的身高和体重在相应两条竖线上的两点连成一直

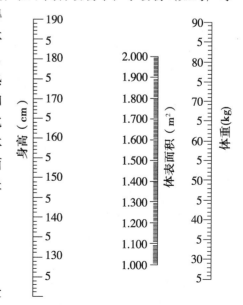

图7-2 体表面积测算用图

线，此直线与中间的体表面积竖线的交点就是该人的体表面积。

三、影响能量代谢的主要因素

能量代谢率的高低受年龄、性别的影响。一般地说，处于生长发育阶段的儿童的能量代谢率比成年高，男子的能量代谢率比女子高。在年龄、性别相同的情况下，能量代谢主要受下列因素影响：

（一）肌肉活动

表 7-3 显示机体在躺卧休息和不同强度劳动或运动时的能量代谢率变化情况。可见，肌肉活动对能量代谢的影响最为显著，这是因为全身骨骼肌的重量约占体重的 40%，所以骨骼肌任何轻微的活动，都可提高能量代谢率。机体在剧烈运动或强劳动时，短时间内的产热量比平静时可增加数倍到数十倍。劳动强度通常用单位时间内机体的产热量来表示，因此可以把能量代谢率作为评价劳动强度的指标。

表 7-3　劳动或运动时的能量代谢率

肌肉活动形式	平均产热量 $[kJ/(m^2 \cdot min)]$
静卧	2.73
开会	3.40
擦窗	8.30
洗衣	9.89
扫地	11.36
打排球	17.05
打篮球	24.22
踢足球	24.96

（二）精神活动

虽然脑的重量只占体重的 2%，但脑组织的代谢水平很高，在安静状态下，100 g 脑组织耗氧量为 3.5 ml/min（氧化的葡萄糖量为 4.5 mg/min），此值接近安静状态下肌肉组织耗氧量的 20 倍。脑组织的能量代谢率虽然较高，但在不同的生理状态下，本身能量代谢率的差异却较小。据测定，一般的精神活动，如人在平静地思考问题时，能量代谢受到的影响并不大，产热量增加一般不超过 4%。可见，在精神活动中，中枢神经系统本身代谢的增加是很少的。但当人处于精神紧张或情绪激动（如愤怒、恐惧、焦急）时，由于骨骼肌紧张性增加和交感 - 肾上腺髓质系统活动加强，将使机体产热量增加。

（三）食物的特殊动力效应

食物被认为是影响能量代谢的重要因素之一。人在安静状态下摄入食物后，机体产热量比摄入食物前有所增加，即吃进的食物能使机体的产热量增加。这种食物能使机体产生"额外"热量的作用称为食物的特殊动力效应（specific dynamic effect）。在三种营养物质中，以蛋白质食物的特殊动力效应最高，在进食蛋白质食物后，机体额外增加的产热量可达 30% 左右；脂肪和糖的食物特殊动力效应较低，其额外增加的产热量为 4% ~ 6%；而混合食物可增加 10% 左右。

食物的特殊动力效应产生的原因目前还不十分清楚，有关实验提示，食物的特殊动力效应可能与肝处理氨基酸或合成糖原等过程有关，而与消化道运动无关。

（四）环境温度

人在安静状态时的能量代谢以在 20 ~ 30 ℃的环境中最稳定，这主要是由于肌肉松弛的结果。当环境温度低于 20 ℃或高于 30 ℃时，能量代谢率均会增加。前者是由于寒冷刺激使肌肉紧张性增强并反射性引起战栗的结果；后者可能是由于体内化学反应速度增加，以及发汗功能旺盛、呼吸和循环功能增强等因素的共同作用。

四、基础代谢

（一）基础代谢的概念

➤ 考点提示：基础代谢率

如上所述，影响能量代谢的因素很多，为了消除这些因素的影响，通常把基础代谢作为测定能量代谢的标准。所谓基础代谢（basal metabolism）是指人体在基础状态下的能量代谢；而在单位时间内的基础代谢，称为基础代谢率（basal metabolism rate，BMR）。基础状态是指：①受试者要在空腹（清晨未进餐以前），且距前次进餐 12 h 以上，以排除食物的特殊动力效应的影响；②必须静卧 0.5 h 以上，以使肌肉处于松弛状态；③清醒、安静以排除精神紧张的影响；④环境温度保持在 20 ~ 25 ℃之间。由于这种基础状态消除了影响能量代谢的各种因素，人体此时的能量消耗只用来维持心搏、呼吸及神经活动等基本生理活动，没有做外功。这时所消耗的能量最终都将转化为热能，而且代谢率也较稳定。BMR 比一般休息时的代谢率要低 8% ~ 10%，但不是人体最低的代谢率，因为熟睡时的代谢率更低。

（二）基础代谢率的测定

测定 BMR 要在上述基础状态下进行，而且通常采用简化法来测定和计算 BMR，即用代谢测定仪测定出受试者在一定时间内的耗氧量。由于受试者一般都进食混合食物，故将其在基础状态下的呼吸商定为 0.82，查表 7-2，得氧热价为 20.20 kJ/L，然后按产热量 = 20.20× 耗氧量（kJ）的公式来计算产热量。将产热量除以体表面积，求得每平方米、每小时的产热量 [kJ/（m² · h）]，即为 BMR。BMR 除了用 kJ/（m² · h）为单位表示外，还可以用实际测得的数值（实测值）与正常平均值相差的百分率来表示，即

$$基础代谢率 = \frac{实测值 - 正常平均值}{正常平均值} \times 100\%$$

下面举例说明：

某受试者，男，25 岁，身高 170 cm，体重 60 kg，基础状态下每小时耗氧量为 15 L，则其产热量 = 20.20×15 = 303 kJ/h。经计算此人的体表面积为 1.68 m²，其基础代谢率为：180.36 kJ/（m² · h），查表 7-4，25 岁男子的正常基础代谢率为 157.85 kJ/（m² · h），他超过正常值的数值为：180.36 − 157.85=22.51 kJ/（m² · h），超出正常值的百分数为：22.51÷157.85×100% = 14%。

表 7-4　我国正常人基础代谢率的平均值 [kJ/（m² · h）]

年龄（岁）	11 ~ 15	16 ~ 17	18 ~ 19	20 ~ 30	31 ~ 40	41 ~ 50	51 以上
男性	195.5	193.4	166.2	157.8	158.6	154.1	149.1
女性	172.5	181.7	154.1	146.5	146.9	142.4	138.6

（三）基础代谢率的正常水平及其异常变化

由表 7-4 可见，BMR 随着性别、年龄等不同而有差异。当其他情况相同时，男子的 BMR 平均值比同年龄组女性高，幼年比成年高，年龄越大，BMR 值越低。但是，同一个体的 BMR 值，只要测定时严格按照规定的条件，重复测定的结果都基本相同。这说明正常人的 BMR 是

相当稳定的。

一般来说，判定对某受试者所测的 BMR 值正常与否，是将其 BMR 值与表 7-4 所对应的正常平均值相比较，相差在 ±（10% ~ 15%）之内，无论较高或较低，均属于正常。只有当相差超过 ±20% 时，才有可能是病理变化。

在临床上，一些疾病常伴有 BMR 的异常变化。如甲状腺功能亢进时 BMR 可比正常值高出 25% ~ 80%；甲状腺功能低下时，BMR 可比正常值低 20% ~ 40%。因此，BMR 的测定成为临床诊断甲状腺疾病的主要辅助方法。体温的改变对 BMR 也产生重要影响，一般体温每升高 1 ℃，BMR 将升高 13% 左右。其他如糖尿病、红细胞增多症、白血病以及伴有呼吸困难的心脏病等也伴有 BMR 升高。而当机体处于病理性饥饿时，BMR 降低。肾上腺皮质和垂体功能低下、肾上腺皮质功能不全、肾病综合征以及垂体性肥胖症等疾病，也常伴有 BMR 降低。

第二节　体温及其调节

体温（body temperature）是机体物质代谢活动的结果。人和动物的机体都具有一定的温度，根据体温和环境温度变化的关系，自然界中的动物被分为变温动物与恒温动物两类。前者如爬虫类、两栖类，其体温随着环境温度的变化而变化；后者如人类和大多数哺乳动物，其体温在一定范围内无论环境温度如何变化，仍能保持相对恒定。维持体温的相对恒定，是人和一切高等动物进行新陈代谢和正常生命活动所必需的。因为机体的新陈代谢过程是以一系列十分复杂的酶促反应为基础的，而酶类必须在适宜的温度环境下才具有较高的生物活性。体温过高或过低都将使酶的活性降低，从而导致机体新陈代谢和生理功能障碍，甚至造成死亡。

> 考点提示：体温的概念、正常值及生理变动

一、体温及其生理变动

（一）体表温度和体核温度

人体各组织器官代谢水平不同，加之外界环境温度变化的影响，使机体各部位温度并不一致。生理学把体壳部分（包括皮肤）的温度称为体表温度（shell temperature），机体深部（包括心脏、肺、腹腔器官和脑）的温度称为体核温度（core temperature）。体表温度不稳定，特别是最表层的皮肤温度易受环境温度的影响，其波动幅度、各部位之间的差异较大。当环境温度为 23 ℃时，四肢末梢皮肤温度最低，越接近躯干、头部，皮肤温度越高。当气温达 32 ℃以上时，皮肤温度的部位差别将变小。在寒冷环境中，随着气温下降，手、足部皮肤温度降低最为显著，而头部皮肤温度的变动相对较小。体核温度表现相对稳定而又均匀。尽管机体深部各器官因为代谢水平不同，其温度略有差异，如肝和脑的代谢水平较高，产热也多，其温度在 38 ℃左右，肾、胰腺及十二指肠等脏器温度略低，但循环流动的血液可使体内各器官的温度经常趋于一致。

生理学所说的体温是指机体深部的平均温度，即体核温度。全身血液均回流于右心房，故右心房血液温度可作为机体深部温度的平均值（即体温）的代表。由于右心房血液温度不易测量，所以临床上通常用腋窝温度、口腔温度和直肠温度来代表体温。直肠温度的正常值为 36.9 ~ 37.9 ℃，口腔温度为 36.7 ~ 37.7 ℃，腋窝温度为 36.0 ~ 37.4 ℃。此外，在实验研究中，也常测量鼓膜和食管的温度分别作为脑组织和体核温度的指标。应该强调的是，在测量直肠温度时，应该将温度计插入直肠 6 cm 以上，所测得的温度值才能接近体核温度；在测量腋窝温度时，应该令被测者上臂紧贴其胸廓，使腋窝紧闭形成人工体腔，而且测量时间不应

少于 10 min，这样机体内部的热量才能逐渐传导到腋窝，使腋窝温度上升至接近于体核温度水平。

（二）体温的生理变动

在生理情况下，人体体温可随昼夜周期、年龄、性别、环境温度、精神紧张和体力活动等因素的影响而发生变化。但这些因素引起体温变化的幅度一般不超过 1 ℃。

1. 昼夜变化　正常人（新生儿除外）的体温在一昼夜之中呈现周期性波动。清晨 2 ~ 6 时体温最低，午后 1 ~ 6 时最高。体温的这种昼夜周期性波动称为昼夜节律或日节律（circadian rhythm），其是生物节律的一种，与肌肉活动及耗氧量无关，受体内生物钟的控制。

2. 性别　成年女性的体温平均比男性高 0.3 ℃，而且其基础体温（basal body temperature），即在早晨醒后起床前测定的体温随月经周期而变动，月经前期较高，随月经来潮下降0.2 ~ 0.3 ℃，月经后期处于较低水平，排卵日可达最低水平，排卵后基础体温升高 0.3 ~ 0.6 ℃，而且体温逐渐恢复到月经前期的较高水平，直到下次月经来潮（图 7-3）。女子的这种周期性体温变化（月周期）与性激素（孕激素）分泌的周期性变化有关。临床上每天测定青春期女子的基础体温可有助于了解有无排卵和排卵的日期。

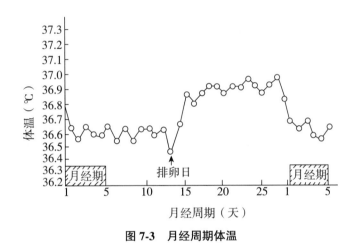

图 7-3　月经周期体温

3. 年龄　儿童和青少年的体温较高，而老年人基础代谢率低，其体温低于正常成人。新生儿，特别是早产儿，由于体温调节机制尚未发育成熟，调节体温的能力差，所以他们的体温易受环境温度的影响。

4. 肌肉活动　肌肉活动时代谢增强，产热量明显增加，导致体温升高。所以，在测量体温时应排除肌肉活动对体温的影响。

5. 其他因素　麻醉药物可通过抑制温度感受器和体温调节中枢的体温调节活动，以及扩张皮肤血管，增加机体散热而降低体温。所以对于麻醉手术的患者，术中和术后应注意保温护理。此外，情绪激动、精神紧张、环境温度、进食等情况都会影响体温，故在体温测量时应考虑这些因素。

> ➢ 考点提示：机体的主要产热器官和散热方式

二、机体的产热与散热

恒温动物体温的恒定是建立在一个非常简单的原则上，即机体的产热量始终等于机体的散热量，称为体热平衡。体热平衡是在体温调节机构的控制下，对机体的产热与散热两个生理过程调节的结果。一旦由于某种原因，体热平衡被打破，体温就将升高或降低。

（一）机体的产热过程

1．主要产热器官　体内不同的器官、组织因代谢水平不同而产热量各异。机体安静时，内脏器官（特别是肝）产热量大且稳定，是机体的主要产热器官。运动或劳动时，骨骼肌为主要产热器官。在新生儿，还有褐色脂肪组织参与非战栗产热（后述）。各器官产热比例见表7-5。

表7-5　机体安静和活动情况下各器官组织的产热比例

器官	占体重的百分比（%）	占总产热量比例（%）	
		安静状态	劳动或运动状态
脑	2.5	16	1
内脏	34.0	56	8
肌肉	56.0	18	90
其他	7.5	10	1

2．机体的产热形式　由表7-4和表7-5可知，在基础状态下或在机体安静时，机体的主要产热器官是内脏和脑，产热量主要来自基础代谢产热。当机体处于寒冷环境之中时，散热量增多，此时机体的产热量也增多，以维持体热平衡。此时机体增加产热的形式有以下两种：

（1）战栗产热：战栗产热（shivering thermogenesis）是人在寒冷环境中主要的产热形式。所谓战栗（又称寒战），是指骨骼肌发生不随意地节律性收缩，其特点是表现为屈肌和伸肌的同时收缩，所以基本上不做外功，而产热量很高。发生战栗时，代谢率可增加4～5倍。实际上，寒冷刺激在使机体发生战栗之前，一般先出现寒冷性肌紧张或称战栗前肌紧张，此时机体的代谢率就已经开始增加了，这样就维持了寒冷环境下的体热平衡。

（2）非战栗产热：非战栗产热（non-shivering thermogenesis）又称为代谢产热，是指寒冷刺激加强了机体褐色脂肪组织的代谢产热过程。虽然机体所有组织器官均有代谢产热的功能，但以机体褐色脂肪组织的代谢产热量最大，约占非战栗产热总量的70%。褐色脂肪组织主要分布在人体的肩胛骨间、颈背部、腋窝、纵隔及肾周围。体内褐色脂肪量在婴幼儿期所占比例较高，随着年龄的增长，体内褐色脂肪量逐渐减少。成年人体内褐色脂肪的重量一般都低于体重的2%。目前认为，褐色脂肪组织的功能类似一个"产热器"，其细胞内含有丰富的线粒体，当机体遇寒冷刺激时，交感神经兴奋，可使褐色脂肪迅速分解产热。由于新生儿不能发生战栗，所以非战栗产热对新生儿在寒冷环境中维持体温恒定，具有更重要的生理意义。

3．产热活动的调节

（1）体液调节：甲状腺激素是调节产热活动最重要的体液因素。如果机体暴露于寒冷环境数周，甲状腺激素大量分泌，使机体代谢率增加。除甲状腺激素外，肾上腺素、去甲肾上腺素以及生长激素等也可刺激产热。

（2）神经调节：寒冷刺激可使下丘脑后部的寒战中枢兴奋，引起寒战；还可使交感神经系统兴奋，进而引起肾上腺髓质活动增强，导致肾上腺素和去甲肾上腺素释放增多，使代谢产热增加。

（二）机体的散热过程

如前所述，在物质的新陈代谢过程中，食物中蕴藏的化学能最终都要转化为热能，这种代谢产生的热量除维持正常体温外，必须不断向外界散发，否则体温就会升高。据测定，在基础状态下如果不散热，体温每小时将升高1℃，而在正常活动的情况下则每小时升高2℃。实际上，恒温动物机体具有良好的散热机制。当外界温度低于皮肤温度时，大部分体热可通过皮肤的辐射、传导和对流等方式散发于外界；只有一小部分热量随呼吸、尿、粪便等排泄物散发到体外（表7-6）。所以，机体的主要散热部位是皮肤，而且皮肤散热量受机体体温调节机制的调控。

表7-6　机体的散热方式及其所占比例

散热方式	散热量（kJ）	占机体散热量的比例（%）
辐射、传导、对流	8793	70.0
皮肤水分蒸发	1821	14.5
呼吸道水分蒸发	1445	11.5
加温吸入气	314	2.5
尿粪	188	1.5
合计	12561	100.0

1. 几种主要的散热方式

（1）辐射散热：辐射散热（thermal radiation）是指机体以热射线（电磁波）的形式将体热传给外界较冷物体的一种散热方式。辐射散热的总热量取决于体表面积的大小以及皮肤与周围物体的温度差。皮肤与环境温度差越大、有效辐射面积越大时，散热就越多，反之则越少。在人体站立，两臂伸展和两腿叉开时的有效辐射面积比身体尽量蜷曲时增大约35%。人体在21 ℃的环境中，不着衣的情况下，以辐射方式散发的热量占机体产热量的60%。可见，当人体安静地处于气温较低的环境中时，辐射是机体散热的主要形式。当然，在相反的情况下，环境温度高于体温时，机体也会以同样的方式从外界获得热量。因此，在炎热的沙漠中，穿白衣服要比裸体少摄取周围的热量。

（2）传导散热：传导散热（thermal conduction）是指机体将热量直接传给和它相接触的较冷物体的散热方式。传导散热量多少取决于与所接触物体表面的温度差、物体的热导率和接触面积大小。空气和棉织物的热导率较低，机体的衣着和皮肤之间的不流动空气层就起到绝热保暖作用。人体的脂肪也是热的不良导体，因而肥胖的人，由深部传导到皮肤的热量要少，在夏日里特别容易出汗。水的比热大，热导率高，导热效能好，临床上使用冰帽、冰袋给高热患者降温，就是利用这个道理。

（3）对流散热：对流散热（thermal convection）是传导散热的一种特殊形式。人体的热量不断传给周围与皮肤接触的较冷的空气，由于空气不断流动（对流），便将体热散发到空间。对流散热量的多少，受风速影响极大。风速越大，对流散热量也越多。反之，散热量就越少。

以上三种散热方式均是在皮肤温度高于环境温度的前提下进行的。当环境温度等于或高于皮肤温度时，上述三种散热方式将失去作用，蒸发散热便成为机体散热的唯一方式。

（4）蒸发散热：蒸发散热（thermal evaporation）是指体表的水分汽化时吸收热量而散发体热的一种散热方式。这是一种很有效的散热途径，体表每有1 g 水分蒸发，可带走2.43 kJ 的热量。临床上用乙醇给高热患者擦浴，增加蒸发散热，以达到降温的目的。人体蒸发散热又表现为不感蒸发和发汗两种形式。

不感蒸发（insensible perspiration）是指体内的水分直接透出皮肤和呼吸道黏膜，在未形成明显的水滴之前就蒸发掉的一种散热方式，其中发生在皮肤的水分蒸发又称为不显汗。可见，不感蒸发的水分来源与汗腺的活动无关，完全是一种自然的水分蒸发，即使在低温环境中也可发生。在30 ℃以下的环境中，人体每天的不感蒸发量较恒定，一般为1000 ml 左右，其中通过皮肤蒸发的为600 ~ 800 ml，通过呼吸道黏膜蒸发的为200 ~ 400 ml。婴幼儿不感蒸发的速率比成人高，机体缺水时，婴幼儿更容易发生脱水。临床上给患者补液时，应注意补充由不感蒸发丢失的这部分液体。不感蒸发这种散热方式对某些动物更为重要，如狗的皮肤虽有汗腺结构，但在高温下也不能分泌汗液，而必须通过热喘呼吸（panting breath）由呼吸道来加强蒸发散热。

发汗（sweating）是指汗腺分泌汗液的活动。因为发汗是可以感觉到的，故又称之为可感蒸发（sensible perspiration），又称显汗。人体的汗腺有大汗腺和小汗腺两种，大汗腺局限地分布于腋窝和外阴部等处，其不受神经支配，分泌不被阿托品阻断，活动可能与性功能有关；小汗腺广泛地分布于全身皮肤，其活动与体温调节有关。发汗是一种反射活动。管理发汗的反射中枢位于中枢神经系统各个部位，但以下丘脑的发汗中枢最为主要。小汗腺主要接受交感胆碱能纤维的支配，故乙酰胆碱有促进汗腺分泌的作用，阿托品及其他抗胆碱能药物可阻断其分泌。故炎热的夏季应慎服此类药物，以防诱发中暑。位于手、足及前额等处的小汗腺有一些是受肾上腺素能纤维支配，在精神紧张时能引起发汗，所以称之为精神性发汗（mental sweating），其与体温调节关系不大。在温热刺激作用下引起的全身小汗腺分泌活动称为温热性发汗（thermal sweating），在体温调节中起主要作用。精神性发汗常伴随温热性发汗而出现，如在运动和劳动时的出汗就是如此。

发汗的速度及发汗量除受神经和体液因素调节外，还受环境温度、湿度及劳动强度的影响。人在安静状态时，当环境温度达 30 ℃ 左右时开始发汗；空气湿度大且衣着较多时，气温达 25 ℃ 便可发汗，加之环境湿度大，汗液蒸发困难，体热不易放散，可反射性引起大量出汗；劳动或运动时，气温虽在 20 ℃ 以下，也可发汗，而且发汗量较大。反之，发汗减少。此外，人若在高温环境中停留时间过长，发汗速度可因汗腺疲劳而明显减慢。因此，人在高温、高湿、通风差的环境中容易发生中暑。

正常情况下，汗液中的水分占 99% 以上，固体成分不到 1%。固体成分中，大部分为NaCl，也有少量 KCl、尿素和乳酸等。汗液中 NaCl 的浓度一般低于血浆，乳酸的浓度高于血浆，葡萄糖和蛋白质的浓度几乎等于零。由汗腺刚分泌出来的汗液与血浆是等渗的，在汗液经汗腺导管流向体表时，在醛固酮作用下，其中一部分 NaCl 被导管细胞重吸收，故最后排出的汗液是低渗的。因此，通常由大量出汗而造成的脱水为高渗性脱水。但是当发汗速度过快时，汗腺管来不及重吸收 NaCl，可使排出汗液的 NaCl 浓度增高。机体在丢失了大量水分的同时也丢失了大量 NaCl，这时如不注意及时补充大量丢失的水分和 NaCl，就会引起水和电解质紊乱，重者可影响神经肌肉组织的兴奋性而发生"热痉挛"。汗腺分泌汗液除了有散热作用以外，还有排泄作用。如尿毒症患者，由于肾衰竭，尿中排出的尿素减少，而使得汗液中的尿素含量增加，可在出汗后皮肤上形成"尿素霜"。

2. 皮肤血流量的调节在散热中的作用　如上所述，皮肤通过辐射、传导、对流方式放散的热量的多少，取决于皮肤和环境之间的温度差，而皮肤温度的高低由皮肤血流量控制。因此，皮肤血流量的增加或减少对体热的放散有重要作用。

皮肤血液循环的特点是：分布到皮肤的动脉穿透隔热组织（脂肪组织），在真皮的乳头下层形成动脉网；皮下的毛细血管异常弯曲形成丰富的静脉丛；此外皮下微循环还有大量的动 - 静脉吻合支。这些结构特点决定了皮肤的血流量可以在很大范围内变动。

人体皮肤血管受交感神经控制。在炎热环境中，交感神经紧张性降低，皮肤小动脉舒张，动 - 静脉吻合支开放，皮肤血流量大大增加，其作用如同一个"散热片"，于是皮肤温度升高，增强了散热作用。相反，在寒冷环境中，交感神经活动增强，皮肤血管收缩，血流量减少，皮肤温度降低，同时在皮下脂肪层的协同作用下，又如同一个"隔热板"，使散热量大幅度下降，以保持正常体温。所以皮下有着很厚脂肪的南极海豹，在冰水之中依然能保持 37 ℃ 的正常体温。

知识链接

中　暑

中暑是指机体长期处于高温或强烈日光暴晒环境中，体温调节中枢出现功能障碍，水、电解质代谢紊乱，导致循环系统及神经系统功能损害症状的总称，是体热平衡失调而发生的一种急症。临床分为先兆中暑、轻症中暑和重症中暑。重症中暑会出现高热、晕厥、手足痉挛、皮肤干燥无汗或大汗淋漓，如不及时抢救，会有生命危险。

急救处理：迅速将患者抬至通风良好的阴凉处，使其仰卧并解开外衣，面部发红的患者可将头部稍微垫高些，对面部发白者头部稍微放低些。

三、体温调节

人体体温的相对恒定，即机体的产热和散热过程在某一个温度点所表现的热的平衡，有赖于人体自主性和行为性两种体温调节活动。自主性体温调节（automatic thermoregulation）是在下丘脑体温调节中枢控制下，随机体内外环境温热性刺激信息的变动，通过增减皮肤血流量、发汗、战栗等生理反应，以维持产热和散热的动态平衡，使体温保持相对恒定的调节方式。这是体温调节的基础。行为性体温调节（behavioral thermoregulation）是指机体通过一定的行为来保持体温的相对稳定。如在不同温度环境中，为了保暖或降温而有意识地采取的特殊姿势和行为（如在严寒之中，有意识地搓手、拱肩缩背和跺脚等御寒行为；夏日里用电扇和开空调等）。这两种体温调节机制相互关联和补充，使人体能更好地适应自然环境的变化。在这里仅讨论自主性体温调节。

通过自主性体温调节自动地将一个系统的温度维持在一个稳定的水平上，就需要能够感知和测量内外环境温度变化的温度感受器、对温度传入信息进行加工和处理的中枢调节器和能够被控制的适时产热或散热的执行机构的相互配合、协调作用。

（一）温度感受器

根据温度感受器存在的部位可将它们分为外周温度感受器和中枢温度感受器。根据温度感受器感受温度的性质又可将它们分为冷感受器和热感受器。

1. 外周温度感受器　是指分布在皮肤、黏膜和腹腔内脏等处的温度感受器，本质为游离的神经末梢。按照它们的功能又分为对热刺激敏感的热感受器和对冷刺激敏感的冷感受器两种，共同对机体外周的温度变化起监测作用。人体皮肤冷感受器的数目比热感受器多 4 ~ 10 倍。每种温度感受器只对一定范围的温度变化发生反应，如人体皮肤温度在 30 ℃以下时，冷感受器兴奋，产生冷觉；在 35 ℃以上时，热感受器兴奋，产生温觉。

2. 中枢温度感受器　是指分布在脊髓、延髓、脑干网状结构、下丘脑以及大脑皮质运动区中对中枢温度变化敏感的神经元，称为中枢性温度敏感神经元。根据它们对温度变化的反应又被分为两类：一类在温度升高时放电频率增多，称为热敏神经元（warm sensitive neuron）；另一类在温度降低时放电频率增多，称为冷敏神经元（cold sensitive neuron）。实验发现在视前区 - 下丘脑前部（preoptic anterior hypothalamus，PO/AH）存在着约 30% 的热敏神经元和约 10% 的冷敏神经元。它们对其局部温度变化非常敏感，如当温度变化 0.1 ℃时，它们的放电频率就会发生相应的变化，而且不出现适应现象。PO/AH 中冷敏神经元兴奋可引起机体产热反应，热敏神经元兴奋可引起机体散热反应。可见 PO/AH 能对机体产热和散热两种相反的过程进行调节。

（二）体温调节中枢

虽然与体温调节有关的中枢结构广泛地存在于中枢神经系统的各级部位，但从多种恒温动物脑的分段切除实验观察到，只要保持下丘脑及其以下神经结构的完整，动物便具有维持体温恒定的能力。因此认为体温调节的基本中枢在下丘脑。如前所述，下丘脑的 PO/AH 区温度敏感神经元不仅能感受它们所在的局部组织的温度变化的信息，还能够对下丘脑以外的部位，如中脑、延髓、脊髓、皮肤等处的温度变化产生反应，表明外周温度信息都汇聚于这类神经元，提示下丘脑的 PO/AH 是机体体温调节整合的中心部位。而且，进一步的实验也证明，广泛破坏 PO/AH 区，体温调节的产热和散热反应都将明显减弱或消失。

（三）体温调节机制

正常人体温为何能维持在 37 ℃左右？现在多以调定点（set point）学说来解释。调定点学说认为，体温调节类似于恒温器的调节，PO/AH 的中枢性温度敏感神经元在体温调节中起调定点作用。调定点数值的设定，决定着体温恒定的水平。关于调定点的取值，一般认为取决于 PO/AH 两类温度敏感神经元对温度变化的敏感性，以及它们两者之间相互制约、相互协调活动所达到的平衡状态，其中热敏神经元的作用最为重要。如正常情况下热敏神经元的兴奋阈值为 37 ℃，而且 PO/AH 局部温度为 37 ℃时两类温度敏感神经元的活动正好处于平衡状态。因此调定点的正常数值就设定在 37 ℃，PO/AH 体温整合中枢就是按照这个温度值来调节体温的。体温具体调节过程如图 7-4 所示：下丘脑体温调节中枢包括调定点属于控制系统，它的传出指令控制着受控系统即产热和散热装置等的活动。当输出变量体温超过 37 ℃时，通过外周和中枢温度感受器，将体温变化信息传给 PO/AH 区神经元，导致热敏神经元活动增加，散热大于产热，使升高的体温降回到 37 ℃；当体温低于 37 ℃时，通过上述过程，热敏神经元活动减弱，冷敏神经元活动增强，产热大于散热，使降低了的体温回升到 37 ℃。

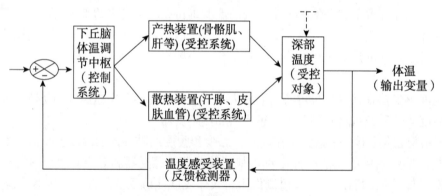

图 7-4　体温调节自动控制示意图

如果某种原因使调定点向高温侧移动，则出现发热（fever），例如由微生物、细菌引起的发热，是由于致热原使热敏神经元对温度反应的兴奋性下降，温度反应阈值升高，而冷敏神经元的温度反应阈值降低，结果使调定点上移，这称为体温调定点重调定（resetting）。如调定点上移到 39 ℃，而实际体温为 37 ℃，则可兴奋冷敏神经元引起恶寒、战栗等产热反应，直到体温升高到 39 ℃以上时才出现散热反应。如果致热原不被清除，则产热和散热将在此新的体温调定点水平上保持平衡，而此时机体的体温调节功能并无障碍。解热镇痛药阿司匹林可使被致热原重调定的体温调定点重新回到正常水平，因而能使发热患者的体温恢复正常，但其对正常人的体温并不产生影响。

案例讨论

患者，男，72岁。因半个月前外出晨练着凉，后出现发热，体温最高达38.3 ℃，伴畏寒、寒战，无咳嗽、咳痰，于附近诊所静脉输液3天后体温下降，1周前无明显诱因再次出现发热，体温达39 ℃，伴咳嗽、咳少量黄痰，痰液黏稠，不易咳出，自觉胸闷、胸痛、乏力，自服"银翘解毒片"后未见好转，来院就诊，血常规未见明显异常，胸片示双下肺感染，以"肺炎"收治入院。

请分析：

1. 患者发热时为何伴随畏寒、寒战？

2. 当遇到发热患者时，请问有哪些物理降温方法？

自测题

一、选择题

1. 食物的特殊动力效应最为显著的是
   A. 糖类
   B. 三酰甘油
   C. 胆固醇
   D. 蛋白质
   E. 混合性食物

2. 可引起基础代谢率升高的是
   A. 甲状腺功能亢进
   B. 病理性饥饿
   C. 肾上腺皮质功能不全
   D. 肾病综合征
   E. 垂体性肥胖症

3. 机体在运动时的主要产热器官是
   A. 脑
   B. 心
   C. 肝
   D. 骨骼肌
   E. 皮肤

4. 当环境温度高于人体体表温度时，其散热的主要方式是
   A. 辐射散热
   B. 对流散热
   C. 传导散热
   D. 蒸发散热
   E. 以上都不是

5. 为机体提供生命活动所需的能量主要来自于
   A. 糖
   B. 糖与蛋白质
   C. 脂肪与蛋白质
   D. 脂肪
   E. 糖与脂肪

二、名词解释

1. 能量代谢　2. 基础代谢率　3. 体温

三、问答题

1. 试从能量代谢角度分析肥胖的原因及减肥途径。

2. 人在剧烈运动和寒冷环境中是如何维持体温相对恒定的？

（许秀娟）

第八章

肾的排泄功能

第八章数字资源

思政之光

学习目标

通过本章内容的学习，学生应能够：

识记：

1. 说出排泄的概念，尿生成的基本过程，肾小球滤过率、滤过分数的概念。

2. 说出肾小球有效滤过压的组成，列举影响肾小球滤过的因素。

3. 说出重吸收的主要部位和特点，几种重要物质的重吸收部位和转运方式（Na^+、水、葡萄糖、HCO_3^-），影响重吸收的因素，肾糖阈、渗透性利尿、水利尿的概念，分析 H^+ 与 K^+ 分泌的竞争关系。

4. 说出抗利尿激素、醛固酮的生理作用及分泌的调节，正常尿量、尿量改变种类。

理解：

1. 总结肾的排泄功能在维持内环境稳态中的作用，肾血流量的调节机制，滤过膜的屏障作用。

2. 解释肾血液循环的特征，尿液的浓缩和稀释机制。

3. 解释肾的排酸保碱功能。

运用：

关爱尿毒症患者，分析临床上评价肾功能的指标；分析临床上水电解质紊乱与肾功能之间的关系；理解尿频尿急尿痛等尿路三联征排尿的异常表现。

案例导入

患儿，男，9 岁。半个月前患上呼吸道感染，经治疗后痊愈。近几日出现晨起眼睑及下肢水肿（活动后可减轻），并伴有发热、乏力、食欲减退、恶心、呕吐、头晕，尿量明显减少，尿液颜色如洗肉水样（血尿）。查体：T 38.2 ℃，BP 140/104 mmHg，双眼睑及下肢非凹陷性水肿，双肾区叩痛。辅助检查：肉眼血尿，尿蛋白定性（+++），红细胞沉降率增快，血清抗链球菌溶血素 "O" 滴度升高，入院诊断为急性肾小球肾炎。

【思考】

1. 你认为该案例中主要涉及的生理学知识有哪些？

2. 试分析患者出现水肿、高血压、少尿、血尿、蛋白尿的机制。

3. 为预防该病反复，你认为应在哪些方面进行合理指导？

排泄（excretion）是指机体将体内物质代谢的终产物、体内过剩物质以及进入体内的异物等经血液循环由排泄器官排出体外的过程。机体主要的排泄途径有呼吸器官、消化道、皮肤和肾。呼吸器官以气体形式排出二氧化碳、少量水分和挥发性物质；消化道以粪便的形式排出由肝分泌的胆色素，以及来自于大肠黏膜的无机盐如钙、镁、铁等；皮肤以汗腺分泌形式排出水分、氯化钠和尿素等；肾以尿的形式排出水分、各种无机盐和有机物等。由直肠排出的食物残渣，因不经血液循环，未进入内环境，故不属于排泄的范畴。

肾排泄物种类最多、排泄量最大，而且可随着机体的需要选择性排出和保留各种物质，从而维持电解质和酸碱平衡以及体液渗透压和容量的稳定，因此在维持内环境稳态中起重要作用，是机体内最重要的排泄器官。

肾还具有内分泌功能，可生成和释放多种生物活性物质，如促红细胞生成素、肾素、羟化维生素 D_3 和前列腺素等，调节机体代谢功能。

第一节 概 述

一、肾的结构特征

（一）肾单位和集合管

肾单位（nephron）是肾最基本的结构和功能单位，与集合管共同完成尿的生成过程。正常人两侧肾有 170 万～240 万个肾单位，每个肾单位（图 8-1）由肾小体（图 8-2）和肾小管两部分组成。肾小管经过连接小管与集合管相连接，集合管在结构上不属于肾单位的组成部分，但功能上与远曲小管类似，在尿液浓缩和稀释过程中起重要作用。每一条集合管可接纳多条肾小管来的液体，多条集合管又汇入乳头管，最后形成尿液，经肾盏、肾盂、输尿管而入膀胱，由膀胱和尿道排出体外。

（二）皮质肾单位和近髓肾单位

根据肾单位中肾小体所在部位不同，肾单位分为皮质肾单位和近髓肾单位两类（图 8-3）。

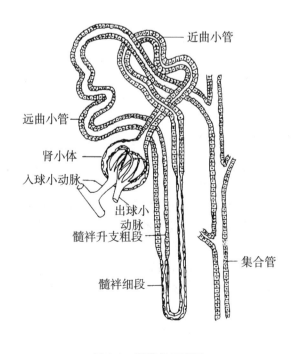

图 8-1 肾单位示意图

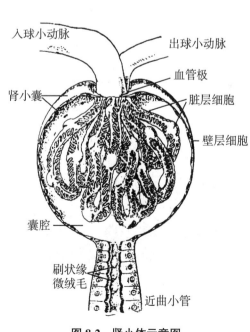

图 8-2 肾小体示意图

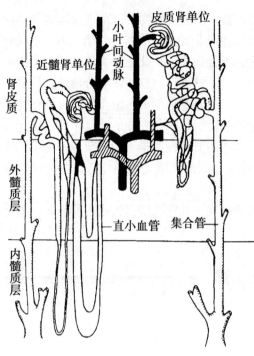

图 8-3　两类肾单位示意图

1. 皮质肾单位（cortical nephron）的肾小体主要分布于外皮质层和中皮质层，占肾单位总数的85%～90%。其特点是：肾小球体积相对较小；入球小动脉的口径比出球小动脉的粗，两者之比为 2:1；出球小动脉离开肾小体后分支成的毛细血管，包绕在肾小管周围；髓袢甚短，只局限于外髓质层；皮质肾单位的功能主要是生成尿液。

2. 近髓肾单位（juxtamedullary nephron）的肾小体主要分布于靠近髓质的内皮质层，占肾单位总数的 10%～15%。其特点是：肾小球体积较大；入球小动脉和出球小动脉的口径无明显差异，出球小动脉不仅形成缠绕邻近的近曲小管或远曲小管的网状毛细血管，而且还形成细长的 U 形直小血管，直小血管可深入到髓质，并形成毛细血管网包绕髓袢升支和集合管；髓袢甚长，可深入到内髓质层，有的甚至到达乳头部。近髓肾单位和直小血管的这些解剖特点，决定了它们在尿液的浓缩和稀释中起着重要作用。两类肾单位结构和功能的比较见表 8-1。

表 8-1　皮质肾单位和近髓肾单位的比较

	皮质肾单位	近髓肾单位
肾小体位置	外、中皮质层	内皮质层
肾小球体积	小	大
占肾单位总数（%）	85%～90%	10%～15%
入、出球小动脉口径比	2:1	1:1
出球小动脉分支	形成缠绕在皮质部肾小管周围的毛细血管网	形成缠绕在邻近的近曲和远曲小管周围毛细血管网和直小血管
髓袢	短，只达外髓层	长，达内髓层
功能	侧重滤过和重吸收	侧重尿的浓缩和稀释

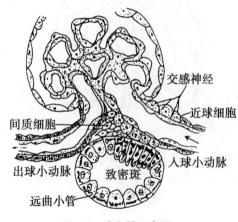

图 8-4　球旁器示意图

在入球小动脉、出球小动脉和髓袢升支粗段远端部存在一大致呈三角形的结构称球旁器（juxtaglomerular apparatus）或近球小体，主要分布在皮质肾单位，由近球细胞、致密斑（macula densa）和球外系膜细胞三者组成（图 8-4）。近球细胞是位于入球小动脉中一些特殊分化的平滑肌细胞，能合成、储存和释放肾素，近球细胞接受致密斑的信息而分泌肾素。由于球旁器主要分布在皮质肾单位，所以皮质肾单位肾素比较多，而近髓肾单位几乎不含肾素。致密斑位于远曲小管起始部，在靠近肾小球毛细血管网的部位变为高柱状细胞，局部呈现斑状隆起，称为致密斑。致密斑与入球小动脉和出球小动脉相接触，可监测小管液中 NaCl 含量的变化，并将信息传递给邻近的近球细胞，调节肾素的分泌，参与尿生成的调节。球外系膜细胞是位于入球小动脉、出球小动脉和致密斑之间的一群细胞，具有吞噬和收缩功能。

二、肾血液循环的特点

（一）肾的血供应特点

正常成人安静时每分钟约有 1.2 L 血液流过两侧肾，相当于心输出量的 20% 左右，而两肾的总重量仅约为 300 g，因此肾是血供最丰富的器官。其中 94% 的血液供应肾皮质层，5% ~ 6% 供应外髓，其余不到 1% 供应内髓。通常所说的肾血流量主要指肾皮质血流量。肾动脉由腹主动脉垂直分出，其分支依次形成叶间动脉、弓形动脉、小叶间动脉到达入球小动脉。入球小动脉在肾小体内分支成肾小球毛细血管网，最后汇集成出球小动脉而离开肾小体。出球小动脉再次分支成毛细血管网缠绕于肾小管和集合管周围，再汇合成为小静脉，经小叶间静脉、弓形静脉、叶间静脉、肾静脉、下腔静脉返回心脏。在近髓肾单位，肾小管周围毛细血管网还形成袢状的直小血管，走行于肾髓质，与髓袢伴行。在上述肾循环中，形成两次毛细血管网，即肾小球毛细血管网和肾小管周围毛细血管网。肾小球毛细血管网介于入球小动脉和出球小动脉之间。在皮质肾单位，由于入球小动脉粗而短，血流阻力小，血流量大；出球小动脉细而长，血流阻力大，使肾小球毛细血管内血压较高，有利于肾小球的滤过作用。而克服了出球小动脉较大血流阻力后再形成的肾小管周围毛细血管网血压较低，有利于肾小管的重吸收作用。

（二）肾的血流量的调节

肾血流量通过自身调节、神经调节和体液调节完成，其生理意义在于使肾血流量能够适应肾泌尿功能的需要，以及全身血液循环发生较大改变时，能适应全身血流量重新分布的需要。实验证明，肾动脉血压在 80 ~ 180 mmHg 范围内变动时，肾血流量和肾小球滤过率能保持相对稳定。上述现象即使在去除神经体液因素的影响或离体肾中仍然存在，表明这是一种肾血流量的自身调节（图 8-5）。关于此种调节的具体机制，肌源学说认为，血压在一定范围内升高时，入球小动脉平滑肌紧张性增高，使入球小动脉口径缩小，对血流的阻力增加，因而使肾血流量不会随血压升高而增多；反之，血压在此范围内降低时，入球小动脉舒张，血流阻力减小，肾血流量不会随血压降低而减少。当血压高于 180 mmHg 时，肾血管收缩已达极限，肾血流量增多；血压低于 80 mmHg 时，肾血管舒张已达极限，肾血流量减少。肾主要受交感神经支配，其神经纤维随血管进入肾，分布于皮质肾单位的入球小动脉和近髓肾单位的出球小动脉、肾小管和释放肾素的近球细胞上，其末梢释放去甲肾上腺素，使肾血管收缩，肾血流量减少。因此，肾血流的调节主要表现为交感神经兴奋引起的缩血管反应。一般情况下，肾神经紧张性较低，因而对肾血流量影响较小。但在应激状态时，如剧烈运动、大失血、中毒性休克、缺氧等情况下，肾交感神经活动加强，肾血管收缩，肾血流量减少以使其他重要器官如脑、心脏等得到更多的血供，这对维持脑和心脏的血液供应有重要意义。一般认为肾无副交感神经末梢分布。在体液因素中，肾上腺素、去甲肾上腺素、内皮素、血栓烷 A_2、血管紧张素 Ⅱ、血管升压素都能使

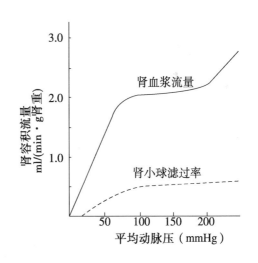

图 8-5　肾血流量的自身调节

肾血管收缩，肾血流量减少。而前列腺素 E_2 和 I_2、心房钠尿肽、多巴胺、组胺、一氧化氮和激肽等可使肾血管扩张，肾血流量增加。

通常情况下，肾主要靠自身调节来保持肾血流量相对稳定，以维持正常的泌尿功能；在紧急情况下，全身血液将重新分配，通过神经体液因素的作用，使肾血流量减少，从而保证心、脑等重要器官的血供。

第二节　肾小球的滤过功能

尿生成的过程可分为三个相互联系的环节：肾小球的滤过、肾小管与集合管的重吸收、肾小管与集合管的分泌。肾小球的滤过是尿生成的第一步。

> 考点提示：肾小球的滤过

肾小球的滤过（glomerular filtration）作用是指血液流经肾小球毛细血管时，血浆中的水和小分子物质通过滤过膜滤入肾小囊形成原尿的过程。

在动物实验中，用微穿刺法抽取肾小囊内的液体并进行微量化学分析发现，肾小囊内的液体除蛋白质含量极少外，其他成分的含量均与血浆相似（表8-2）。这一事实表明，当血液流经肾小球毛细血管时，除血液的有形成分和血浆蛋白外，水和其中的溶质都可通过滤过方式进入肾小囊腔中，也就是说肾小囊腔中的液体实质上是血浆经肾小球滤过膜滤过所生成的超滤液，血浆的超滤液即原尿。

表8-2　血浆、原尿和终尿中物质含量及每天的滤过量和排出量

成分	血浆（g/L）	原尿（g/L）	终尿（g/L）	终尿/血浆（倍数）	滤过总量（g/d）	排出量（g/d）	重吸收率（%）
Na^+	3.3	3.3	3.5	1.1	594.0	5.3	99
K^+	0.2	0.2	1.5	7.5	36.0	2.3	94
Cl^-	3.7	3.7	6.0	1.6	666.0	9.0	99
碳酸根	1.5	1.5	0.07	0.05	270.0	0.1	99
磷酸根	0.03	0.03	1.2	40.0	5.4	1.8	67
尿素	0.3	0.3	20.0	67.0	54.0	30.0	45
尿酸	0.02	0.02	0.5	25.0	3.6	0.75	79
肌酐	0.01	0.01	1.5	150.0	1.8	2.25	0
氨	0.001	0.001	0.4	400.0	0.18	0.6	0
葡萄糖	1.0	1.0	0	0	180.0	0	100
蛋白质	微量	0	0	0	微量	0	100
水					180 L	1.5 L	99

一、滤过的结构基础——滤过膜

（一）滤过膜的组成

滤过膜（filtration membrane）是肾小球毛细血管内的血液与肾小囊中超滤液之间的结构屏障。滤过膜（图8-6）由内向外依次是由血管内皮细胞、基膜、肾小囊上皮细胞三层组织构成。

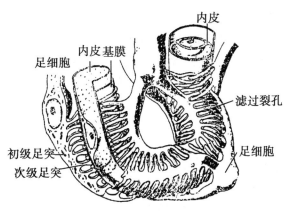

图 8-6 滤过膜的结构示意图

滤过膜对物质有高度的选择通透性，表现为机械屏障和电学屏障两方面。在电镜下观察，血管内皮细胞间有许多直径为 50～100 nm 的圆形微孔，称为窗孔。窗孔可阻止血细胞通过，但对血浆蛋白的滤出不起阻留作用。基膜是滤过膜的主要屏障。与另两层相比基膜较厚，是由水合凝胶构成的微纤维网，并有 4～8 nm 的多角形网孔，一般认为纤维网空隙的大小可能决定着能滤过分子的大小。有些较大的蛋白质分子可以透出毛细血管内皮细胞膜，但不能通过基膜。因此，基膜对滤过膜的通透性起决定性作用。滤过膜的外层，即肾小囊上皮细胞层，该层细胞具有足突，每个大的足状突起又分出许多小的突起，附着在基膜上。相互交错的足突之间形成裂隙，裂隙表面附有一层滤过裂隙膜，膜上有直径 4～14 nm 的小孔，可限制蛋白质通过。它是物质滤出的最后一道屏障，该层与内皮细胞层、基膜层共同构成了肾小球滤过的机械屏障。

（二）滤过膜的通透性

一般来说，正常肾的滤过膜只允许分子直径不超过 8 nm 或分子量不超过 70 000 的物质通过，在此范围内的各种物质，其通透性决定于分子的大小，分子越小的物质通透性越大。若以某物质在滤液中的浓度与该物质的血浆浓度之比作为衡量其通透性的指标，则几种物质的通透性如表 8-3 所示。有些物质虽然分子量不大，但由于与血浆蛋白结合，也不能通过滤过膜。例如，血红蛋白的分子量约为 64 000，可通过滤过膜上较大的孔道滤出，但它与血浆中的结合珠蛋白结合成分子量较大的复合物而不能滤出。所以，一般情况下，红细胞破裂释出的血红蛋白并不出现在尿中，只有大量溶血时，血液中血红蛋白浓度超过了结合珠蛋白所能结合的量时，未结合的血红蛋白才能滤出而出现血红蛋白尿。

表 8-3 滤过膜对不同物质的通透性

物质	分子量	通透性
葡萄糖	180	1.000
菊粉	5200	1.000
小分子蛋白质	30000	0.5000
白蛋白	69000	0.005

滤过膜对某种物质的通透性还与该物质所带电荷的种类有关，这是滤过膜的电学屏障。滤过膜各层上均有许多带负电荷的物质，如毛细血管的内皮细胞表面有带负电荷的糖蛋白，基膜层含有Ⅳ型胶原蛋、层粘连蛋白和蛋白多糖，足细胞裂隙膜含有裂孔素。这些带负电荷物质形成了肾小球滤过的电学屏障。因为同性电荷相斥，所以带正电荷的物质易于滤过，而带负电荷的物质滤过较困难。例如血浆白蛋白分子直径约 6 nm，分子量为 69 000，由于血浆白蛋白带

负电荷，滤过的很少。病理情况下滤过膜上的负电荷减少或消失使其电学屏障作用降低，以致带负电荷的血浆白蛋白滤过量会明显增加而出现蛋白尿。

由此可见，肾小球滤过膜对分子大小和分子电荷均起选择性过滤器的作用。其中机械屏障尤为重要，分子量大于 69 000 的物质，超过滤过膜孔隙，即使带正电荷也不能通过；分子量很小的物质，即使带负电荷也能滤过。

（三）滤过膜的面积

人两侧肾的肾小球的总滤过面积约为 1.5 m²，这样大的滤过面积，再加上滤过膜具有很大的通透性，非常有利于血浆的大量滤过。在生理情况下，人两侧肾的全部肾小球都开放并起滤过作用，因而滤过面积保持相对稳定。在病理情况下，如急性肾小球肾炎时，由于肾小球毛细血管管腔变窄或完全阻塞，使行使滤过作用的肾小球数目减少，以致有效滤过面积减少而出现少尿或无尿。

二、滤过的动力——肾小球有效滤过压

> ➤ 考点提示：有效滤过压

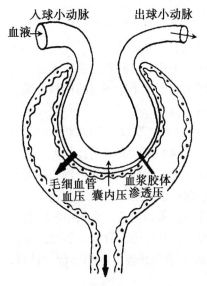

图 8-7　有效滤过压示意图

肾小球有效滤过压（effective filtration pressure，EFP）是推动滤液生成的动力和对抗滤液生成的阻力之间的差值。推动滤液生成的动力是肾小球毛细血管血压和肾小囊内的胶体渗透压，对抗滤液生成的阻力是血浆胶体渗透压和囊内压（图 8-7）。因肾小球滤过膜对蛋白质几乎不通透，故肾小囊内的胶体渗透压可忽略不计。所以：

肾小球有效滤过压 = 肾小球毛细血管血压 –（血浆胶体渗透压 + 囊内压）

用微穿刺法直接测得的慕尼黑大鼠肾小球毛细血管压平均值为 45 mmHg，肾小球毛细血管的入球端到出球端，血压下降不多，两端的血压几乎是相等的；肾小囊内压约为 10 mmHg，肾小球毛细血管入球端的血浆胶体渗透压约为 20 mmHg。但血液流经肾小球毛细血管全长时，由于不断生成超滤液，血液中的血浆蛋白浓度不断升高，因而血浆胶体渗透压也随之升高，到出球小动脉端，血浆胶体渗透压升高达 35 mmHg，有效滤过压也逐渐下降。根据以上测得的数据，有效滤过压计算如下：

入球小动脉端：45 –（20+10）= 15 mmHg　　出球小动脉端：45 –（35+10）= 0 mmHg

由此可见，肾小球毛细血管入球端和出球端的有效滤过压是一个递减过程，在入球小动脉端，有效滤过压为正值，有滤液生成；而在出球小动脉端滤过阻力等于滤过动力，有效滤过压为 0（滤过平衡），不能生成滤液。因此，尽管平时两肾所有肾单位都在活动，但并非肾小球毛细血管全段都有滤过，只有从入球小动脉端到滤过平衡这一段才有滤过作用（图 8-8）。滤过平衡越靠近入球小动脉端，有效滤过的毛细血管长度就越短，肾小球滤过率就越低；相反，滤过平衡越靠近出球小动脉端，有效滤过的毛细血管长度越长，肾小球滤过率就越高。如果达不到滤过平衡，全段毛细血管都有滤过作用。对于正常成人来说，全段肾小球毛细血管都有滤过功能。

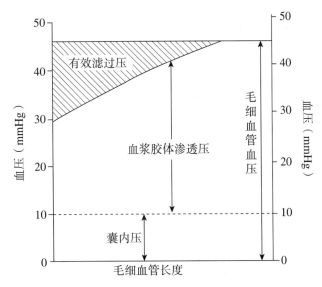

图 8-8　肾小球毛细血管血压、血浆胶体渗透压、肾小囊内压对肾小球有效滤过压的影响

三、肾小球滤过率和滤过分数

> ➤ 考点提示：肾小球滤过率

　　单位时间内（每分钟）两肾所生成原尿的量称为肾小球滤过率（glomerular filtration rate，GFR）。据测定，体表面积为 1.73 m² 的人，肾小球滤过率约为 125 ml/min，故一昼夜从肾小球滤出的血浆量可达 180 L，约为体重的 3 倍。

　　肾小球滤过率与肾血浆流量的比值称为滤过分数（filtration fraction）。据测定，肾血浆流量约为 660 ml/min，故滤过分数为 125/660 × 100% = 19%，此数值说明流经肾的血浆约有 1/5 由肾小球滤出，进入肾小囊。

　知识链接

肾小球滤过率的应用价值

　　肾小球滤过率在肾疾病的相对早期就有变化，并且肾小球滤过率的下降与肾病损害的严重程度密切相关。正常成人，肾小球滤过率应大于 90 ml/min。肾小球滤过率低于 60 ml/min 时提示患者已处于肾衰竭三期，需要积极治疗。肾小球滤过率小于 15 ml/min 则需透析。直接测定肾小球滤过率不易，现多采用换算的方法，公式为：

　　男性肾小球滤过率 =（140 − 年龄）× 体重 / 肌酐浓度（ml/dl）× 72

　　女性肾小球滤过率 =（140 − 年龄）× 体重 / 肌酐浓度（ml/dl）× 72 × 0.85

　　由于肾小球滤过率除了受肾功能影响外，还受年龄、性别、体表面积、蛋白质摄入量、无机盐摄入量、水潴留状态及体位等其他因素的影响，肾小球滤过率在正常人群中变异度很大，故滤过功能的诊断不能单凭肾小球滤过率的变化来确定。

四、影响肾小球滤过的因素

肾小球的滤过功能受到多种因素的影响，如滤过膜、肾小球有效滤过压和肾血浆流量。

> ➤ 考点提示：影响肾小球滤过的因素

（一）滤过膜的通透性和面积

正常情况下，肾小球滤过膜的通透性比较稳定。滤过膜通透性的改变往往使尿液的成分出现异常。在某些肾病时，滤过膜上的唾液蛋白减少，使其电学屏障作用减弱，白蛋白滤出量比正常时明显增多，而肾小管几乎不能重吸收蛋白质，最终出现蛋白尿。此外，有些肾病还可使滤过膜的机械屏障作用减弱，使正常时不能滤出的物质如红细胞被滤出，以致出现血尿。肾小球滤过膜的总面积为滤过面积，生理情况下两肾全部肾小球都在活动，滤过膜的面积较大，且保持相对稳定。急性肾小球肾炎时，由于肾小球毛细血管上皮细胞增生、肿胀，致使毛细血管管腔狭窄甚至完全阻塞，活动的肾小球数目减少，滤过面积减少，滤过率降低，出现少尿甚至无尿。

 知识链接

肾病综合征

肾病综合征（nephrotic syndrome，NS）不是一个独立疾病，是由多种病因和多种病理类型引起的肾小球病变中的一组临床综合征，是肾小球基底膜的损伤、滤过膜屏障破坏而引起血浆蛋白大量由尿中丢失的病理生理状态，分为原发性、继发性和遗传性三大类。典型表现为"三高一低"：大量蛋白尿（每日 > 3.5 g/1.73m² 体表面积）、低白蛋白血症（血浆白蛋白 < 30 g/L）、水肿和高脂血症，前两者为必备的诊断标准。NS 的并发症可有感染、血栓（栓塞）、代谢紊乱、急性肾衰竭等。NS 的药物治疗主要是使用糖皮质激素和（或）免疫抑制剂。在饮食方面，NS 患者大量血浆蛋白从尿中排出，机体处于蛋白质营养不良状态，机体抵抗力也随之下降。因此早期 NS 应给予优质蛋白质饮食（每天 1 ~ 1.5 g/kg，如鱼肉类等），有助于缓解低蛋白血症及其相应的并发症。但对于慢性、非极期的 NS 患者建议摄入较少量优质蛋白质（每天 0.7 ~ 1 g/kg）；出现慢性肾功能损害时，则应给予低蛋白饮食（每天 0.65 g/kg）。

（二）肾小球有效滤过压

肾小球有效滤过压是肾小球毛细血管血压、血浆胶体渗透压和肾小囊内压三种力量的代数和，其中任何一种发生改变，都会影响有效滤过压的数值，继而影响肾小球滤过率。肾血流具有自身调节机制，当动脉血压变动于 80 ~ 180 mmHg 时，肾小球毛细血管血压维持相对稳定，从而使肾小球滤过率基本保持恒定。当动脉血压低于 80 mmHg 时，将引起肾血流量减少，肾小球毛细血管血压相应下降，有效滤过压数值减小，滤过率下降，导致尿量减少；当动脉血压低于 40 mmHg 时，肾小球滤过率急剧下降，导致无尿。所以在临床上观察重症患者尿的有无可以间接了解到动脉血压的变化以及肾小球血流情况。机体血浆胶体渗透压在正常情况下变动不大，如果血浆蛋白的浓度明显降低，血浆胶体渗透压则降低，有效滤过压升高，肾小球滤过率也随之增加。例如经静脉快速注入大量生理盐水时，由于大量的液体使血浆蛋白稀释，血浆胶体渗透压下降而使肾小球有效滤过压升高，滤液生成增多，尿量增加。由于原尿不断产生，又及时流走，所以肾小囊内压在正常情况下变动不大，当肾盂或输尿管结石、肿瘤压迫或其他原因引起尿路阻塞时，则肾小囊内液体流出不畅，导致囊内压增高，有效滤过压下降，肾小球滤过减少，引起尿量减少。

（三）肾血浆流量

血液流过肾小球时，血浆流量的增减对其血浆胶体渗透压的升高及滤过率有很大影响。从入球端到出球端，肾小球毛细血管全长的血压变化不大，囊内压变化也很小。但血浆胶体渗透压则由于血浆中水分和小分子物质被滤出而逐渐升高，导致有效滤过压逐渐降低，滤过减少，甚至停止。肾血浆流量大时，即使有部分血浆内容物滤出，血浆胶体渗透压上升的速度也会减慢，有滤过作用的毛细血管加长了，肾小球滤过率增加。实验证明，如果肾血浆流量增至正常的 3 倍，则肾小球毛细血管全长都有滤过。在失血性休克、缺氧等病理情况下，由于交感神经强烈兴奋，肾血浆流量急剧减少，肾小球滤过率明显下降。

第三节 肾小管和集合管的重吸收功能

原尿流入肾小管后即称为小管液，小管液在流经肾小管各段和集合管时，其中的水和溶质将全部或部分由小管上皮细胞吸收回血液。小管液中的物质通过小管上皮细胞进入管周毛细血管血液的过程称为肾小管和集合管的重吸收（reabsorption）。

> 考点提示：肾小管和集合管的重吸收和分泌

小管液流过肾小管各段和集合管时，其量和质均发生了很大变化。如前所述，两侧肾每天生成的原尿量为 180 L，而每天排出的终尿量平均为 1.5 L，说明有 99% 的水在流经肾小管和集合管时被重吸收。就溶质来说，原尿中除蛋白质外，其他物质的浓度基本与血浆中的浓度相同。在肾小管内，如果只有水的重吸收，各种溶质将一律被浓缩约 100 倍。但事实上有些物质在终尿中消失了（如葡萄糖），有些物质则浓缩了约 100 倍（如肌酐），有些物质基本未被浓缩（如 Na^+）或浓缩程度很小（如 Cl^-、K^+ 等），说明小管液是在肾小管和集合管中经历了复杂的加工过程才成为终尿的（表 8-2）。这种加工过程是通过肾小管和集合管对各种物质的选择性重吸收、分泌或排泄实现的（图 8-9）。

一、重吸收的方式和部位

重吸收可分为被动重吸收和主动重吸收两种形式。被动重吸收是指小管液中的水和溶质顺浓度差、电位差或渗透压差，进入小管周围组织间液的过程。由于这种重吸收过程是顺着电 - 化学梯度进行的，不需消耗能量，属于被动重吸收过程。重吸收量取决于肾小管细胞膜对该物质的通透性，如颗粒的大小、电荷的性质以及是否具有脂溶性等。水的重吸收主要是依赖于溶质重吸收后所形成的渗透压梯度进行的。主动重吸收是指肾小管上皮细胞消耗能量，逆着电 - 化学梯度将小管液中溶质转运到肾小管上皮细胞内的过程。尽管肾小管各段和集合管都具有重吸收功能，但由于形态结构的差异，近端小管（尤其是近曲小管）是重吸收的主要部位。近端小管重吸收小管液中全部的葡萄糖、氨基酸，80% ～ 90% 的 HCO_3^-，65% ～ 70% 的水、Na^+、K^+、Cl^- 等，余下的水和盐类在髓袢细段、髓袢升支粗段、远曲小管和集合管被重吸收，少量随尿排出。远曲小管和集合管重吸收的物质较少，受抗利尿激素、醛固酮等因素的影响，在调节机体的水电解质平衡和酸碱平衡中起重要作用。

二、肾小管对几种物质的重吸收

肾小球滤过的葡萄糖、氨基酸、维生素及微量蛋白质等，几乎全部在近端小管被重吸收；

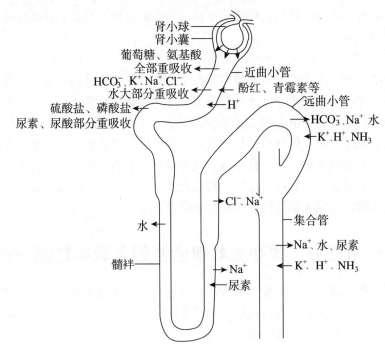

图 8-9　肾小管、集合管重吸收和分泌作用示意图

Na^+、K^+、Cl^-、HCO_3^- 等无机盐以及水也绝大部分在此段被重吸收；多种物质的重吸收机制均与上皮细胞基侧膜上的 Na^+ 泵活动密切相关。

　　每天由肾小球滤出的 Na^+ 将近 600 g，但每天由尿排出的 Na^+ 量仅为 3 ~ 5 g，不足滤出量的 1%，说明肾小球滤出的 Na^+ 有 99% 以上被肾小管和集合管重吸收了。Na^+ 是细胞外液中最重要的离子，肾小管和集合管对 Na^+ 的重吸收对保持细胞外液的渗透压和水容量有重要作用。各段肾小管对 Na^+ 的重吸收率不同。近端小管是 Na^+ 重吸收的主要部位，此处 Na^+ 的重吸收量占滤过量的 65% ~ 70%。其余的 Na^+ 分别在髓袢升支、远曲小管和集合管被重吸收，髓袢降支细段对水不通透。各段肾小管对 Na^+ 的重吸收机制也不相同。

　　在近端小管，Na^+ 和 Cl^- 的重吸收包括通过跨细胞途径的主动重吸收和细胞旁途径的被动重吸收，并以前者转运方式为主。近端小管前半段，大部分 Na^+ 通过与葡萄糖、氨基酸等进行同向转运以及与 H^+ 进行逆向转运而被主动重吸收；在近端小管后半段，Na^+ 则与 Cl^- 通过细胞旁路而被动重吸收。近端小管前半段对 Na^+ 的重吸收机制可用泵漏模式来解释（图 8-10）。在近端小管前半段，Na^+ 进入肾小管上皮细胞是与 H^+ 的分泌或葡萄糖、氨基酸的转运相耦联的。小管液中的 Na^+ 经过管腔膜上的 Na^+-H^+ 逆向转运和 Na^+- 葡萄糖或氨基酸的同向转运，顺电化学梯度通过管腔膜进入肾小管上皮细胞内。进入细胞内的 Na^+ 迅速被细胞间隙侧膜上（基底侧膜）的钠泵泵至细胞间隙，一方面使细胞内的 Na^+ 浓度降低，保证 Na^+ 不断地从小管液经过管腔膜进入细胞内；另一方面造成细胞间隙内的 Na^+ 浓度升高，使其渗透压也随之升高，这时小管液内的水便通过渗透作用进入细胞间隙。由于细胞间隙在靠近管腔膜一侧存在着紧密连接，当 Na^+ 和水的进入导致细胞间隙内的静水压增加时，可促使 Na^+ 和水通过基膜进入相邻的管外毛细血管而被重吸收。部分 Na^+ 和水也可能通过紧密连接回漏到小管腔内（图 8-10），故在近端小管，Na^+ 的重吸收量等于主动重吸收量减去回漏量。由于水的重吸收多于 Cl^- 的重吸收，又由于 HCO_3^- 的重吸收速率明显大于 Cl^- 的重吸收，故造成近端小管中的 Cl^- 浓度高于管周组织间液。在近端小管后半段 Na^+ 和 Cl^- 主要通过细胞旁途径和跨细胞途径而被重吸收。在小管液进入近端小管后半段时，绝大多数的葡萄糖、氨基酸已被重吸收，而 Cl^- 的浓度比周围间质的浓度高 20% ~ 40%，Cl^- 顺浓度梯度经细胞旁路（即通过紧密连接进入细胞间隙）而被重吸收回血。由于 Cl⁻ 被动重吸收，使小管液中正离子相对较多，造成管内外电位差，管腔内带正电，管腔外带负电，在这种电位差作用下，Na⁺ 顺电位差通过细胞旁途径而被重吸收。Cl⁻通过细胞旁途径的重吸收是顺浓度梯度进行的，而 Na⁺ 通过细胞旁途径的重吸收也是顺电位梯度进行的。因此，在近端小管后半段 Na⁺ 和 Cl⁻ 的重吸收都是被动的。

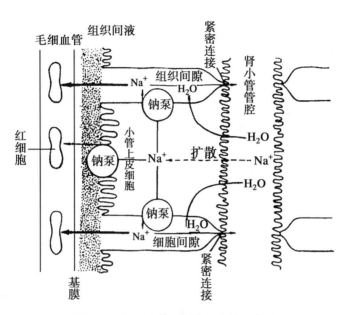

图 8-10 近端小管重吸收 Na⁺ 的示意图

在髓袢升支粗段，NaCl 的重吸收是以 Na⁺ – 2Cl⁻ – K⁺ 同向转运模式进行的（图 8-11）。升支粗段上皮细胞管周膜上具有 Na⁺ 泵，它将 Na⁺ 由细胞内泵向组织间液。Na⁺ 泵出后，导致细胞内 Na⁺ 浓度下降，造成管腔内与细胞内 Na⁺ 出现明显的浓度差。管腔内 Na⁺ 由于浓度差将经管腔膜扩散入细胞内，但 Na⁺ 必须与 Cl⁻、K⁺ 一起由载体协同转运（比例为 Na⁺：2Cl⁻：K⁺）。进入细胞内的 Na⁺、Cl⁻、K⁺ 三种离子的去向不同，Na⁺ 由 Na⁺ 泵运至组织间液，Cl⁻ 由于浓度差经管周膜（对 Cl⁻ 的通透性较高）进入组织间液，K⁺ 由于浓度差经管腔膜（对 K⁺ 的通透性较高）而返回小管腔内。由于 Cl⁻ 进入组织间液较多，而 K⁺ 返回管腔内较多，导致管腔内出现正电位。此机制说明 Na⁺ 的转运是主动的，Cl⁻ 的转运则属于继发性主动转运。髓袢升支粗段对水不通透，随着 NaCl 不断被上皮细胞重吸收至组织间液，造成小管液低渗，而组织间液

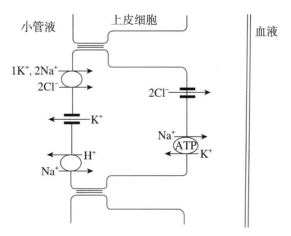

图 8-11 髓袢升支粗段重吸收 NaCl 示意图

高渗。髓袢升支粗段对水不通透，这种水和盐重吸收分离的现象是尿液浓缩和稀释的重要基础。临床上常用的呋塞米（速尿）或依他尼酸等利尿剂能抑制髓袢升支粗段管腔膜的载体转运功能，这类利尿剂也可使该段管腔内正电位消失，抑制 Na^+、Cl^- 的重吸收，干扰尿的浓缩机制，导致利尿。髓袢升支细段上皮细胞对 Na^+ 有一定的通透性，小管液流经此段时有少量 Na^+ 顺浓度差扩散出管腔。远曲小管和集合管对 Na^+ 的重吸收与 K^+ 和 H^+ 分泌有关（见 K^+ 和 H^+ 分泌）。

由于水的重吸收量占滤过量的 99%，水的重吸收量的微小变化就会对尿量有很大影响。例如，重吸收量降低 1%，尿量即可增加一倍。水的重吸收为被动过程，是靠渗透作用进行的。在肾小管和集合管，当小管液中的溶质特别是 Na^+、Cl^- 等离子被重吸收后，小管液的渗透压降低而细胞间液的渗透压增高，水在渗透作用的影响下，经紧密连接或上皮细胞进入细胞间隙，使细胞间隙静水压增高，由于管周毛细血管压力低，胶体渗透压高，水便由细胞间隙进入毛细血管被重吸收。在近端小管，细胞间的紧密连接比较疏松，水和溶质容易通透，所以随着 Na^+ 等离子的重吸收，水几乎是立即渗入细胞间隙的。因此，在近端小管处重吸收的液体是等渗的。从髓袢以后，各段肾小管和集合管的紧密连接比较致密，管腔膜的面积也比较小，对水的重吸收量也较少。远曲小管和集合管对水的重吸收量受血液中抗利尿激素的影响（调节性重吸收）。体内缺水时，该段肾小管对水的重吸收增多，使尿量减少；体内水过剩时，水的重吸收减少，尿量增多，在调节体内水平衡中有重要意义。近端小管虽然对水的重吸收量很大，但与生理情况下尿量随体内水平衡状况的变化无关（必需重吸收）。

肾在维持酸碱平衡中的一个重要作用是重吸收 HCO_3^-。肾小球滤过的 HCO_3^- 有 80% ~ 85% 在近端小管重吸收。如图 8-12 所示，血浆中的 HCO_3^- 以 $NaHCO_3$ 形式滤过，而小管液中的 HCO_3^- 是以 CO_2 的形式被重吸收的。在小管液里，$NaHCO_3$ 解离成 Na^+ 和 HCO_3^-。在 Na^+ 主动转运至血浆的同时，细胞分泌 H^+ 入管腔（H^+-Na^+ 交换，见后述）。HCO_3^- 不易透过管腔膜，在小管液内与分泌出的 H^+ 结合生成 H_2CO_3，H_2CO_3 进而分解成 CO_2 和 H_2O。CO_2 为脂溶性物质，极易跨膜扩散进入细胞。在细胞内碳酸酐酶的催化下，CO_2 与 H_2O 结合生成 H_2CO_3 并解离成 H^+ 和 HCO_3^-。HCO_3^- 随 Na^+ 被动转运回血液，H^+ 通过 H^+-Na^+ 交换分泌入管腔。此形式能使 HCO_3^- 更快地被重吸收，故 HCO_3^- 的重吸收优先于 Cl^- 的重吸收。

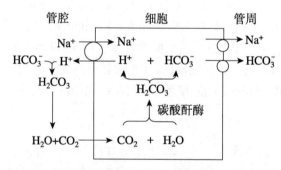

图 8-12　近端小管重吸收 HCO_3^- 和分泌 H^+ 过程示意图

每天从肾小球滤过的 K^+ 为 31 ~ 35 g，由尿中排出的 K^+ 为 2 ~ 4 g。实验证明，由肾小球滤出的 K^+ 绝大部分在近端小管和髓袢升支粗段重吸收，其中滤过量的 65% 左右在近端小管重吸收，27% 左右在髓袢升支粗段重吸收，其余 8% 左右的 K^+ 进入远曲小管和集合管后也几乎全部被重吸收。所以肾小球滤出的 K^+ 在流经肾小管和集合管时，几乎已经全部被重吸收回血，当体内缺 K^+ 时尤其如此。每天由尿中排出的 K^+ 是由远曲小管和集合管分泌的。肾小管和集合管对 K^+ 的重吸收是主动转运过程。在近端小管，管腔液的电位为 $-(3 ~ 4)$ mV，小管上皮细胞内为 -70 mV，管周液为 0 mV。小管液中 K^+ 的浓度为 4 ~ 4.5 mmol/L，而细胞内为 150 mmol/L，说明 K^+ 的重吸收是逆浓度差和电位差进行的，是一种主动转运过程。

正常人空腹血糖浓度为 0.8 ~ 1.2 g/L，原尿中葡萄糖的浓度与血浆中的浓度相同，但终尿中几乎不含葡萄糖，说明葡萄糖滤出后在肾小管内全部重吸收回血液。重吸收葡萄糖的部位只限于近端小管，而且主要在近曲小管。其他各段重吸收葡萄糖的能力极低。所以，小管液内的葡萄糖若在近端小管未被全部重吸收，则终尿中将会出现葡萄糖。葡萄糖的重吸收是一种主动转运过程，是逆浓度差进行的。葡萄糖的重吸收是与 Na^+ 同向协同转运进行的，与管腔膜刷状缘中的载体蛋白有关。载体蛋白上存在着分别与葡萄糖、Na^+ 相结合的结合位点。当载体蛋白与葡萄糖、Na^+ 相结合而形成复合体后，它就能迅速地将葡萄糖和 Na^+ 从管腔内转运至小管上皮细胞内。细胞内 Na^+ 由管周膜或侧膜上的 Na^+ 泵排至细胞间液，造成细胞内 Na^+ 浓度降低，从而导致了管腔膜内外 Na^+ 的浓度差，于是小管液中的 Na^+ 经易化扩散进入细胞内。同时葡萄糖被伴联着转运进入细胞。当细胞内葡萄糖浓度升高以后，葡萄糖便顺着浓度差经管周膜上的另一种与 Na^+ 无关的载体蛋白，以易化扩散方式进入细胞间液（图 8-13）。因此葡萄糖的转运属于继发性主动转运，它是借助于 Na^+ 的主动重吸收而实现的。当血糖浓度超过 9 ~ 10 mmol/L（1.6 ~ 1.8 g/L），葡萄糖滤过量超过 200 ~ 230 mg/min 时，一部分肾小管对葡萄糖的重吸收能力已达到极限，尿中即可出现葡萄糖。将尿中不出现葡萄糖的最高血糖浓度，称为肾糖阈（renal glucose threshold）（一般为 9 ~ 10 mmol/L）。肾糖阈反映肾小管对葡萄糖的重吸收能力。肾糖阈越高，说明肾小管对葡萄糖重吸收能力越大，反之则越小。随着血糖浓度的进一步升高，葡萄糖滤过量增加，将使更多的近端小管对葡萄糖的重吸收能力达到饱和，故尿糖排出量进一步增加。如血糖浓度继续增高，以致葡萄糖滤过量过多，在成年男性达 375 mg/min，女性达 300 mg/min 左右时，则肾所有的近端小管重吸收葡萄糖的能力均达饱和，尿糖排出量则随血糖浓度升高而平行增加。此量称为葡萄糖重吸收极限量。有人认为此极限量与肾小管细胞膜上载体数量有限相关，当所有载体都参与转运时，其转运能力已达极限，葡萄糖的转运量即不再增加。

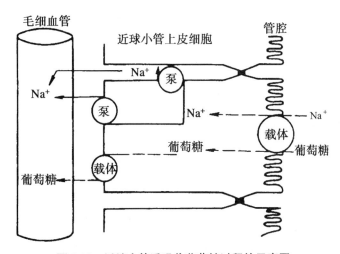

图 8-13　近端小管重吸收葡萄糖过程的示意图

此外，小管液中氨基酸的重吸收与葡萄糖的重吸收机制类似，也是与 Na^+ 经载体同向转运而重吸收的，但转运载体蛋白可能不同即载体是具有特异性的。HPO_4^{2-}、SO_4^{2-} 的重吸收可能也是与 Na^+ 结合于同一载体蛋白上同向转运重吸收的。正常时滤液中的少量蛋白质，则通过肾小管上皮细胞的吞饮作用而重吸收。

三、影响肾小管和集合管重吸收的因素

小管液中溶质的浓度、球 - 管平衡的改变将影响肾小管和集合管重吸收。

> 考点提示：渗透性利尿

小管液中的水是随溶质重吸收形成的渗透压差而被动重吸收的。溶质在小管液内形成的渗透压能阻碍水的重吸收。当小管液中的溶质浓度增加时，由于渗透压增高，使水的重吸收减少，因而尿量增加。这种由于渗透压升高而对抗肾小管重吸收水分所引起的尿量增多现象，称为渗透性利尿（osmotic diuresis）。糖尿病患者由于小管液中的葡萄糖不能完全被重吸收，未被重吸收的葡萄糖使小管液的渗透压增高，水的重吸收减少，故出现多尿。临床上给患者静脉注射甘露醇，由于该物质可被肾小球自由滤过，而不被肾小管重吸收，因而可用来提高小管液中溶质的浓度，达到利尿消肿的目的。

在正常情况下，不论肾小球滤过率有何变化，近端小管对 Na^+、水的重吸收率总是稳定在肾小球滤过率的 65% ～ 70%，这一现象称为球 - 管平衡（glomerulotubular balance）。球 - 管平衡的生理意义在于使尿量和尿钠不会因肾小球滤过率的增减而出现大幅度的变动，保持尿量和尿钠的稳定。球 - 管平衡的机制主要与肾小管周围毛细血管的血浆胶体渗透压变化有关。在肾血流量不变的前提下，当肾小球滤过率增加时，进入近端小管旁毛细血管的血液量就会减少、血压下降，而血管内胶体渗透压升高。于是小管旁组织间液加速进入毛细血管，组织间隙内静水压因之下降，有利于肾小管对水和 NaCl 的重吸收；肾小球滤过率如果减少，便发生相反的变化，重吸收百分率仍能保持在相应水平。

第四节　肾小管和集合管的分泌作用

肾小管和集合管上皮细胞将自身代谢产生的物质分泌到小管液中的过程称为分泌作用，将血液中的某种物质排入小管液的过程称为排泄作用。因两者都是将物质排入管腔，一般不作严格区分，统称为分泌。其分泌的主要物质有 H^+、K^+ 和 NH_3 等。

一、H^+ 的分泌

正常人血浆 pH 为 7.35 ～ 7.45，而尿液的 pH 一般介于 5.0 ～ 7.0，最大变动范围为 4.5 ～ 8.0，这说明肾具有排酸保碱作用。肾小球滤液的 pH 和血浆相同，只是滤液在流经肾小管和集合管以后，pH 才发生显著变化，这一变化是通过肾小管和集合管的泌 H^+ 作用实现的。肾小管各段和集合管均有分泌 H^+ 的作用，但其中 80% 是由近端小管分泌的。

近端小管分泌 H^+ 是通过 H^+-Na^+ 交换实现的（图 8-12）。小管液及管周组织液的 CO_2 可扩散入小管上皮细胞，细胞本身代谢也产生 CO_2，小管上皮细胞内有碳酸酐酶，可催化 CO_2 和 H_2O 生成 H_2CO_3，后者解离出 H^+ 和 HCO_3^-，H^+ 被管腔膜上的载体转运进入小管腔，与此同时，小管液中 Na^+ 被同一载体转运进入小管上皮细胞，此过程称为 H^+-Na^+ 交换。进入小管上皮细胞内的 Na^+ 很快通过管周膜上的泵泵入组织间液，继而转移到血液中。由于 H^+ 不断分泌，使细胞内 HCO_3^- 逐渐增多，而管周膜对 HCO_3^- 有通透性，所以，HCO_3^- 则顺着浓度差扩散入组织液并随 Na^+ 一起重吸收回血。这样，肾小管上皮细胞每分泌 1 个 H^+，即有 1 个 $NaHCO_3$ 被重吸收回血，而 $NaHCO_3$ 是体内重要的碱储。因此，H^+ 的分泌是肾排酸保碱的过程。

远曲小管和集合管分泌 H^+ 的机制与近端小管略有不同，是一个逆电 - 化学梯度进行的主动转运过程。远曲小管后段和集合管含有两类细胞，即主细胞和闰细胞。主细胞重吸收 Na^+ 和水，分泌 K^+；闰细胞则主要分泌 H^+。有人认为闰细胞管腔膜上有 H^+ 泵，能将细胞内的 H^+ 泵入小管腔内，与小管液中的 HPO_4^{2-} 结合形成 $H_2PO_4^-$ 或与上皮细胞分泌的 NH_3 结合成 NH_4^+。此外，近端小管只有 H^+-Na^+ 交换，而远曲小管和集合管除了 H^+-Na^+ 交换外，还有 K^+-Na^+ 交换（图 8-14），二者之间存在竞争性抑制作用。

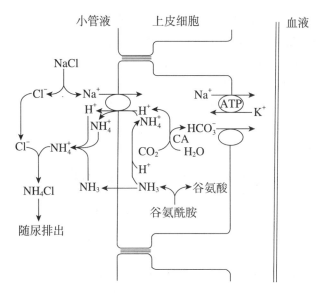

图 8-14　远曲小管和集合管分泌 H^+、NH_3 示意图

二、K^+ 的分泌

原尿中的 K^+ 绝大部分已在近端小管重吸收回血，而尿中排出的 K^+ 主要是由远曲小管和集合管分泌的。K^+ 的分泌与 Na^+ 的主动重吸收密切相关。Na^+ 主动重吸收建立起来的管内为负、管外为正的电位差是 K^+ 分泌的动力。因此，K^+ 的分泌是顺电位差的被动过程。这种 K^+ 的分泌与 Na^+ 的重吸收相耦联的过程，称为 K^+-Na^+ 交换。

K^+-Na^+ 交换与 H^+-Na^+ 交换具有相互竞争现象，即 H^+-Na^+ 交换增多时，K^+-Na^+ 交换即减少；K^+-Na^+ 交换增多时，H^+-Na^+ 交换也减少。

知识链接

肾排 K^+ 功能与血钾紊乱

肾排 K^+ 的特点是多吃多排、少吃少排、不吃也排。一般情况下，食物中含有足够的 K^+，K^+ 的摄入量与排出量保持动态平衡。当膳食中缺 K^+ 或患者长期输液不能进食时，肾小管依旧排 K^+，就可能出现低血钾。相反，当肾衰竭排 K^+ 量减少或患严重酸中毒时，小管细胞内的碳酸酐酶活性增强，H^+ 生成增多，导致 H^+-Na^+ 交换增多，K^+-Na^+ 交换减少，则可出现高血钾。血钾浓度升高又可因 K^+-Na^+ 交换增加而抑制 H^+-Na^+ 交换，H^+ 在体内堆积而出现酸中毒。血钾浓度过高、过低对心脏等器官的功能都会造成严重的损害。

三、NH_3 的分泌

正常情况下，NH_3 主要由远曲小管和集合管分泌（图 8-14）。酸中毒时，近端小管也可分泌 NH_3。上皮细胞中的 NH_3 主要由谷氨酰胺脱氨而来，其次来自其他氨基酸。NH_3 是一种脂溶性小分子物质，能通过细胞膜向小管周围组织间液和小管液自由扩散。扩散的方向决定于两者液体的 pH，小管液的 pH 比小管周围组织液的低（H^+ 浓度高），故 NH_3 通常向小管液内扩散。因为分泌的 NH_3 能与小管液中的 H^+ 结合生成 NH_4^+，使 NH_3 浓度下降，而加速 NH_3 向小管液内扩散。因此，NH$_3$ 的分泌与 H$^+$ 的分泌密切相关。当体内代谢产生大量酸性物质时，肾小管和集合管分泌 NH$_3$ 和 H$^+$ 的活动均加强，两者在小管液中可结合生成 NH$_4^+$，并进一步与强酸的盐（如 NaCl 等）的负离子结合成酸性的铵盐（如 NH$_4$Cl 等）随尿排出。这些强酸盐解离后所释放的 Na$^+$，可通过 H$^+$-Na$^+$ 交换机制进入小管细胞，然后与细胞内的 HCO$_3^-$ 一起被转运回血。因此，肾小管和集合管分泌 NH$_3$ 和 H$^+$，形成铵盐而排出时，不仅有排酸的作用，而且对维持血浆 NaHCO$_3$ 的浓度，维持体内的酸碱平衡也起着重要的作用。

第五节　尿液的浓缩和稀释

尿液的浓缩和稀释是指尿的渗透压和血浆渗透压相比较而言。正常血浆渗透压约为 300 mOsm/L，原尿的渗透压与血浆的基本相等。终尿渗透压的高低主要与机体内的水平衡密切相关。如果机体缺水，尿的渗透压比血浆渗透压高，排出的则是高渗尿，尿被浓缩；反之，机体水分过剩，尿的渗透压将比血浆渗透压低，称为低渗尿，尿被稀释。肾的浓缩和稀释功能遭到严重损害时，则不论机体缺水或水分过剩，终尿渗透压总是和血浆渗透压几乎相等，排出的则是等渗尿。因此，通过对尿液渗透压的测定，有助于了解肾对尿液的浓缩和稀释能力。肾对尿的浓缩和稀释功能，对维持机体的水平衡具有重要意义。

一、尿液浓缩的结构基础——肾髓质高渗梯度

用冰点降低法测定大鼠肾从皮质向髓质分层切片的组织液（包括细胞内液和细胞外液）渗透压，发现肾皮质与血浆渗透压浓度的比值为 1.0，说明皮质组织液是等渗的；由皮质向髓质逐步深入时，其渗透压分别比血浆高出 2 倍、3 倍甚至 4 倍，这种现象称为肾髓质高渗梯度（图 8-15），表明肾髓质的组织液为高渗状态，而且由外向内，越接近肾乳头处，渗透压越高。微穿刺技术研究证明，小管液的变化与髓质组织液的渗透压浓度变化一致，由皮质到髓质也呈渗透压梯度变化。肾生成浓缩尿的能力是哺乳动物和某些鸟类所特有的。这与它们具有肾髓质结构和伸入髓质的长袢肾单位即近髓肾单位有密切关系。髓质内层越发达，髓袢越长者，生成浓缩尿的能力越强。例如，沙鼠的肾髓质内层特别厚，其肾能产生 20 倍于血浆渗透压的高渗尿。猪的肾髓质很薄，只能产生 1.5 倍于血浆渗透压的尿液。人的肾髓质具有中等厚度，能产生 4 ~ 5 倍于血浆渗透压的高渗尿，即人尿的渗透压最高可达 1200 ~ 1400 mOsm/L。

髓质高渗梯度的形成与各段肾小管的不同生理特性有重要关系（表 8-4）。外髓部高渗梯度的形成主要由升支粗段 NaCl 的重吸收所形成。肾小管的髓袢升支粗段位于外髓部，该段对水不易通透，但可主动重吸收 Cl$^-$ 和 Na$^+$，因此，升支粗段内小管液流向皮质时，管腔内 NaCl 浓度逐渐降低，渗透压梯度不断下降，而升支粗段外周组织间液则因为重吸收 Cl$^-$ 和 Na$^+$ 变成高渗。所以越靠近皮质部，渗透压浓度越低，越靠近内髓部，渗透梯度越高（图 8-16）。内髓部高渗梯度的形成是由内髓集合管扩散出来的尿素和由髓袢升支细段扩散出来的 NaCl 共同形成的。远曲小管、皮质部和外髓部的集合管对尿素都不易通透（表 8-4），当小管液流经这些部位时，在抗利尿激素的作用下，水被重吸收，使小管液中尿素的浓度不断升高，当小管液进入内髓集合管时，由于管壁对尿素易通透，小管液中尿素就顺浓度差迅速进入内髓组织间液，使该处渗透压增高。髓袢降支细段对 NaCl 不易通透，但对水易通透（表 8-4），所以当小管液流经该段时，其中水分不断进入周围组织液，使降支细段中 NaCl 不断浓缩，至髓袢顶端时，小管液中 NaCl 浓度达最高，当其中液体折返流向升支细段时，由于该段对 NaCl 易通透，所以，NaCl 顺着浓度差经小管上皮细胞进入内髓组织液，使内髓部渗透压进一步升高，且形成明显的渗透压梯度，梯度的方向是越向乳头部深入，渗透压越高。从髓质高渗梯度形成的全过程来看，各部肾小管对水、NaCl 和尿素的通透性不同是髓质高渗梯度形成的前提，髓袢升支

粗段对 NaCl 的主动重吸收是高渗梯度形成的始动因素。近端小管基本上不参与肾髓质高渗梯度的形成。

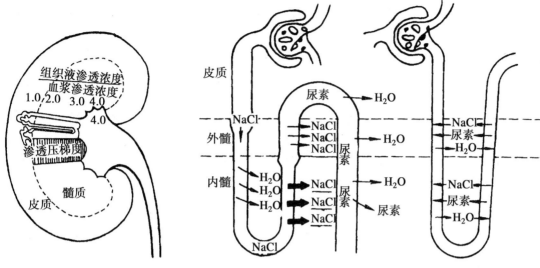

图 8-15　肾髓质高渗梯度示意图　　图 8-16　肾髓质高渗梯度形成和保持示意图

表 8-4　肾小管和集合管对 Na⁺、水、尿素的通透性

肾小管部分	Na⁺	水	尿素
髓袢升支粗段	Na⁺ 主动重吸收 Cl⁻ 继发性主动重吸收	不易通透	不易通透
髓袢升支细段	易通透	不易通透	不易通透
髓袢降支细段	不易通透	易通透	中等通透
远曲小管	Na⁺ 主动重吸收，Cl⁻ 继发性主动重吸收	不易通透	不易通透
集合管	主动重吸收	有 ADH 时对水易通透	在皮质和外髓部不易通透，内髓部易通透

　　髓质高渗梯度的保持与直小血管的逆流交换作用密切相关。直小血管由近髓肾单位的出球小动脉延续而来，呈"U"形，与近髓肾单位的髓袢伴行，其中血流阻力较大，血流缓慢。直小血管降支的血液（由渗透压低的区域向渗透压高的区域流动）初为等渗，伸入髓质后，由于髓质组织液中 NaCl、尿素浓度较高，且具有明显梯度，于是组织液中 NaCl 和尿素顺浓度差进入直小血管的降支，由于血流速度略大于血管内外渗透压平衡的速度，所以，髓质中溶质的浓度稍高于同一水平降支血管中溶质的浓度，因而水分不断从降支血管进入髓质组织液，这样，越向髓质深部深入，降支血管中 NaCl 和尿素浓度越高，到直小血管降支顶点，其中 NaCl 和尿素浓度达最高值。当血液返折流向升支血管时（由渗透压高的区域向渗透压低的区域流动），升支血管中 NaCl 和尿素浓度又高于同一水平的组织液，于是，NaCl 和尿素又由直小血管升支扩散入髓质组织液，升支血浆中的渗透压来不及与组织液达到完全平衡，血浆渗透压总是略高于同一水平组织液，所以，水分又由组织液返回直小血管升支血液中。这样，NaCl、尿素就在直小血管的升支和降支间循环，产生逆流交换作用。由于直小血管中血流缓慢，有较充分的时间进行以上的物质交换。所以，通过直小血管，既可保留肾髓质组织液高浓度的溶质，又可除去肾髓质重吸收的水分，从两个不同侧面保持了肾髓质高渗状态。

二、尿液浓缩和稀释的过程

尿液的浓缩和稀释过程主要在远曲小管和集合管中进行，受抗利尿激素（ADH）的调节。

由髓袢升支粗段流入远曲小管的小管液是低渗的。体内缺水时，ADH 释放较多，使远曲小管和集合管对水的通透性增加，这种低渗小管液流经远曲小管时，其中的水分不断进入组织液被重吸收，于是小管液逐渐变为等渗，之后，在流经髓质集合管时，因髓质组织液存在高渗梯度，集合管水分便会进一步"抽吸"入组织液，继而进入血液。于是，从集合管流出的液体即变为高渗，尿被浓缩，尿量减少。

体内水过多时，ADH 释放减少，远曲小管和集合管对水的通透性降低，低渗的小管液在流经远曲小管和集合管时，被"抽吸"出的水分减少，且远曲小管和集合管还能继续主动重吸收 NaCl，使小管液渗透压进一步下降。所以从集合管流出的小管液为低渗液，尿被稀释，尿量增多。由此可见，肾髓质高渗状态的存在是尿液浓缩的前提，而 ADH 释放增加则是尿液浓缩的必要条件。

三、影响尿液浓缩和稀释的因素

肾髓质结构是决定尿液浓缩能力的重要原因之一，如前所述，髓质越发达，髓袢越长，则尿浓缩能力越强，反之则弱。人类肾髓袢长度随个体发育而逐渐延长。婴儿时期由于髓袢尚未发育完全，所以不能排出浓度较高的浓缩尿。此外，当肾病损害到髓质内部，特别是损及肾乳头部组织时，尿的浓缩能力下降。慢性肾盂肾炎引起肾髓质纤维化、肾囊肿引起肾髓质萎缩、血 Ca^{2+} 过高和尿 Ca^{2+} 过多引起钙盐在肾髓质组织间隙沉积等，均会不同程度损坏肾髓质的逆流系统，因而降低肾浓缩尿液的能力。

肾小管和集合管对 Na^+ 及尿素的重吸收影响尿液的浓缩和稀释。肾上腺皮质分泌醛固酮增多时，能促进远曲小管和集合管对 Na^+ 的重吸收，同时伴随水的重吸收增多，从而加强尿的浓缩，故可排出浓缩尿。髓袢升支粗段对 Na^+ 和 Cl^- 有主动重吸收作用，如果该部位 Na^+ 和 Cl^- 主动重吸收作用被抑制时，尿的浓缩作用降低，而排出大量低渗尿。某些利尿药如呋塞米、依他尼酸等，因能抑制髓袢升支粗段对 Na^+ 和 Cl^- 的主动重吸收，抑制肾髓质高渗梯度的形成，故有强大的利尿作用。

当直小血管中血流过快时，将会过多地带走肾髓质组织间液中的溶质，主要是 NaCl，以致肾髓质组织间液不能保持高渗梯度状态，使尿浓缩能力降低。失血性休克发展到一定程度时，由于交感神经兴奋，引起肾内血流量重新分布，肾皮质血管收缩，血流量减少；而肾髓质受神经影响较小，故直小血管血流量相对较多，血流减慢，水分不能及时被血液带走，渗透压梯度也不易保持，则尿浓缩能力降低。

此外，当集合管管壁对水的通透性增加时，集合管内的水向组织间隙扩散量增多，使尿液浓缩，排出浓缩尿；反之，则排出稀释尿。

第六节　尿生成的调节

尿的生成有赖于肾小球的滤过作用及肾小管和集合管的重吸收和分泌作用。机体对肾泌尿功能的调节也是通过对滤过、重吸收和分泌作用的调节来实现的。肾小球滤过作用的调节前文已作论述，本节主要对神经、体液因素对肾小管和集合管重吸收、分泌的调节进行论述。

一、体液调节

> ➤ 考点提示：抗利尿激素与醛固酮对尿生成的调节

尿生成过程中，抗利尿激素是极其重要的调节因素。

抗利尿激素（antidiuretic hormone，ADH）由下丘脑视上核和室旁核的神经元胞体合成，经下丘脑 - 垂体束运输到神经垂体贮存，其神经元兴奋时释放入血。ADH 的主要生理作用是提高远曲小管和集合管上皮细胞对水的通透性，使水的重吸收量增加，尿量减少（抗利尿）。抗利尿激素同集合管上皮细胞管周膜上的 V_2 受体结合后，激活膜内的腺苷酸环化酶，使细胞内 cAMP 生成增多，cAMP 激活细胞中的蛋白激酶 A，使管腔侧膜的蛋白磷酸化而发生构型改变，促进含水通道蛋白小泡向管腔膜上镶嵌，水通道增加，并使水通道蛋白开放，从而提高管腔膜对水的通透性，重吸收的水量增多，使尿液浓缩，尿量减少。

知识链接

中枢性尿崩症

中枢性尿崩症（central diabetes insipidus，CDI）又称 ADH 缺乏、下丘脑性尿崩症，是下丘脑、垂体柄和神经垂体损伤导致 ADH 合成、转运和分泌不足而造成的尿崩症。常见的原因有特发性（下丘脑视上核或室旁核神经元发育不全或退行性病变）、继发性（创伤、肿瘤、感染等）和遗传性。CDI 的男女发病比例相近，可发生在各年龄段，其中 10～20 岁为高发年龄。CDI 患者的主要临床表现是多尿（每昼夜尿量可达 4～10 L，严重者甚至超过 15 L，日夜尿量相近）、尿色清如水、低比重尿、低渗尿等。CDI 的治疗主要是减少尿量的排出，补充体液的丢失，维持正常的血浆渗透压。

抗利尿激素分泌的调节主要受血浆晶体渗透压和循环血量的影响。晶体渗透压是生理条件下调节 ADH 合成、释放的最重要刺激因素。下丘脑视上核及其周围区域有渗透压感受器，对血浆晶体渗透压的改变非常敏感。血浆晶体渗透压只要升高 1%～2% 即可使其兴奋，进而使 ADH 释放增多。大量出汗、严重呕吐或腹泻等造成体内水分不足时，血浆晶体渗透压升高，对渗透压感受器的刺激增强，下丘脑的视上核和室旁核的神经元合成、释放的 ADH 增多，促进了远曲小管和集合管对水的重吸收，使尿量减少，从而使血浆晶体渗透压恢复（图 8-17）。反之，大量饮清水后，血液被稀释，降低了血浆晶体渗透压，对渗透压感受器的刺激作用减弱，从而抑制了 ADH 的合成和释放，引起尿量增多。正常人一次快速饮用 1000 ml 清水后，在 15～30 min 内尿量便开始增多，这一现象称为水利尿（water diuresis）。通常在第 2～3 h 后排出尿量可恢复至饮水前水平。如果饮用等渗盐水则血浆晶体渗透压基本不变，不出现饮清水后明显的利尿现象，只是在饮水半小时后尿量稍有增多（图 8-18）。因此，ADH 释放量的增减，对于保持血浆晶体渗透压的相对恒定起重要作用。循环血量的变化，可作用于左心房和胸腔大静脉中的容量感受器，经迷走神经传入中枢，反射性地调节 ADH 的释放。当循环血量增多时（如大量输液），对容量感受器的刺激增强，迷走神经传入冲动增多，导致 ADH 释放量减少，即利尿，排出过多的水分，使循环血量回降；反之，循环血量减少时，对容量感受器刺激减弱，迷走神经传入冲动减少，ADH 释放量增多，水的重吸收量增加，有利于循环血量的恢复（图 8-17）。通过 ADH 释放量的变化，又可使循环血量维持相对恒定。

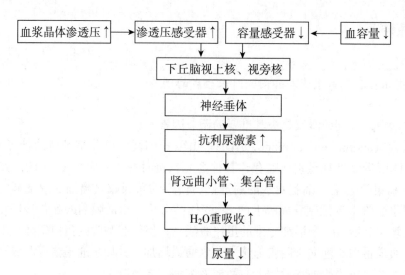

图 8-17　抗利尿激素的作用及分泌调节

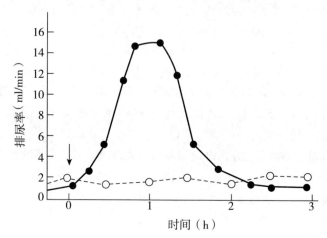

图 8-18　一次饮 1L 清水（实线）与一次饮 1L 等渗盐水后（虚线）的排尿率
（箭头为饮水时间）

　　除了 ADH，醛固酮（aldosterone）也是调节尿生成的重要体液因素。醛固酮由肾上腺皮质球状带合成和分泌。醛固酮的生理作用是促进远曲小管和集合管对 Na^+ 的主动重吸收，同时促进 K^+ 的排出，即保钠排钾作用。由于对 Na^+ 重吸收增强的同时，Cl^- 和水的重吸收也增加，导致细胞外液量增多。醛固酮主要通过基因表达生成醛固酮诱导蛋白发挥作用。醛固酮诱导蛋白则可能通过：改变管腔膜的 Na^+ 通道蛋白构型，从而增加管腔膜的 Na^+ 通道激活的数量；使线粒体中 ATP 酶合成增加，为上皮细胞 Na^+ 泵活动提供更多的能量；增强底侧膜的 Na^+ 泵的活性，促进细胞内的 Na^+ 向组织间隙转运和 K^+ 进入细胞，提高细胞内 K^+ 浓度，有利于 K^+ 分泌。

　　醛固酮分泌的调节主要受肾素 - 血管紧张素 - 醛固酮系统（RAAS）和血 K^+、血 Na^+ 浓度的影响。在一定情况下，近球细胞分泌的肾素能催化血浆中的血管紧张素原生成血管紧张素 Ⅰ，肺组织中丰富的血管紧张素转换酶（ACE）可使血管紧张素 Ⅰ 水解，生成血管紧张素 Ⅱ。血管紧张素 Ⅱ 进一步被氨基肽酶水解为血管紧张素 Ⅲ，两者都可刺激肾上腺皮质球状带合成和分泌醛固酮，但血中血管紧张素 Ⅲ 浓度较低，因此，机体内刺激醛固酮合成和分泌起主要作用的是血管紧张素 Ⅱ。肾素 - 血管紧张素 - 醛固酮系统活动的强弱取决于肾素的释放量，而肾素释放的多少主要受以下两方面因素的调节（图 8-19）：一是肾内两种感受器，即入球小动脉的牵张感受器和球旁器的致密斑感受器。牵张感受器在入球小动脉内血流减少时兴奋，而致密

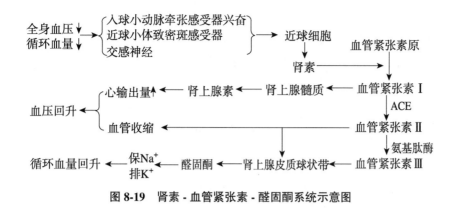

图 8-19　肾素 - 血管紧张素 - 醛固酮系统示意图

斑感受器在远曲小管中 Na^+ 含量减少时兴奋。所以，当循环血量减少、动脉血压下降至低于肾血流量的自身调节范围时，肾血流量必然减少，入球小动脉内血流量相应减少，激活牵张感受器，促使近球细胞释放肾素。同时，由于肾血流量减少，肾小球毛细血管血压降低，肾小球滤过率减小，滤出的 Na^+ 量也因此而减少，以致到达致密斑的 Na^+ 含量下降，激活致密斑感受器，后者将信息传给近球细胞，增加肾素的释放量。二是交感神经及儿茶酚胺的作用，在近球细胞上有交感神经末梢分布，肾交感神经兴奋时，末梢释放的去甲肾上腺素可与近球细胞上的 β_1 受体结合，促使肾素释放增加。此外，肾上腺髓质分泌的肾上腺素和去甲肾上腺素也可直接作用于近球细胞上的 β_1 受体，使肾素分泌增加。血 K^+ 浓度升高和血 Na^+ 浓度下降，均可促使肾上腺皮质球状带分泌醛固酮，通过肾增加 K^+ 的排出和 Na^+ 的重吸收，使血中 K^+、Na^+ 浓度维持恒定；反之，血 K^+ 浓度降低、血 Na^+ 浓度升高时，则将使醛固酮分泌减少。可见，醛固酮的主要作用是调节血中 Na^+、K^+ 浓度，而血 Na^+、K^+ 浓度的变化反过来又调节醛固酮的分泌。

此外，心房钠尿肽（atrial natriuretic peptide，ANP）是心房肌合成、分泌的激素，它有明显的促进 NaCl 和水的排出作用。其作用机制可能是通过抑制集合管对 NaCl 的重吸收，抑制肾素、醛固酮和血管升压素的分泌实现的。ANP 可与集合管上皮细胞底侧膜上的心房钠尿肽受体结合，激活鸟苷酸环化酶，造成细胞内 cGMP 含量增加，后者使管腔膜上的 Na^+ 通道关闭，抑制 Na^+ 重吸收，增加 NaCl 的排出；ANP 使入球小动脉和出球小动脉，尤其是入球小动脉舒张，增加肾血浆流量和肾小球滤过率。因此，心房钠尿肽是体内调节水盐代谢、维持血容量、保持内环境相对稳定的重要激素之一。

二、神经调节

肾交感神经兴奋通过收缩肾血管，血流阻力增大，肾血流量减少，肾小球滤过率降低；肾素分泌增多，使血液中血管紧张素 II 和醛固酮含量增加，引起 Na^+、水重吸收增多；直接作用于肾小管，增加 Na^+、水重吸收三方面作用使尿量减少，影响尿生成过程。

 知识链接

肾替代治疗

肾的排泄功能异常可导致代谢产物在体内堆积，水、电解质和酸碱代谢失衡，从而破坏机体内环境的稳态，若不及时救治常可危及生命。对于肾衰竭和尿毒症患者，目前常用的治疗方法是肾替代治疗。

　　肾替代治疗包括人工肾和肾移植。人工肾技术包括血液透析、血液滤过、血液灌流和腹膜透析，最为常用的是血液透析（hemodialysis）与腹膜透析（peritoneal dialysis）两种。血液透析是将患者的血液引入透析器，在透析膜的一侧流动，透析液在膜的另一侧反方向流动，利用半透膜的原理以及物质的扩散是从高浓度一侧向低浓度一侧进行的特性，使患者血液中的水、尿素、电解质及酸性代谢物通过半透膜进入透析液，使血液中有害物质得到清除，一定程度上保持了内环境的稳态。腹膜透析是将制备的透析液注入腹腔，保留一段时间，使患者血液中的代谢产物通过腹膜扩散入透析液，达到排出废物、保持内环境稳态的目的。人工肾只是替代肾的排泄功能，但不能代替肾的内分泌和代谢功能，治疗肾衰竭的根本方法是肾移植，但存在费用高、肾源稀少、免疫排斥、感染风险等问题。目前，便携、可穿戴甚至可移植人工肾的研发成为满足患者多元化需求的新方向。

第七节　尿液及其排放

一、尿液的化学组成和理化特性

> ➤ 考点提示：尿量的正常值，多尿、少尿和无尿的概念

　　尿液（urine）的化学成分主要来源于血浆，也有少部分来自肾组织本身。分析尿液的成分，不仅有助于了解肾的功能，还可从中了解体内物质代谢情况。尿液中 95% ～ 97% 是水分，只有 3% ～ 5% 是溶质。正常尿液中的溶质主要是电解质和非蛋白含氮化合物，在电解质中以 Na^+、K^+、Cl^- 三种离子含量最多，非蛋白含氮化合物中则以尿素为主，其余还有肌酐、马尿酸、尿胆素等。

　　正常人每昼夜尿量 1000 ～ 2000 ml，由于摄入的水量及由其他途径排出的水量对尿量有直接影响，所以尿量在短时间内可有较大幅度的变动。病理情况下，每昼夜尿量如长期保持在 2500 ml 以上，称为多尿；每昼夜尿量介于 100 ～ 500 ml，称为少尿；每昼夜尿量少于 100 ml，称为无尿。尿量长期增多会导致体内水分缺乏；反之，尿量过少，机体代谢终产物难以排出。一般情况下，机体每 24 h 代谢产生的终产物约 35 g，每 100 ml 尿能溶解 7 g 代谢产物，故一昼夜尿量如少于 500 ml，代谢产物将无法全部排出而在体内积聚，从而给机体带来不良影响，无尿的后果则更为严重。

　　正常尿液为淡黄色，比重介于 1.015 ～ 1.025，尿液的渗透压一般比血浆高。尿液的颜色、比重和渗透压常随尿量多少而出现变化，尿量多时，尿被稀释，颜色变浅，比重、渗透压都降低；尿量少时，尿被浓缩，颜色变深，比重、渗透压都增高。另外，尿液的颜色还受药物的影响，如服用呋喃唑酮（痢特灵）后尿液的颜色呈深黄色。尿液 pH 介于 5.0 ～ 7.0，最大变动范围为 4.5 ～ 8.0。尿液的 pH 主要受食物性质的影响。荤素杂食者，尿呈酸性，这是由于蛋白质分解后产生的硫酸盐、磷酸盐随尿排出所致；素食者，由于植物中所含酒石酸、苹果酸在体内氧化，排出的碱基较多，而酸性产物较少，故尿液呈碱性。

二、膀胱和尿道的神经支配及其作用

　　膀胱属中空器官，主要由平滑肌构成，大部分形成逼尿肌，膀胱与尿道连接处有两道括约

肌，紧连膀胱者为内括约肌，属平滑肌，其下为尿道外括约肌，属骨骼肌。

　　膀胱逼尿肌和内括约肌受盆神经和腹下神经支配。其中盆神经属副交感神经，由骶髓2～4节段灰质侧角发出，兴奋时，膀胱逼尿肌收缩，内括约肌松弛，促进排尿。而腹下神经属交感神经，起源于腰髓，兴奋时，膀胱逼尿肌舒张，内括约肌收缩，阻止排尿。尿道外括约肌受阴部神经支配，属躯体神经，受意识控制，兴奋时，尿道外括约肌收缩，阻止排尿。以上三对神经都属混合神经，既有传入纤维，也有传出纤维。盆神经的传入纤维将膀胱胀满感传入中枢，腹下神经的传入纤维主要传导膀胱痛觉，尿道的感觉传入纤维走行在阴部神经中。

三、排尿反射

　　尿液的生成是一个连续不断的过程，生成的尿液由于压力差以及肾盂和输尿管的收缩被送至膀胱贮存，当膀胱中尿液达一定容量时，反射性地引起排尿动作，将尿液排出体外。因此，排尿是间歇进行的。

　　排尿（micturition）是一种反射活动。当膀胱内尿量达 400～500 ml 以上时，膀胱内压明显升高，刺激膀胱牵张感受器，冲动沿盆神经传至骶髓排尿反射初级中枢，同时，冲动也上传到大脑皮质排尿反射高级中枢，产生尿意。若条件不许可，则高级中枢对骶髓初级中枢起抑制作用，阻止排尿。若条件许可，则这种抑制作用解除，骶髓初级中枢发出冲动，沿盆神经传出，使膀胱逼尿肌收缩，内括约肌松弛，将尿液排入尿道。进入尿道的尿液刺激尿道感受器，冲动沿阴部神经再次传到脊髓排尿中枢，加强该中枢活动，并反射性地抑制阴部神经，使尿道外括约肌松弛，将尿液排出体外。尿液对尿道的刺激可进一步反射性地加强排尿中枢的活动，这是一种正反馈调节，其意义是使排尿反射一再加强，直至尿液排完为止（图 8-20）。

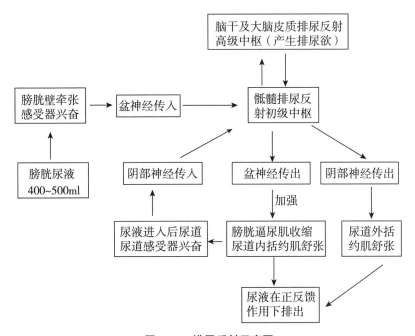

图 8-20　排尿反射示意图

　　在上述情况下，若不进行排尿或条件不许可排尿，则随着尿液不断生成，膀胱内尿液继续增多，当达到 700 ml 及以上时，由于膀胱内牵张感受器不断传入冲动，使排尿欲明显增强，但此时还可由意识控制而不排尿，若膀胱尿量继续增加，膀胱内压达到 70 cm H_2O 甚至更高时，便会出现明显痛感，以致不得不排尿。

四、排尿异常

完成排尿这一正常生理活动既要受高级中枢的随意控制，又要保证反射弧的生理完整性，其中任何环节受损，都将导致排尿异常。临床常见排尿异常有尿潴留、尿失禁、尿频等。

大量尿液滞留在膀胱内而不能排出者，称为尿潴留（urine retention），尿潴留多半是由于初级中枢参与的排尿反射的反射弧受到损害，例如腰骶部脊髓损伤或支配膀胱的传出神经（盆神经）受损，排尿反射不能实现，膀胱变得松弛扩张，致使大量尿液滞留在膀胱内而不能排出，导致尿潴留。当然，尿流受阻（如尿道结石、前列腺癌等）也可造成尿潴留。排尿失去意识控制，称为尿失禁（urine incontinence），如果发生脊髓横断性损伤，排尿的初级反射中枢与大脑皮质失去联系，尽管横断以下脊髓参与的排尿反射的反射弧完好，但由于失去了大脑皮质对排尿的意识控制，仍然不能随意抑制排尿，而出现失控性排尿。排尿次数过多，称为尿频（frequent urination），常由膀胱炎症或机械性刺激（如膀胱结石）引起膀胱逼尿肌兴奋性升高，导致反射活动增强。婴幼儿因大脑皮质发育尚未完善，对排尿初级中枢的控制能力较弱，故排尿次数多，且常有遗尿现象。

 案例讨论

患者，女性，22 岁，反复泡沫尿 3 年余，未治疗，尿量无明显改变，症状可自行好转，但病情反复，多在呼吸道感染或劳累时出现。近半个月来无诱因出现尿量减少、夜尿次数增多、泡沫尿增加。入院查体：T 36.8 ℃，P 82 次／分，R 26 次／分，BP 120/88 mmHg，颜面部及全身皮下明显水肿。实验室检查：蛋白定性 +++++，血浆白蛋白↓↓，血浆总胆固醇↑↑。肾活检病理检查：肾小球微小病变。入院诊断为肾病综合征。

请分析：

1. 诊断依据是什么？
2. 该患者出现蛋白尿、少尿、夜尿次数增多、水肿的原因是什么？
3. 如何与患者沟通配合诊断和治疗的要求？

● 自测题 ●

一、选择题

【A₁ 型题】

1. 肾小球滤过膜中，阻挡大分子物质滤过的主要屏障是
   - A. 肾小囊脏层足细胞足突
   - B. 肾小囊脏层足细胞胞体
   - C. 肾小囊脏层足细胞足突裂隙膜
   - D. 肾小球毛细血管内皮下基膜
   - E. 肾小球毛细血管内皮细胞

2. 关于肾对葡萄糖重吸收的描述，错误的是
   - A. 重吸收的部位仅限近端小管

   - B. 经过通道的易化扩散进行
   - C. 需要转运蛋白
   - D. 葡萄糖的重吸收与 Na⁺ 的转运密切相关
   - E. 肾糖阈正常值为 10 mmol/L

【B₁ 型题】

（3 ~ 5 题共用备选答案）
   - A. 血浆晶体渗透压升高
   - B. 血浆胶体渗透压升高

C．肾小球毛细血管血压升高

D．超滤液晶体渗透压升高

E．肾小囊内压升高

3．因管型阻塞肾小管而影响肾小球滤过的主要因素是

4．促进肾小球滤过的因素是

5．促进 ADH 分泌的因素是

（6 ～ 8 题共用备选答案）

A．动脉血压升高，尿量增加

B．动脉血压升高，尿量减少

C．动脉血压和尿量无显著改变

D．动脉血压降低，尿量增加

E．动脉血压降低，尿量减少

6．重症胰腺炎患者出现血压下降，快速输液后出现的临床表现是

7．重度失血患者失代偿时可出现的临床表现是

8．肾动脉狭窄患者可出现的临床表现是

二、名词解释

1．排泄　2．肾小球滤过率　3．滤过分数　4．肾糖阈　5．肾小球有效滤过压
6．球 - 管平衡　7．渗透性利尿　8．水利尿　9．尿潴留　10．尿失禁

三、问答题

1．简述尿生成的基本过程。

2．糖尿病患者为何出现糖尿、多尿现象？

3．大量出汗、严重呕吐或腹泻时，尿量有何变化？为什么？

4．急性大失血患者动脉血压降至 60 mmHg，尿量有何变化？为什么？

（何彦芳）

感觉器官的功能

第九章数字资源

思政之光

 学习目标

通过本章内容的学习，学生应能够：

识记：

1. 说出感受器在机体适应内外环境中的作用及其特点。
2. 说出眼的折光系统和感光系统。
3. 说出外耳、中耳和内耳的功能。

理解：

1. 总结眼的折光成像原理。
2. 解释声波传导途径与内耳功能。

运用：

关爱眼的健康，正确理解眼的折光异常导致的近视、远视和散光的矫正；关爱色盲患者；理解视野内涵即对交通红绿黄灯设置的意义。关爱听力下降导致耳聋患者。

案例导入

某男婴，1995 年 1 月 29 日（生后第 3 天）因腹泻而在医院注射阿米卡星（丁胺卡那霉素），用量累计为 90 mg，分 3 天使用，出院后初期未发现明显异常。出院 1 年后检查发现其双耳听力已丧失，经多家大医院确诊为聋哑。本案例经医疗事故技术鉴定，结论为不构成医疗事故。我国《常用耳毒性药物临床使用规范》公布后，家属仍以当初治疗不当为由，向当地法院起诉索赔各项损失 170 余万元。法院一审判决医院赔偿 7 万余元。

【思考】

1. 该案例中是什么导致患儿听力丧失？
2. 我们该如何保护我们的听力？

感觉是客观事物在人脑中的主观反映。人体的内、外环境经常处于变化之中，这些变化首先作用于不同的感受器或感觉器官，通过感受器的换能作用，将各种刺激所含的能量转换为相应的神经冲动，后者沿一定的神经传入通路到达大脑皮质的特定部位，经过中枢神经系统的整合，产生相应的感觉。由此可见，感觉的产生是通过特定的感受器或感觉器官、神经传入通路和大脑皮质的共同活动而产生的。

第一节　概　述

一、感受器和感觉器官

感受器是指分布在体表或组织内部的专门感受机体内、外环境变化的结构或装置。感受器的结构形式多种多样：有的是外周感觉神经末梢，如与痛觉感受有关的游离感觉神经末梢；有的是在裸露的神经末梢周围包绕一些由结缔组织构成的被膜样结构，如环层小体和肌梭等；另外，体内存在着一些在结构和功能上都高度分化了的感受细胞，如视网膜中的视杆细胞和视锥细胞是光感受细胞，耳蜗中的毛细胞是声感受细胞等。

感觉器官就是由这些感受细胞连同其附属结构构成的特殊感受装置。人体最重要的感觉器官有眼、耳、鼻、舌等，这些感觉器官都分布在头部，称为特殊感觉器官。

机体的感受器种类很多，有不同的分类方法。根据感受器分布的部位，可分为内感受器和外感受器。内感受器是感受机体内环境变化的特殊结构，如颈动脉窦的压力感受器、颈动脉体和主动脉体的化学感受器、下丘脑的渗透压感受器等，其特点是冲动传入中枢后，往往不能引起清晰的感觉。内感受器在维持内环境的相对稳定和机体功能的协调统一中起着重要作用。外感受器是感受外界环境变化的特殊结构，如光、声、味、触、压觉等感受器，其特点是冲动传入中枢后，能产生清晰的主观感觉。外感受器在人们认识客观世界和机体适应外环境中具有重要作用。若根据所感受刺激的性质，感受器又可分为机械感受器、化学感受器、光感受器和温度感受器等。

二、感受器的一般生理特性

（一）感受器的适宜刺激

一种感受器通常只对某种特定形式的能量变化最敏感，这种形式的刺激称为该感受器的适宜刺激（adequate stimulus）。例如视网膜的视杆细胞和视锥细胞的适宜刺激是一定波长的电磁波，耳蜗毛细胞的适宜刺激是一定频率的机械振动。感受器对适宜刺激非常敏感，只需要很小的刺激强度就能引起兴奋。引起某种感觉所需要的最小刺激强度称为感觉阈。感受器对于一些非适宜刺激虽然也可产生反应，但所需的刺激强度常常要比适宜刺激大得多。这种现象是由于动物在长期进化过程中逐步形成的结果，它有利于机体对内外环境中某种有意义的变化进行精确的分析。

（二）感受器的换能作用

感受器能把各种不同形式的刺激能量转换为相应传入神经的动作电位，这种作用称为感受器的换能作用。这是各种感受器在功能上的一个共同特点，因此可以把感受器看成生物换能器。感受器在换能过程中，一般不是直接把刺激能量转换成神经冲动，而是先在感受器细胞内或感觉神经末梢引起相应的电位变化，前者称为感受器电位（receptor potential），后者称为启动电位或发生器电位（generator potential）。它们是一种局部电位，其大小与刺激强度成比例，不具有"全或无"的性质，可以总和，并能以电紧张的形式在细胞膜上作短距离扩布。

感受器电位的产生是由于不同的外界刺激信号，作用于细胞膜上的通道蛋白质或膜的特异受体 -G 蛋白 - 第二信使系统，改变感受器膜对离子的通透性，通过跨膜的信号传递，转换成生物电信号变化的结果。感受器电位或启动电位的产生并不意味着感受器功能的完成，只有当这些过渡性电变化使该感受器的传入神经纤维发生去极化并产生"全或无"式的动作电位序列时，才标志着这一感受器功能的完成。

（三）感受器的编码作用

感受器在把刺激信号转换成神经动作电位的过程中，不仅仅是发生了能量形式的转换，更重要的是把刺激所包含的各种信息转移到传入神经动作电位的序列之中，这种作用称为感受器的编码作用。感受器的编码作用是：①对不同性质刺激的编码，由于感受细胞的高度分化，不同性质的刺激只能作用于特定的感受细胞，由此而产生的传入冲动也只能沿特定的传导通路到达特定的皮质结构，从而引起特定的感觉；②对不同强度刺激的编码，在同一感觉系统或感觉类型范围内，不同强度的刺激通过感受器的作用，不仅可以通过单一传入纤维动作电位的频率高低来编码，还可通过相应传入神经纤维数目来编码。

（四）感受器的适应现象

当某一个恒定强度的刺激持续作用于同一感受器时，其传入神经纤维上的动作电位频率逐渐下降的现象，称为感受器的适应。适应是所有感受器的一个功能特点。不同感受器适应的快慢有很大的差别，通常可把它们区分为快适应感受器和慢适应感受器两类。快适应感受器有皮肤触觉感受器和嗅觉感受器等，慢适应感受器有肌梭、颈动脉窦压力感受器、痛觉感受器等。感受器适应得快或慢各有不同的生理意义：快适应有利于机体再接受新的刺激，慢适应则有利于感受器对机体某些功能状态进行长期持续监控，并根据其变化随时调整机体的功能。适应可表现为感受性提高或降低。除视觉外，其他感觉的适应一般都表现为感受性的降低或暂时消失。适应并非疲劳，因为对某一强度的刺激产生适应之后，如果再增加该刺激的强度，又可以引起传入冲动的增加。人的主观感受也常出现适应现象，如"入芝兰之室，久而不闻其香"之类的生活体验。

第二节　视　觉

视觉（vision）是人体的一种重要的主观感觉，在人脑所获得的外界信息中，至少有 70% 来自于视觉。视觉是通过眼、视觉传入通路和视觉中枢的共同活动来完成的，它可以使人对外界的事物产生形态与色彩等方面的感觉。

引起视觉的外周感觉器官是眼（图 9-1）。眼内与产生视觉直接有关的结构是眼的折光系统和感光系统。折光系统由角膜、房水、晶状体和玻璃体组成，它们的功能是使来自眼外的光线经过折射后，聚焦在视网膜上，从而形成清晰的物像。感光系统由视网膜上的感光细胞以及与其相联系的双极细胞和神经节细胞组成，它们的功能是接受光的刺激并将其转变成电信号，最后以动作电位的形式由视神经传入中枢。人眼的适宜刺激是波长为 380 ~ 760 nm 的电磁波（可见光）。

一、眼的折光功能

（一）眼的折光系统与成像

眼的折光系统由角膜、房水、晶状体和玻璃体四种折光体组成。入眼光线的折射主要发生在角膜，但由于晶状体的折光率较大，而且其凸度的大小可以随机体视物距离的远近而改变，因此，它是眼中最重要的一个折光体。

眼成像的原理与凸透镜成像的原理相似，但要复杂得多。因为眼折光系统的四种折光体的折光率都不相同。为了实际应用上的方便，通常用简化眼（reduced eye）来说明折光系统的功能。简化眼是一种假想的人工模型，其光学参数和其他特征与正常眼等值，但更为简单，故可用来分析眼折光系统的成像情况。简化眼模型由一个前后径为 20 mm 的单球面折光体构成，折光率为 1.333，外界光线入眼时，只在球形界面发生一次折射，此球面的曲率半径为 5 mm，即节点（n）在球形界面后方 5 mm 的位置，距视网膜 15 mm。这个模型和正常静息时的人眼一

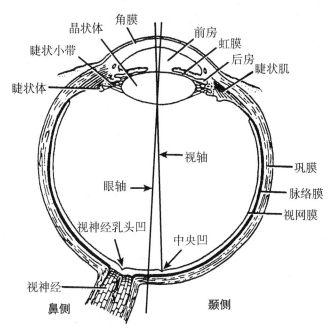

图 9-1　右眼球的水平切面示意图

样，正好使远处物体发出的平行光线聚焦在视网膜上，形成一个倒立的缩小的实像（图 9-2）。根据这些数据，可以计算出不同距离物体在视网膜上成像的大小，计算公式为：

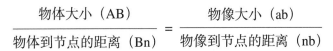

$$\frac{物体大小（AB）}{物体到节点的距离（Bn）} = \frac{物像大小（ab）}{物像到节点的距离（nb）}$$

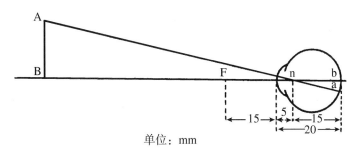

图 9-2　简化眼及其成像情况示意图

正常人眼在良好的光照下，物体在视网膜上成像的大小，一般不能小于 5 μm，否则将不能产生清晰的视觉。这表明正常人眼视网膜上成像的大小有一个限度，即人眼所能看清楚的最小视网膜像的大小，大致相当于视网膜中央凹处一个视锥细胞的平均直径。

（二）眼的调节

正常情况下，眼可根据所视物体的大小、距离和明暗情况进行适当的调节，从而看清楚所看的物像。眼的调节包括晶状体的调节、瞳孔的调节和眼球会聚。这三种调节方式是同时进行的，其中以晶状体的调节最为重要。

1. 晶状体的调节　晶状体是一个富有弹性的双凸形透明体，其四周借睫状小带（悬韧带）与睫状体相连。眼看远物时，睫状肌处于松弛状态，睫状小带保持一定的紧张度，晶状体处于扁平状态，远物的平行光线入眼后经折射正好成像在视网膜上。对于正常人眼来说，来自

6 m 以外物体的光线，都可近似地认为是平行的，眼无需作任何调节就可在视网膜上聚焦成像。眼处于静息状态（未作调节）时能看清物体的最远距离称为远点（far point of vision）。

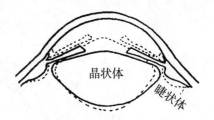

图 9-3　眼调节前后睫状体位置和晶状体形状的改变

看近物时，反射性地引起睫状肌收缩，睫状小带松弛，晶状体由于自身的弹性而变凸（以前凸较为明显），折光力增强，从而使物像仍然成像在视网膜上（图 9-3）。当眼看近物（6 m 以内）时，从物体上发出的光线都呈不同程度的辐散，入眼后经折射聚焦成像在视网膜之后，由于光线到达视网膜时尚未聚焦，因而只能产生一个模糊的视觉形象。但实际上，正常眼在看近物时也非常清楚，这是因为眼在看近物时已进行了调节，使物体的光线仍然聚焦成像在视网膜上。眼在晶状体作最大调节后所能看清物体的最近距离称为近点（near point vision）。近点距眼的距离可作为判断眼的调节能力大小的指标。近点越近，表示晶状体的弹性越好，看近物时，晶状体变凸的程度较明显，因而使距离眼睛较近的物体也可在视网膜上形成清晰物像。

晶状体的调节能力是有限度的，而且随着年龄的增加，晶状体的弹性逐渐降低，眼的调节能力也因此逐渐减弱，近点的距离逐渐远移（表 9-1）。一般人在 45 岁以后眼的调节能力显著减退，到 60 岁时近点可增至 100 cm。由于年龄的增长造成晶状体弹性下降，致使眼的调节能力减弱，近点远移而视近物不清的现象，称为老视，即一般所说的老花眼。矫正的办法是，看近物时佩戴适当的凸透镜，增加眼的折光能力，才能看清近物。

表 9-1　正视眼不同年龄组的近点距离

年龄（岁）	近点距离（cm）	年龄（岁）	近点距离（cm）
10	7.0	50	40.0
20	10.0	60	100.0
30	14.0	70	400.0
40	22.0		

2．瞳孔的调节　正常人眼瞳孔的直径可变动于 1.5 ~ 8.0 mm 之间。瞳孔大小可随视物的远近和光线的强弱而改变。瞳孔的调节包括瞳孔近反射和瞳孔对光反射。

瞳孔近反射（near reflex of the pupil）也称瞳孔调节反射，表现为在视近物时反射性地引起双侧的瞳孔缩小。其生理意义在于视近物时，瞳孔缩小可减少入眼的光线量，并减少折光系统的球面像差和色像差，使视网膜成像更为清晰。

瞳孔对光反射（pupillary light reflex）是指瞳孔的大小可随光线的强弱而改变的一种反射活动，表现为瞳孔的直径在强光下缩小，在弱光下散大。其生理意义在于调节进入眼内的光线量，使视网膜不致因光线过强而受到损害，也不会因光线过弱而影响视觉。瞳孔对光反射的效应是双侧性的，光照一侧眼时，两眼瞳孔同时缩小，又称为互感性对光反射（consensual light reflex）。由于瞳孔对光反射的中枢在中脑，因此临床上通过检查瞳孔对光反射来了解视网膜、视神经和视觉中枢功能是否正常，并把它作为判断全身麻醉深度和病情危重程度的一个指标。

3．双眼球会聚　当双眼注视一个由远移近的物体时，两眼球视轴向鼻侧发生汇聚的现象，称为双眼球会聚（convergence），也称辐辏反射（convergence reflex）。双眼球会聚的生理意义在于看近物时可使物像落在两眼视网膜的对称点上，避免复视而产生单一的清晰视觉。

（三）眼的折光异常

正常眼的折光系统无需进行调节就能使平行光线聚焦成像于视网膜上，因而可以看清远物；看近物时，只要物距不小于眼的近点，眼经调节后也能看清 6 m 以内的物体，这样的眼称为正视眼。若眼的折光能力异常或眼球的形态异常，使平行光线不能在眼处于静息状态时聚焦成像在视网膜上，则称为非正视眼，又称屈光不正，包括近视、远视和散光眼（图 9-4）。

1．近视　近视（myopia）的发生是由于眼球的前后径过长（轴性近视）或折光系统的折光能力过强（屈光性近视），使远物的平行光线聚焦在视网膜之前，在视网膜上形成模糊的图像。近视眼看近物时，由于近物发出的是辐散光线，故眼不需调节或只作较小程度的调节，就能使光线聚焦在视网膜上。因此，近视眼的近点和远点都移近。矫正近视可用凹透镜。

知识链接

用眼卫生——预防近视的有效办法

近视眼的形成，除少数高度近视与遗传有关外，多数近视主要是不良用眼习惯造成的，如长时间近距离读写、看电视，照明不良，字迹过小或字迹不清。阅读姿势不正（歪头、躺卧、乘车走路看书等），可使睫状肌持续紧张收缩，造成眼球由于眼内压及眼外肌的压迫向后扩张，前后径变长，形成近视。纠正不良的阅读习惯，劳逸结合，加强体育锻炼，增强体质，注意营养，做眼保健操，是预防近视的有效办法。预防近视，应从青少年抓起，这对于正在身心发育的青年一代，对于提高中华民族的身体素质，具有深远的意义。

2．远视　远视（hyperopia）的发生是由于眼球的前后径过短（轴性远视）或折光系统的折光能力太弱（屈光性远视），使远物的平行光线聚焦在视网膜之后，因而不能清晰地成像在视网膜上。远视眼看远物时就需要进行调节，看近物时则需作更大程度的调节才能看清物体。因此，远视眼的近点比正视眼远。由于远视眼无论看近物还是看远物都需要进行调节，故易发生调节疲劳。矫正远视可用凸透镜。

3．散光　正视眼的折光系统的各折光面都是正球面。散光（astigmatism）是由于眼的折光面（通常是角膜表面）不呈正球面，即曲率半径不相等，平行光线进入眼后，不能在视网膜上形成焦点，因而造成视物不清或物像变形。矫正散光可用柱面镜。

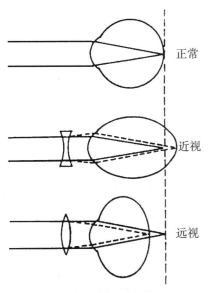

图 9-4　眼的折光异常及矫正
实线为矫正前、虚线为矫正后的折射情况

➢ 考点提示：眼的调节功能与屈光不正

二、眼的感光功能

眼的感光功能是由视网膜完成的。视网膜上感光细胞的基本功能是感受光的刺激，并将其转换成传入神经纤维上的动作电位，经视觉传入通路传到大脑皮质视觉中枢，引起视觉。

（一）视网膜的结构特点及感光换能系统

视网膜是位于眼球最内层的一层透明的神经组织膜，由四个主要细胞层组成，从外向内依次为色素上皮层、感光细胞层、双极细胞层和神经节细胞层（图9-5）。

视网膜最外层是色素上皮层，它靠近脉络膜，血液供应来自脉络膜。这层细胞对和它相邻的感光细胞起营养和保护作用。临床上见到的视网膜脱离即发生在此层与其他层之间。

色素上皮层的内侧为感光细胞层。人视网膜上含有两种感光细胞，即视杆细胞和视锥细胞，从形态上这两种细胞都可由外向内分为外段、内段、胞体和终足四部分，外段是视色素集中的部位，在感光换能过程中起重要作用（图9-6）。

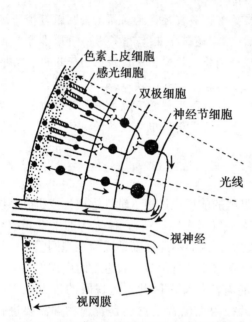

图9-5　视网膜的主要细胞层及其联系模式图

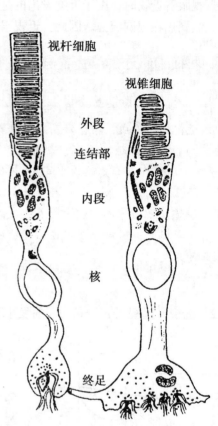

图9-6　哺乳动物感光细胞模式图

两种感光细胞都与双极细胞发生突触联系，双极细胞再与神经节细胞构成突触联系。神经节细胞的轴突构成视神经纤维。视网膜上视神经纤维汇集并穿出眼球的部位称为视神经乳头。因为该处无感光细胞，故没有感光功能，形成视野中的生理性盲点（physiological blind spot），大约在视网膜中央凹鼻侧约3 mm处。如果一个物体的成像正好落在此处，人将看不到该物体。正常时由于用两眼视物，一侧盲点可被另一侧视觉补偿，所以，平时人们并不觉得有盲点的存在。

在视网膜中除了这种纵向的细胞间联系外，水平细胞和无长突细胞在视网膜不同层次的细胞间还起着水平方向传递信息的作用。

视杆细胞和视锥细胞是两种特殊分化的神经上皮细胞。视杆细胞主要分布在视网膜的周边部位，细胞内只有一种感光色素，即视紫红质；细胞对光的敏感性较高，但视敏度较低，不能辨色。视锥细胞主要分布在视网膜的中央部位，尤其是中央凹处；细胞内含有三种感光色素，分别存在于三种不同的视锥细胞中；细胞的视敏度高，可以辨色，但对光的敏感性较差。视杆细胞和视锥细胞的异同见表9-2。

表 9-2　视杆细胞和视锥细胞的异同

	视杆细胞	视锥细胞
分布	视网膜周边多，中央凹处无	视网膜中心部多
外段形状	杆状	锥状
视觉	暗视觉（对光敏感度高）	明视觉
色觉	无	有
视色素	视紫红质	视锥色素（3 种）
会聚现象	多	单线联系
空间分辨能力	弱	强

　　视锥细胞和与它们相联系的双极细胞以及神经节细胞等组成的感光换能系统称为视锥系统，也称为昼光觉或明视觉系统。其特点是对光的敏感度较差，只有在强光条件下才能被激活引起明视觉，但能分辨颜色，且对物体表面的细微结构有较高的分辨能力。

　　视杆细胞和与它们相联系的双极细胞以及神经节细胞等组成的感光换能系统称为视杆系统，也称为晚光觉或暗光觉系统。其特点为对光的敏感度较高，能感受弱光刺激而引起暗视觉，但无色觉，产生的视觉只有较粗略的轮廓，对物体表面结构分辨能力较差。

　　视网膜中存在视锥和视杆这两种感光换能系统，分别管理明视觉和暗视觉，这个理论称为视觉的二元学说。在自然界中，某些只在白昼活动的动物，如鸡、鸽、松鼠等，其视网膜中以视锥细胞为主；而在夜间活动的动物如猫头鹰等，其视网膜中只有视杆细胞。正常人眼视网膜中具有以上两种感光细胞，故明视觉和暗视觉功能均有。

（二）视网膜的光化学反应

　　视网膜的感光细胞的作用是感光换能。感光细胞受到光刺激时，细胞内的感光色素即发生光化学反应，它是把光能转换成生物电信号的物质基础。

　　1. 视紫红质的光化学反应　视紫红质是一种结合蛋白，由一分子视蛋白和一分子视黄醛（生色基团）组成，它对波长 500 nm 的电磁波最敏感，这与人眼在暗处对光谱上蓝绿光区域（相当于 500 nm 波长附近）的感觉最明亮的现象一致，说明人眼的暗视觉与视紫红质的光化学反应有直接关系。

　　视紫红质是视杆细胞的感光色素，对它的光化学反应过程了解得比较清楚。视紫红质在光照时迅速分解为视蛋白和视黄醛。在这一过程中，视黄醛发生分子构型变化，由 11- 顺型视黄醛转变为全反型视黄醛，这种改变导致视蛋白分子构型也发生改变，使视黄醛与视蛋白分离；诱发视杆细胞膜上部分 Na^+ 通道失活，Na^+ 内流比 Na^+ 外流相对减少，产生超极化的感受器电位，是使光刺激在视网膜中转换为电信号的关键一步。以这种电位变化为基础，在视网膜内经过复杂的电信号的传递过程，最终诱发神经节细胞产生动作电位，然后传入中枢。

　　视紫红质的光化学反应是可逆的，在光照时迅速分解，在暗处可重新合成（图 9-7），其反应的平衡点决定于光照的强度。在暗光下，视紫红质的合成过程超过分解过程，视杆细胞中的视紫红质浓度较高，使视网膜对弱光的敏感度增高，有利于暗视觉。在亮处，视紫红质的分解大于合成。视紫红质的视黄醛由维生素 A 在酶的作用下氧化而成。在视紫红质的分解和再合成的过程中，有一部分视黄醛被消耗，需要从食物中吸收维生素 A 来补充。因此，如果维生素 A 摄入不足，使视紫红质合成减少，导致视杆细胞功能障碍而影响暗视觉，引起夜盲症。

　　2. 视锥系统的光化学反应　视锥细胞的感光色素是三种不同的结合蛋白质，其差别只是视蛋白的分子结构不同，它们分别存在于三种不同的视锥细胞中，分别对波长 430 nm、530 nm 和 560 nm 的刺激最敏感，相当于蓝光、绿光和红光的波长。光线照射视锥细胞时，也会产生

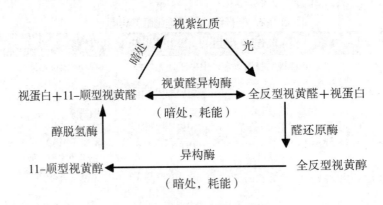

图 9-7　视紫红质的光化学反应

超极化的感受器电位，其机制类似视杆细胞的感受器电位机制。视锥细胞有分辨颜色的功能，色觉是由不同波长的光线作用于视网膜后在大脑中引起的主观印象，它的引起是一个复杂的过程，目前尚不完全清楚，一般用三原色学说解释。三原色学说认为，当不同波长的光线照射视网膜时，会使三种视锥细胞以一定的比例兴奋，这样的信息传到中枢，会产生不同颜色的感觉。如红、绿、蓝三种视锥细胞兴奋程度的比例为 4∶1∶0 时，产生红色的感觉；三者的比例为 2∶8∶1 时，产生绿色感觉；当三种视锥细胞受到同等程度的三色光刺激时，将会引起白色的感觉等。三原色学说也能较合理地解释色盲和色弱的发病机制。色盲是一种对全部颜色或某些颜色缺乏分辨能力的色觉障碍。色盲可分为全色盲和部分色盲。全色盲极少见，表现为只能分辨光线的明暗，呈单色视觉。部分色盲主要是红色盲与绿色盲，可能由于分别缺乏相应的视锥细胞所致。红色盲与绿色盲较为多见，而蓝色盲较为罕见。色盲绝大多数是由遗传因素引起的，只有极少数是由视网膜病变引起的。有些色盲异常的产生并非由于缺乏某种视锥细胞，而是由于某种视锥细胞的反应能力较弱引起的，这样使患者对某种颜色的识别能力较正常人稍差，这种色觉异常称为色弱，色弱是由后天因素引起的。

三、与视觉生理有关的重要视觉现象

（一）视敏度

视敏度（visual acuity）又称视力，是指眼对物体微小结构的分辨能力，即分辨物体上两点间最小距离的能力。通常以视角的大小作为衡量标准。视角是指物体上两点发出的光线入眼后，在节点相交所形成的夹角（图 9-8）。眼睛能分辨物体上两点所构成的视角越小，表明视力越好。国际视力表就是根据这一原理设计的。视角与视敏度的关系为：视敏度 =1/ 视角。以目前常用的国际标准视力表为例，视力表上 1.0 行的 E 字每一笔画的宽度以及每两笔画的间距均为 1.5 mm。在视力表距眼 5 m 处时，相距 1.5 mm 的两个光点发出的光线入眼后，形成的视角为 1 分角（1/60 度）。此时物像如能被眼辨认，则视力为 1.0，若按对数视力表表示则为 5.0。正常视力可达到 1.0 ～ 1.5。

（二）暗适应与明适应

1. **暗适应**　当人长时间在明亮环境中而突然进入暗处时，最初看不见任何物体，经过一段时间后，视觉敏感度才逐渐增高，能逐渐看见暗处的物体，这种现象称为暗适应（dark adaptation）。暗适应是人眼在暗处对光的敏感度逐渐提高，既视觉阈值逐渐下降的过程。一般在进入暗处 5 ～ 8 min 之内，人眼感知光线的阈值出现一次明显的下降，进入暗处 25 ～ 30 min，阈值下降到最低点，并稳定在这一水平。视觉阈值的第一次下降主要与视锥细胞感光色素的合成增加有关，第二次下降是暗适应的主要阶段，与视紫红质的合成增强有关。

2. **明适应**　当人长期在暗处而突然进入明亮处时，最初感到一片耀眼的光亮，不能看清

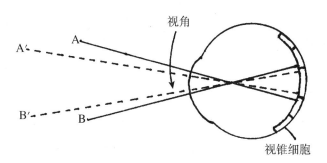

图 9-8 视敏度原理示意图

物体，稍待片刻后才能恢复视觉，这种现象称为明适应（light adaptation）。明适应通常在几秒钟内即可完成。其机制是由于视杆细胞在暗处积蓄了大量的视紫红质，进入亮处遇到强光时迅速分解，因而产生耀眼的光感。在较多的视紫红质迅速分解后，对光的敏感度较差的视锥细胞才能在亮处感光而恢复视觉。

（三）视野

单眼固定注视正前方一点时，该眼所能看到的范围，称为视野（visual field）。利用视野计可绘出视野图。在同一光照条件下，白色视野最大，其次为黄蓝色，再次为红色，绿色视野最小（图 9-9）。这可能与感光细胞在视网膜中的分布范围有关。另外，由于人面部结构的影响，一般颞侧与下方视野较大，鼻侧与上方视野较小。临床上检查视野可帮助诊断视网膜和视觉传导通路的某些病变。

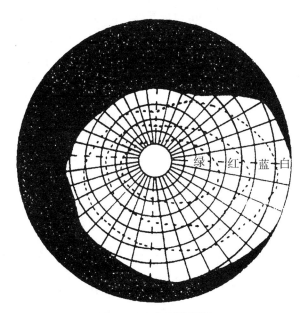

图 9-9 人右眼的视野

（四）双眼视觉

两眼同时看某一物体时所产生的视觉称为双眼视觉。双眼视物时，来自物体同一部分的光线成像于两眼视网膜的对称点上，在主观上产生单一物体的视觉，称为单视。双眼视觉可弥补单眼视野中的盲点缺陷，扩大视野，并产生立体视觉。

双眼视物时，主观上可产生被视物体的厚度以及空间的深度或距离等感觉，称为立体视觉。其主要原因是同一被视物体在两眼视网膜上的像并不完全相同，左眼从左方看到物体的左侧面较多，右眼从右方看到物体的右侧面较多，来自两眼的图像信息经过视觉高级中枢处理后，产生一个有立体感的形象。

第三节 听 觉

听觉器官由外耳、中耳和内耳耳蜗组成，听觉感受器是位于内耳耳蜗的螺旋器。人耳的适宜刺激是振动频率为 20 ～ 20 000 Hz 的声波。声源振动引起空气产生疏密波，通过外耳和中耳的传递，引起内耳耳蜗中淋巴液和基底膜的振动，使耳蜗螺旋器的毛细胞产生兴奋，经内耳的换能作用，将声波的机械能最后转变为蜗神经纤维上的神经冲动，由蜗神经将神经冲动传入大脑皮质的听觉中枢，产生听觉。听觉是通过听觉感受器、听觉传入通路和听觉中枢的共同活动来完成的。听觉器官的主要功能是感受声音和分辨各种不同声音信息。声音强度通常以分贝（dB）为相对单位。一般讲话的声音强度为 30 ～ 70 dB。

一、外耳和中耳的传音功能

（一）外耳的功能

外耳由耳郭和外耳道组成。耳郭有集音作用，还可帮助判断声源方向。外耳道是声波传入内耳的通路，并对声波产生共振作用，其最佳共振频率约为 3 800 Hz，当这样的声音由外耳道传到鼓膜时，其强度要比外耳道口增强 10 dB。

（二）中耳的功能

中耳由鼓膜、听骨链、鼓室和咽鼓管等结构组成。中耳的主要功能是将空气中的声波振动能量高效地传递到内耳淋巴液，其中鼓膜和听骨链在声波传递过程中起着重要作用。

鼓膜位于外耳道和鼓室之间，呈椭圆形浅漏斗状，其顶点朝向中耳，内侧与锤骨柄相连，面积 50 ～ 90 mm²，厚度约 0.1 mm。由于鼓膜的结构特点，因而具有较好的频率响应和较小的失真度，当声波作用于鼓膜时，鼓膜的振动可与声波振动同始同终，有利于把声波振动如实地传递给听骨链。

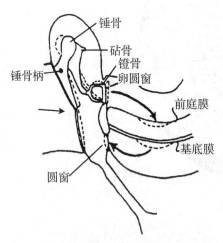

图 9-10 鼓膜与听骨链关系示意图（点线表示鼓膜向内侧移动时各有关结构的移动情况）

听骨链由锤骨、砧骨和镫骨依次连接而成。锤骨柄附着于鼓膜，镫骨底与前庭窗膜相贴，砧骨居中。三块听小骨形成一个固定夹角的杠杆，锤骨柄为长臂，砧骨长突为短臂（图 9-10），杠杆支点的位置刚好在听骨链的重心上，因此在能量传递过程中效率最高。

声波由鼓膜经听骨链到达前庭窗膜时，其振动的压强增大，而振幅减小，这就是中耳的增压效应。这样既可提高传音效率，又可避免对内耳和前庭膜造成损伤。其原因有以下两个方面：①鼓膜的实际振动面积约为 59.4 mm²，前庭窗的面积只有 3.2 mm²，二者之比约为 18.6∶1。如果听骨链传递时总压力不变，则作用于前庭窗膜上的压强为鼓膜上压强的 18.6 倍。②听骨链的长臂和短臂之比为 1.3∶1，经杠杆作用后，在短臂一侧的压力将增大到原来的 1.3 倍。通过以上两方面的作用，中耳在声波传递过程中总的增压效应为 18.6×1.3 倍，即 24.2 倍，极大地提高了传递声波的效率。

咽鼓管是连接鼓室和鼻咽部的通道，中耳鼓室内的空气借此与大气相通。咽鼓管在鼻咽部的开口常处于闭合状态，只在吞咽、打哈欠时开放。咽鼓管的主要作用是调节鼓室内压与外界大气压的平衡，维持鼓膜的正常位置、形状和振动性能。如果咽鼓管发生阻塞，鼓室内的空气被组织细胞吸收而压力降低，可引起鼓膜内陷，并产生耳鸣，影响听力。

（三）声波传入内耳的途径

声波通过气传导与骨传导两条途径传入内耳。正常情况下以气传导为主。

1. 气传导　气传导（air conduction）是正常情况下声音传导的重要途径，即声波经外耳道引起鼓膜振动，再经听骨链和前庭窗膜传入内耳耳蜗，推动淋巴液使基底膜发生振动。此外，声波也可引起鼓室内空气的振动，再经圆窗传入内耳耳蜗。但这一气传导途径在正常情况下并不重要，只在鼓膜或听骨链受损时才发挥一定的传音作用，但这时的听力大为降低。

2. 骨传导　声波直接引起颅骨的振动，再引起位于颞骨骨质中的耳蜗内淋巴的振动，这种传导途径称为骨传导（bone conduction）。骨传导的敏感性比气传导低得多，因此在正常听觉中的作用甚微。当鼓膜或中耳病变引起传音性耳聋时，气传导明显受损，而骨传导作用相对增强。当耳蜗病变引起感音性耳聋时，气传导和骨传导作用将同样受损。临床上可通过检查患者气传导和骨传导的情况，帮助判断听觉异常的病变部位和原因。

（四）听阈和听域

人耳的适宜刺激是声波振动，但振动的频率必须在一定范围内，并且达到一定强度才能引起听觉。对于每一种频率的声波，都有一个刚好能引起听觉的最小强度，称为听阈（hearing threshold）。当声音的强度在听阈以上增加时，听觉的感受也相应增强；但当强度超过一定限度时，将不单引起听觉，还会引起鼓膜疼痛感觉，这个限度称为最大可听阈。听阈和最大可听阈包括的范围称为听域（auditory area），它显示人耳对声频和声强的感觉范围。正常人在声音频率为 1000 ～ 3000 Hz 时听阈最低，即听觉最敏感，随着频率的升高或降低，听阈都会升高。长期在 60 dB 以上声音强度刺激下，可使听力下降。

二、内耳耳蜗的感音换能作用

内耳由耳蜗和前庭器官组成，耳蜗的功能是感音换能，即把传到耳蜗的机械振动转变成听神经纤维的神经冲动。

（一）耳蜗的结构

耳蜗由一条骨质管道围绕一个锥形骨轴（耳蜗轴）旋转 $2\frac{1}{2}$ ～ $2\frac{3}{4}$ 周构成，被前庭膜和基底膜分隔为前庭阶、鼓阶和蜗管三个管腔。前庭阶和鼓阶内充满外淋巴，并在耳蜗顶部经蜗孔相连。在耳蜗底部，前庭阶终止于前庭窗，鼓阶终止于圆窗。蜗管是一个充满内淋巴的盲管。基底膜上有声音感受器——螺旋器，又称柯蒂器。螺旋器由内、外毛细胞及支持细胞等组成。毛细胞的顶部表面有纤毛，称为听毛，其中一些较长的纤毛埋植于盖膜的胶冻状物质中。毛细胞的顶部与蜗管内淋巴接触，底部则与外淋巴接触并有丰富的听神经末梢分布。盖膜的内侧连接耳蜗轴，外侧游离在蜗管内淋巴中（图 9-11）。

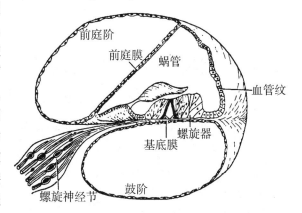

图 9-11　耳蜗的横切面示意图

（二）耳蜗的感音换能作用

内耳耳蜗的作用是把传到耳蜗的机械振动转变为蜗神经的神经冲动，即将机械能转换为生物电能。在这一转变过程中，耳蜗基底膜的振动起着关键作用。

当声波振动通过听骨链到达前庭窗膜时，其压力的变化通过耳蜗内淋巴液的作用，引起基底膜发生振动，导致基底膜螺旋器上的毛细胞与盖膜的相对位置发生变化，使毛细胞上的听毛弯曲或偏转，毛细胞因此受刺激而兴奋，并将机械能转变为生物电变化，最后引起蜗神经纤维发生动作电位，完成耳蜗的换能作用。蜗神经的动作电位通过听觉传入通路传到大脑皮质颞叶听觉中枢，引起听觉。

耳蜗螺旋器的毛细胞在接受声音刺激时产生的电位变化，称为耳蜗微音器电位（cochlear microphonic potential，CM）。微音器电位是一种局部电位，其特点是波形和频率与作用于耳蜗的声波振动的波形和频率完全一致，没有潜伏期和不应期，电位幅度随声压的增大而增大，可以总和，对缺氧和深度麻醉不敏感。

三、内耳耳蜗对声音的初步分析

（一）对声音频率的初步分析

内耳耳蜗对声音频率的初步分析取决于不同频率的声波在基底膜上引起最大振幅的部位。不同频率的声波引起的基底膜振动，都是从耳蜗的底部开始，按照物理学中的行波原理向其顶部方向传播。所谓行波，就是行走的波，当声音振动前庭窗后，使基底膜以行波方式随之震荡，就像人在抖动一条绸带时，有行波沿绸带向远端传播一样。但声波频率不同，行波传播的远近和基底膜出现最大振幅的部位也不同。声波频率越高，行波传播越近，基底膜出现最大振幅的部位越靠近耳蜗底部；反之，声波频率越低，行波传播越远，基底膜出现最大振幅的部位越靠近耳蜗顶部。

对每一种声波振动频率来说，在基底膜上都有一个特定的行波传播范围和最大振幅区，该区域的毛细胞受到的刺激最强，与之相联系的蜗神经纤维的传入冲动也就越多。来自基底膜不同部位的蜗神经纤维的神经冲动传到听觉中枢的不同部位，就可产生不同音调的感觉。动物实验和临床研究证实，耳蜗底部受损时主要影响对高频声音的听力，耳蜗顶部受损时主要影响对低频声音的听力。

（二）对声音强度的初步分析

内耳耳蜗对声音强度的初步分析取决于声波在基底膜上引起振动的幅度。传入内耳的声音强度越大，在基底膜上引起的振动幅度越大，该部位的毛细胞受刺激越强，不仅蜗神经的传入冲动增加，发放冲动的神经纤维数目也增多，因而在大脑皮质听觉中枢引起强音的感觉。反之，引起弱音的感觉。

 知识链接

不容忽视的环境污染——噪声

噪声是指那些杂乱无章的非周期性振动所产生的声音，其强度一般在 60 dB 以上，令人厌烦。噪声影响工作、学习和休息，危害健康。长期的慢性噪声可使耳蜗基底膜的毛细胞倒伏、融合，甚至脱落，造成噪声性耳聋。因长期受同一种强噪声刺激而产生的对该特定频率声波的耳聋，即职业性耳聋。噪声还可导致神经衰弱、高血压、消化性溃疡、内分泌失调等。因此，在工作和生活中应注意环境保护，消除和减少噪声污染，防止噪声对听觉等功能的损害。

第四节　平　衡　觉

前庭器官由内耳中的三个半规管、椭圆囊和球囊组成，是人体对自身的姿势和运动状态以及头部在空间位置的感受器，在保持身体平衡中起重要作用。

一、前庭器官中的毛细胞

毛细胞是前庭器官的感受细胞，每个毛细胞的顶部有 60 ~ 100 条纤细的毛，其排列形式有一定规律，有一条最长的纤毛位于细胞顶端一侧边缘处，称为动纤毛；其余的纤毛长短不等，呈阶梯状排列，靠近动纤毛的较长，远离动纤毛的较短，称为静纤毛。毛细胞底部有前庭神经感觉纤维末梢的分布。引起毛细胞兴奋的刺激是使纤毛弯曲的机械力。电生理实验方法证明，当静纤毛和动纤毛处于静止的自然位置时，毛细胞膜内外存在着电位差，即毛细胞的静息电位为 –80 mV，与毛细胞相连的神经纤维上有一定频率的神经冲动传入。在外力的作用下，如果静纤毛倒向动纤毛一侧时，毛细胞的电位出现去极化，如果达到阈电位 –60 mV 水平，传入神经纤维的传入冲动频率增加，表现为兴奋效应；当静纤毛背离动纤毛一侧时，毛细胞的电位发生超极化，同时传入冲动频率减少（图 9-12）。机体在变速运动和头部在空间位置改变时就会刺激毛细胞，使纤毛倒向一侧，通过传入神经将信息传到中枢，引起相应的感觉和变化。

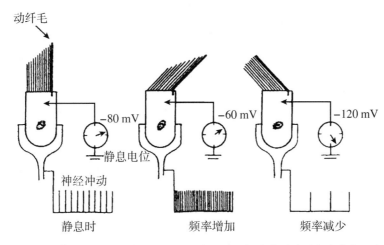

图 9-12　前庭器官中毛细胞顶部纤毛受力时神经纤维发放冲动频率变化示意图

二、半规管的功能

人两侧内耳中各有三个半规管，分别处于空间的三个平面。每个半规管与椭圆囊连接处都有一个膨大部分，称为壶腹。壶腹内有一隆起的结构，称为壶腹嵴，其中有感受性毛细胞。毛细胞顶部的纤毛埋植在胶质的圆顶形终帽中，其底部与前庭神经末梢相联系。

半规管壶腹嵴的适宜刺激是身体旋转时的速度变化，即正、负角加速度。三个半规管所在平面相互垂直，因此可以感受空间任何方向的角加速度。当人体直立并以身体的中轴为轴心进行旋转运动时，水平半规管感受器所受到的刺激最大。例如，当人体以身体中轴为轴心向左旋转时，由于半规管的内淋巴启动晚于人体和半规管本身的运动，因此开始旋转时，左侧水平半规管中的内淋巴将向壶腹的方向流动，使该侧壶腹嵴的终帽弯曲，毛细胞受刺激而兴奋；而右侧水平半规管中的内淋巴则离开壶腹，使该侧的毛细胞抑制。当旋转继续进行到匀速状态时，内淋巴与半规管呈同步运动，两侧壶腹嵴的毛细胞都处于不受刺激的状态。当旋转突然停止时，半规管内淋巴又因惯性作用，发生与旋转开始时相反的变化。这些不同的信息通过前庭神经传入中枢，产生不同的旋转运动感觉，并引起姿势反射以维持身体平衡。

在日常生活中，人类多在地面上活动，如转身、回头等动作所形成的角加速度主要刺激水平半规管。因此，平时半规管的反应主要来自于水平半规管，临床上检查前庭功能时，也多观察水平半规管受刺激时的反应。

三、椭圆囊和球囊的功能

椭圆囊和球囊都是膜质的小囊，充满内淋巴液，囊内各有一个囊斑，其中有感受性毛细胞。毛细胞顶部的纤毛埋植于耳石膜的结构中，底部与前庭神经末梢相联系。

椭圆囊和球囊囊斑的适宜刺激分别是直线加速运动和头部位置的改变。当机体作直线加速运动或头部的位置改变时，由于重力或惯性的作用，毛细胞与耳石膜的相对位置改变，引起毛细胞顶部纤毛的弯曲变化，使毛细胞兴奋，再通过突触传递影响前庭神经的传入冲动，这种信息传入中枢后，可产生直线加速运动的感觉或头部空间位置的感觉，同时反射性地引起躯干和四肢不同肌肉的紧张度发生改变，以保持身体平衡。

四、前庭反应

前庭器官受刺激后，通过与各级中枢的联系，除可引起运动觉和位置觉以外，还可引起各种姿势调节反射和自主神经反应，这些现象统称为前庭反应。

（一）前庭姿势调节反射

人体在前庭器官受刺激时，会引起各种姿势反射。例如，汽车突然加速时，身体会由于惯性向后倾倒，此时可反射性地使躯干部的屈肌和下肢的伸肌肌紧张增强，从而使身体向前倾以保持身体的平衡。汽车突然减速时又出现相反的情况。人乘电梯上升时，可反射性地引起四肢伸肌抑制而发生下肢屈曲；下降时则出现伸肌紧张而下肢伸直。这些都是由于直线变速运动时刺激了椭圆囊和球囊，反射性地引起四肢和躯干肌紧张性的改变所致。在做旋转变速运动时，也可刺激半规管，反射性地改变颈部和四肢肌紧张的强度，以维持姿势的平衡。例如，当人体向左旋转时，可反射性地引起右侧颈部和上、下肢屈肌肌紧张增强，使头和躯干向右侧偏移，以保持身体平衡；而旋转停止时，肌紧张的改变与上述相反，使头和躯干向左侧偏移。

直线变速运动或旋转变速运动引起姿势反射的结果，常同发动这些反射的刺激相对抗，其意义在于维持机体一定的姿势和保持身体平衡。

（二）前庭自主神经反应

当半规管感受器受到过强或过长时间的刺激时，可反射性地出现一系列自主神经反应，如恶心、呕吐、出汗、皮肤苍白、心率加快、血压下降、呼吸加快等现象，称为前庭自主神经反应，主要表现为以迷走神经兴奋占优势的反应。在前庭器官功能过度敏感的人，一般的前庭刺激也会引起自主神经反应，出现晕车、晕船反应。

（三）眼震颤

前庭反应中最特殊的是躯体做旋转运动时引起的眼球运动，称为眼震颤（nystagmus）。眼震颤是眼球不自主的节律性运动。以水平方向的眼震颤为例，当人体头部前倾 30° 开始向左旋转时，由于内淋巴的惯性，使左侧半规管壶腹嵴的毛细胞受刺激增强而右侧减弱，反射性地引起某些眼外肌的兴奋和另一些眼外肌的抑制，于是出现两侧眼球缓慢向右侧移动，这一过程称为眼震颤的慢动相；当慢动相使眼球移到两眼裂右侧时，又突然快速地返回到眼裂正中位置，这一过程称为眼震颤的快动相；以后再出现新的慢动相和快动相，反复不已，这就是眼震颤。当旋转变为匀速转动时，由于内淋巴的惯性滞后作用消除，两侧壶腹嵴所受刺激一样，眼震颤停止。当旋转突然停止时，又由于内淋巴的惯性而出现与旋转开始时方向相反的慢动相和快动相组成的眼震颤（图 9-13）。眼震颤慢动相的方向与旋转方向相反，是由于前庭器官受刺激而引起；而快动向的方向与旋转方向一致，是中枢进行矫正的运动。临床上用快动向来表示眼震颤的方向。进行眼震颤试验可判断前庭功能是否正常。

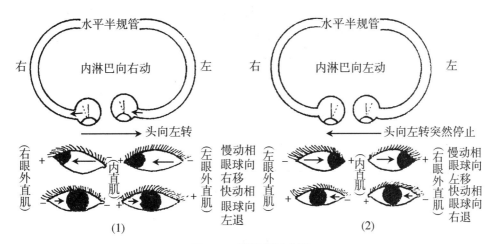

图 9-13　眼震颤示意图
（1）头前倾 30°，旋转开始时的眼震颤方向（2）旋转突然停止后的眼震颤方向

第五节　嗅觉和味觉

一、嗅觉感受器的功能

嗅觉的感受器位于上鼻道及鼻中隔后上部的嗅上皮。嗅上皮由嗅细胞、支持细胞、基底细胞和 Bowman 腺组成。嗅细胞是传导嗅觉的第一级神经元，其外周轴突分布于嗅上皮，顶端有嗅纤毛；中枢突形成嗅丝，穿过筛骨板进入颅腔，止于嗅球。

嗅觉感受器的适宜刺激是有机的挥发性化合物分子。通过呼吸，这些嗅质分子被嗅上皮部分的黏液吸收，并扩散到嗅细胞的纤毛，引起嗅细胞去极化，最终触发轴突膜产生动作电位，并沿轴突传至嗅球，进而传向更高级的嗅觉中枢，产生嗅觉。

人的嗅觉十分灵敏，能够辨别约 1 万种气味。嗅觉感受器可对多种气味起反应，但敏感度不同。嗅觉感受器适应较快，当某种气味突然出现时，可引起明显的嗅觉，如果这种气味的物质继续存在，其感觉很快减弱，甚至消失。但对某种气味适应之后，对其他气味仍很敏感。

二、味觉感受器的功能

味觉的感受器是味蕾。味蕾主要分布在舌背部表面的乳头内，口腔和咽部黏膜的表面也有散在的味蕾存在。味蕾由味细胞、支持细胞和基底细胞组成。味细胞的顶端有纤毛，称为味毛，是味觉感受的关键部位。传导味觉的第一级神经元位于面神经和舌咽神经的神经节内，它们的外周轴突分布于舌的味蕾，中枢突止于延髓的孤束核。在此处的第二级神经元发出的纤维主要投射到丘脑，由丘脑第三级神经元发出的纤维，经内囊终止于大脑皮质的中央后回的下部以及岛叶。

人舌表面的不同部位对不同味觉刺激的敏感度不一样，一般是舌尖部对甜味比较敏感，舌两侧对酸味比较敏感，舌两侧前部对咸味比较敏感，软腭和舌根部对苦味比较敏感。味觉的敏感度往往受食物或刺激物本身温度的影响，在 20 ～ 30 ℃之间，味觉的敏感度最高。

味觉感受器的适宜刺激是一些溶于水的化学物质。人类能辨别四种基本的味道，即酸、甜、苦、咸，其他味道都是由四种基本味觉组合而成。咸味主要由食物中的 Na^+ 浓度所决定；H^+ 是引起酸味的关键因素，有机酸的味道则与其带负电荷的酸根有关；引起甜味的物质大多数都是有机化合物，如糖、甘露醇、乙醇、乙醛等；引起苦味的物质几乎都是有机化合物，如奎宁、咖啡因和尼古丁等。近年来的研究证明，除了上述四种基本味觉外，还有一种"鲜味"也被列入基本味觉，认为"鲜味"与某些氨基酸有关。

 案例讨论

　　某学生，原来双眼视力均为1.5，由于长期迷恋网络游戏，半年后上课看不清黑板上的字，家长带其到医院检查，发现双眼视力均降为0.1。
　　请分析：
　　这位学生双眼视力下降的原因是什么？

自测题

一、选择题

1. 对感受器的一般生理特征，**不正确**的论述是
   - A. 感受器具有换能作用
   - B. 感受器只对适宜刺激发生反应
   - C. 感受器对刺激能产生适应
   - D. 受到刺激时可产生感受器电位
   - E. 感受器电位为局部电位

2. 眼折光系统的作用是
   - A. 感受光刺激
   - B. 能分辨物体的两点
   - C. 产生色觉
   - D. 产生立体视觉
   - E. 使物体成像在视网膜上

3. 当眼视近物时，使光线聚焦在视网膜上，主要是通过调节
   - A. 晶状体曲率半径
   - B. 房水折光率
   - C. 眼球前后径
   - D. 玻璃体折光率
   - E. 角膜曲率半径

4. 视远物时，平行光线聚焦于视网膜之前的眼称为
   - A. 远视眼
   - B. 近视眼
   - C. 散光眼
   - D. 老视眼
   - E. 正视眼

5. 关于近视眼的叙述，**错误**的是
   - A. 近点较正常人远
   - B. 远点较正常人近
   - C. 多数是由于眼球前后径过长
   - D. 成像于视网膜之前
   - E. 需佩戴凹透镜矫正

6. 视远物和近物都需要进行调节，称为
   - A. 远视眼
   - B. 近视眼
   - C. 老视眼
   - D. 散光眼
   - E. 正视眼

7. 具有感光换能作用的结构是
   - A. 晶状体
   - B. 玻璃体
   - C. 角膜
   - D. 房水
   - E. 视网膜

8. 视网膜中央凹处集中的细胞是
   - A. 视杆细胞
   - B. 视锥细胞
   - C. 双极细胞
   - D. 神经节细胞
   - E. 色素上皮细胞

9. 关于视网膜的感光细胞的叙述，正确

的是

A．存在视锥、视杆和神经节细胞

B．视锥细胞内含视紫红质

C．视锥细胞对光的敏感度差

D．中央凹处视杆细胞分布密集

E．视杆细胞主要感受强光刺激

10．视黄醛是由下列哪种物质转变而来

A．维生素 A

B．维生素 B

C．维生素 C

D．维生素 D

E．维生素 E

11．正常情况下，声波传向内耳的主要
途径是

A．外耳道 → 鼓膜 → 蜗窗 → 内耳

B．外耳道 → 鼓膜 → 听小骨 → 蜗
窗 → 内耳

C．外耳道 → 鼓膜 → 听小骨 → 前
庭窗 → 内耳

D．颅骨 → 鼓膜 → 内耳

E．颅骨 → 内耳

12．鼓膜穿孔或听小骨破坏可引起

A．全聋

B．感音功能部分降低

C．骨导功能降低

D．气导功能降低

E．对听力没有影响

二、名词解释

1．感受器的适宜刺激　2．感受器的换能作用　3．感受器的适应　4．眼的调节　5．瞳
孔近反射　6．近点　7．老视　8．视力　9．视野　10．暗适应

三、问答题

1．正视眼在看近物时，眼的调节是如何进行的？

2．远视与老视有何不同？

（胡　静）

神经系统的功能

第十章数字资源

思政之光

 学习目标

通过本章内容的学习，学生应能够：

识记：

1. 说出突触、牵涉痛、脊休克、去大脑僵直、条件反射的概念。
2. 说出突触传递的过程和特点，神经纤维传递兴奋的特点。
3. 说出特异性与非特异性感觉投射系统的特点和功能。
4. 陈述痛觉的概念。
5. 陈述基底神经节和小脑对躯体运动的调节功能。
6. 说出骨骼肌牵张反射及其类型。
7. 列举自主神经系统的主要递质、受体与功能。
8. 陈述脑干和下丘脑对内脏的调节功能。
9. 列举第二信号，说出第二信号系统在人体生理活动中的作用。

理解：

1. 分析大脑皮质的感觉分析功能。
2. 总结常见内脏疾病的牵涉痛部位。
3. 归纳骨骼肌的牵张反射的两种类型，状态反射及其分类。
4. 比较睡眠时两种不同时相特点。

运用：

能够判断脊髓半横贯损伤的表现；脑的高级功能活动来理解条件反射的建立，人的潜力无限，只要勤奋学习就能学好专业知识技能；做好预防老年性痴呆，脑萎缩，脑血管疾病；关爱社会老年人群。

 案例导入

患者，女，46岁，农民，在棉花地喷洒有机磷农药后出现烦躁不安、头痛、瞳孔缩小、视物模糊、流涎、出汗、恶心、呕吐、腹痛、颜面和四肢肌肉颤动等症状。

【思考】

1. 此患者为何会出现以上症状？
2. 用阿托品治疗的机制是什么？

神经系统活动的基本方式是反射。通过反射和中枢整合活动，实现各种躯体运动、内脏感觉以及躯体运动与内脏活动的协调，并实现大脑的高级神经功能。

神经系统接受和整合来自体内外各种环境变化的信息，从而直接或间接地调节和控制各器官和系统的功能，使之互相联系、互相协调成为一个整体，同时使机体能随时适应外界环境的变化，与周围环境保持平衡。神经系统还具有学习和记忆等高级的功能，使人类不仅能不断地认识和适应环境，而且能主动地改造环境。神经系统除可直接调节各器官、系统的活动外，还可通过影响内分泌系统的活动间接调节机体各部分功能。

第一节　神经元与突触

一、神经元和神经胶质细胞

神经系统主要由神经元和神经胶质细胞构成。

（一）神经元

1. 神经元的结构与功能　神经元（neuron）即神经细胞，是神经系统的基本结构与功能单位，它在结构上分为胞体和突起两部分。突起有树突和轴突两种。树突一般较短，有一至数个，呈树状分支。轴突一般只有一个，其起始部分称为轴丘，神经元的动作电位一般在轴丘产生，并沿着轴突传播。轴突细而长，其末端分成许多分支，每个分支末梢部分膨大呈球形，称为突触小体（图 10-1）。

神经元的主要功能是接受、整合、传导和传递信息。胞体和树突主要负责接受和整合信息；轴突始段主要负责产生动作电位，也参与信息整合；轴突负责传导信息；突触末梢则负责向效应细胞或其他神经元传递信息。

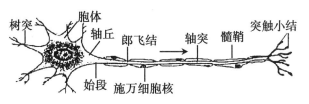

图 10-1　神经元模式图

2. 神经纤维的结构与功能　轴突的外面包裹髓鞘或神经膜，称为神经纤维（nerve fiber）。神经纤维的主要功能是传导兴奋，在神经纤维上传导的兴奋或动作电位称为神经冲动。

（1）神经纤维的分类

①根据其结构，可分为有髓纤维和无髓纤维两种。有髓纤维的髓鞘主要由施万细胞（Schwann cell）或少突胶质细胞形成，反复卷绕，严密包裹，髓鞘较厚。有一些则被胶质细胞稀疏包裹，单薄或不严密，称为无髓神经纤维。

②根据神经纤维传导兴奋的方向不同，可将神经纤维分为传入神经纤维和传出神经纤维。在反射活动中，感受器受到刺激发生兴奋，通过传入神经纤维把兴奋传至中枢，而中枢的兴奋通过传出神经纤维传至效应器。

③根据神经纤维兴奋传导速度的差异，可将周围神经纤维分为 A、B、C 三类（表 10-1）。A 类：包括有髓鞘的躯体传入和传出纤维，根据其平均传导速度，又进一步分为 α、β、γ、δ 四类。B 类：是指自主神经节前纤维，传导速度为 3 ~ 15 m/s。C 类：包括无髓鞘的躯体传入纤维和自主神经节后纤维。

④根据神经纤维直径的大小和来源不同，将传入纤维分为 Ⅰ、Ⅱ、Ⅲ、Ⅳ四类（表 10-2），Ⅰ类纤维又可分为 Ⅰa 和 Ⅰb 两类。上述两种分类方法有些重叠。目前对传出纤维常采用按神经纤维兴奋传导速度差异的分类方法，而对传入纤维则常采用根据神经纤维直径和来源

的分类方法。

表 10-1　神经纤维的分类（一）

类别	来源	传导速度（m/s）
A 类（有髓）		
α	初级肌梭传入纤维，支配梭外肌传出纤维	70 ～ 120
β	皮肤触、压觉传入纤维	30 ～ 70
γ	支配梭内肌的传出纤维	15 ～ 30
δ	皮肤痛、温觉传入纤维	12 ～ 30
B 类（有髓）	自主神经节前纤维	3 ～ 15
C 类（无髓）		
sC	自主神经节后纤维	0.7 ～ 2.3
drC	后根中痛觉传入纤维	0.6 ～ 2.0

表 10-2　神经纤维的分类（二）

类别	来源	纤维直径（μm）	传导速度（m/s）	电生理学分类
I	肌梭及腱器官的传入纤维	12 ～ 22	70 ～ 120	A
II	皮肤的机械感受器传入纤维（触、压和振动感受器传入纤维）	5 ～ 12	25 ～ 70	A
III	皮肤痛、温觉传入纤维，肌肉的深部压觉传入纤维	2 ～ 5	10 ～ 25	A
IV	无髓的痛觉、温度、机械感受器传入纤维	0.1 ～ 1.3	0.6 ～ 2.3	C

　　不同类型的神经纤维传导兴奋的速度有很大差别，与神经纤维的直径、有无髓鞘、髓鞘的厚度及温度的高低等因素有关。一般来说，直径大、有髓鞘的纤维，传导速度快；直径小、无髓鞘的纤维，传导速度慢。在一定范围内，温度升高，传导速度加快；温度降低，则传导速度减慢；当温度降到 0 ℃以下时，神经传导发生阻滞，局部可暂时失去感觉，这是临床运用局部低温麻醉的依据。测定神经纤维传导速度有助于对神经纤维疾病的诊断。

　　（2）神经纤维传导兴奋的特征

　　①完整性：神经冲动的传导要求神经纤维在结构和生理功能上具有完整性。如果神经纤维被切断、损伤、麻醉或冷冻，即破坏其结构或功能的完整性，冲动的传导会发生阻滞。

　　②绝缘性：一条神经干内含多条神经纤维，但它们同时传导兴奋时互不干扰，如同相互绝缘。

　　③双向性：神经纤维的一个局部发生的动作电位，会同时向相反的两个方向传导。这一特征在离体实验中易于见到：在神经纤维上任何一点施加足够强的人为刺激，其引起的兴奋可沿纤维同时向两端传播。但在在体情况下，由于神经元的极性关系，传导一般表现为单向性。多数轴突总是将神经冲动由胞体传向末梢，但作为轴突的感觉神经周围突则将神经冲动传向胞体。

　　④相对不疲劳性：神经纤维具有长时间保持其传导兴奋的能力。实验研究发现，神经纤维在接受长时间（数小时至十几小时）的连续电刺激时仍能传导兴奋。神经纤维的这种不疲劳性是相对于突触传递而言的，突触传递因神经递质的耗竭，较易发生疲劳。

　　（3）神经纤维的轴浆运输：神经元轴突内的胞浆称为轴浆，轴浆在胞体与轴突末梢之间不断地流动。轴浆流动具有物质运输的功能，称为轴浆运输。轴浆运输对维持神经元的正常结构和功能具有重要意义。轴浆运输具有双向性。自胞体向轴突末梢的轴浆运输称为顺向轴浆运输，顺向轴浆运输又可分为快速轴浆运输和慢速轴浆运输两种。快速轴浆运输主要运输具有膜结构的细胞器，如线粒体、突触囊泡和分泌颗粒等，运输速度约为 410 mm/d；慢速轴浆运输是指由胞体合成的微管和微丝等结构不断向末梢方向的延伸，轴浆的可溶性成分也随之运输，速度为 1 ～ 12 mm/d。自轴突末梢向胞体的轴浆运输称为逆向轴浆运输，其速度约为 205 mm/d。逆向轴浆运输可运输一些能被轴突末梢摄取的物质，如神经生长因子、某些病毒（如狂犬病病毒）和毒素（如破伤风毒素）等，这些物质可通过入胞作用被摄入轴突末梢，然后被逆向运输到胞体。

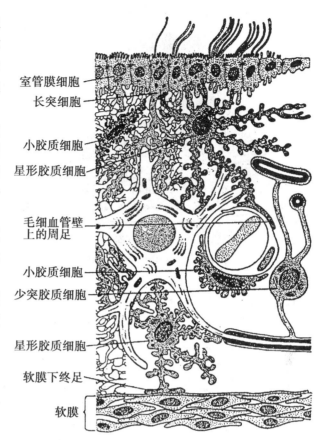

图 10-2　各种神经胶质细胞的形态与分布模式图

（二）神经胶质细胞

神经胶质细胞（neuroglia cell）是神经系统的重要组成部分（图 10-2）。脑内神经胶质细胞的数量为神经元的 10 ～ 50 倍，约占总体积的 50%，根据其形态、起源和功能的不同分为星形胶质细胞、少突胶质细胞和小胶质细胞等。神经胶质细胞有突起，但不分树突和轴突；胶质细胞之间有低电阻的缝隙连接；不能产生动作电位。神经胶质细胞对神经元有支持、营养、保护和修复等作用。近年来认为胶质细胞还有转运代谢物质以及参与形成血脑屏障等多种重要功能。星形胶质细胞有许多突起，有的较粗较长，末端膨大，终止于脑毛细血管表面，称为周足。脑毛细血管表面约 85% 的面积被周足所包绕，其余的突起穿行于神经元之间，附于神经元的胞体或树突上。因而推测，星形胶质细胞具有物质转运功能，使神经元与毛细血管之间进行物质交换。胶质细胞终生具有分裂能力，当神经元因衰老或损伤而死亡时，胶质细胞增生，填补神经元死亡造成的缺损，形成胶质瘢痕。这种瘢痕常常是导致癫痫发作的原因。

二、神经元之间相互作用的方式

一个神经元的信息可传递给另一个神经元，它们之间虽无原生质相连，但在功能上却存在着密切的联系。

（一）突触

神经元与神经元之间、神经元与效应器之间发生功能接触的部位称为突触（synapse）。

1. 突触的结构　一个神经元的轴突末梢反复分支，其末梢膨大呈球形，称为突触小体，突触小体贴附在另一个神经元的胞体或突起的表面形成突触（图 10-3）。突触小体的膜称突触前膜，与突触前膜相对的胞体膜或突起的膜称突触后膜，两膜之间称为突触间隙。因此，突触是由突触前膜、突触间隙和突触后膜三部分构成的。突触前膜和突触后膜比一般神经元膜稍厚，突触间隙内含有黏多糖和糖蛋白等物质。突触小体的胞浆内有许多囊泡，称突触小泡，内含高浓度的神经递质。突触小体的胞浆内还含有线粒体，除提供能量外，可能与递质的合成或

图中标注（从上到下）：
室管膜细胞
长突细胞
小胶质细胞
星形胶质细胞
毛细血管壁上的周足
小胶质细胞
少突胶质细胞
星形胶质细胞
软膜下终足
软膜

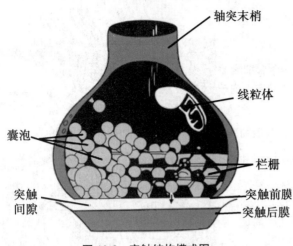

图 10-3 突触结构模式图

轴突末梢
线粒体
囊泡
栏栅
突触前膜
突触后膜
突触间隙

失活有关。突触后膜上分布有受体，能与相应的神经递质特异性结合而发挥生理效应。

2．突触的分类　根据突触所在部位、形式和功能特征不同，突触分类如下：

（1）根据突触发生的部位分为：①轴突 - 胞体突触，即一个神经元的轴突末梢与另一个神经元的胞体发生功能接触；②轴突 - 树突突触，即一个神经元的轴突末梢与另一个神经元的树突发生功能接触；③轴突 - 轴突突触，即一个神经元的轴突末梢与另一个神经元的轴突发生的功能接触（图 10-4）。

（2）根据突触的功能特性，可分为兴奋性突触和抑制性突触。兴奋性突触是指突触前膜的变化引起突触后膜去极化，因而使后继神经元发生兴奋，抑制性突触则是指突触前膜的变化使突触后膜超极化，使后继神经元发生抑制。

（3）根据突触的信息传递机制不同，分为化学性突触和电突触。化学性突触的信息传递是以化学递质为中介的，是神经元之间信息传递的主要形式。电突触的结构基础是缝隙连接（图 10-5）。形成电突触的两个神经元之间接触部位的间隙狭窄，两侧结构对称，无囊泡聚集，膜阻抗较低，信息传递是直接进行的电传递。电突触不仅存在于无脊椎动物之中，也存在于哺乳动物的中枢神经系统之中。例如存在于大脑皮质的星形胶质细胞、小脑皮质、海马、下丘脑、脊髓等处。电传递速度快，几乎不存在潜伏期（表 10-3）。

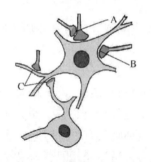

A：轴突 - 轴突突触；B：轴突 - 胞体
突触；C：轴突 - 树突突触

图 10-4　突触的类型

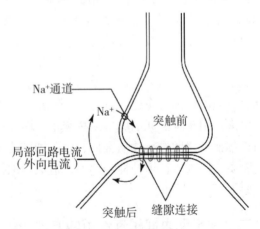

Na^+ 通道
Na^+
突触前
局部回路电流
（外向电流）
突触后
缝隙连接

图 10-5　电突触的缝隙连接

表 10-3　电突触与化学突触的特征比较

特征	电突触	化学突触
突触前、后膜之间的距离	3.5 nm	30 ～ 50 nm
突触前后细胞之间胞质连续性	有	无
超微结构	缝隙连接	通道，突触前活性区与囊泡，突触后受体
传递因子	离子流	化学递质
突触延搁	基本无	明显，最短 0.3 ms，通常 1 ～ 5 ms 或更长
传递方向	双向	单向

3．突触传递的过程　当动作电位扩布到突触前神经元轴突末梢时，突触前膜去极化，使膜对 Ca^{2+} 通透性增加，Ca^{2+} 进入突触小体。进入膜内的 Ca^{2+}，一方面降低轴浆的黏度，有利于突触小泡向前膜移动，触发突触小泡的出胞作用，引起神经递质的量子式释放；另一方面，消除前膜的负电荷，促进突触小泡与突触前膜融合、破裂，使神经递质释放到突触间隙。影响突触前膜递质释放量的关键因素是进入突触前膜的 Ca^{2+} 数量。神经递质与突触后膜受体相结合，改变突触后膜对 Na^+、K^+、Cl^- 的通透性，使突触后膜发生相应电变化。

突触后神经元的电变化，可以通过微电极进行记录。当突触前神经纤维兴奋时，插在突触后神经元内的微电极可以记录到一个短暂的电位变化，是突触后膜的局部电变化，称为突触后电位（postsynaptic potential）。

如果突触前膜释放的是兴奋性递质，与突触后膜受体结合后，提高了突触后膜对 Na^+、K^+等离子的通透性，但因 Na^+ 内流大于 K^+ 外流，从而导致突触后膜去极化，产生兴奋性突触后电位（excitatory postsynaptic potential，EPSP）。当 EPSP 的幅值加大到一定值，便可引起突触后神经元发生动作电位，使突触后神经元兴奋。

如果突触前膜释放抑制性递质，它与突触后膜受体结合，提高了突触后膜对 K^+ 或 Cl^-，尤其是 Cl^- 的通透性，导致突触后膜超极化，产生抑制性突触后电位（inhibitory postsynaptic potential，IPSP），IPSP 可降低突触后膜的兴奋性，阻止突触后神经元发生兴奋，呈现抑制效应。

⋯⋯⋯⋯⋯⋯⋯⋯⋯⋯⋯⋯⋯⋯⋯⋯⋯⋯⋯⋯⋯⋯⋯⋯⋯⋯⋯⋯⋯⋯⋯⋯⋯⋯⋯⋯⋯⋯

➤ 考点提示：突触及其传递过程

⋯⋯⋯⋯⋯⋯⋯⋯⋯⋯⋯⋯⋯⋯⋯⋯⋯⋯⋯⋯⋯⋯⋯⋯⋯⋯⋯⋯⋯⋯⋯⋯⋯⋯⋯⋯⋯⋯

突触后电位属局部电位，其电位可以总和。神经递质在突触间隙中发挥生理效应后，可通过酶的作用而"失活"，或由突触前膜摄取终止其作用，保证了突触传递的灵活性。

⋯⋯⋯⋯⋯⋯⋯⋯⋯⋯⋯⋯⋯⋯⋯⋯⋯⋯⋯⋯⋯⋯⋯⋯⋯⋯⋯⋯⋯⋯⋯⋯⋯⋯⋯⋯⋯⋯

➤ 考点提示：兴奋性和抑制性突触后电位

⋯⋯⋯⋯⋯⋯⋯⋯⋯⋯⋯⋯⋯⋯⋯⋯⋯⋯⋯⋯⋯⋯⋯⋯⋯⋯⋯⋯⋯⋯⋯⋯⋯⋯⋯⋯⋯⋯

兴奋性突触和抑制性突触传递的基本过程可概括如下：

兴奋性突触传递：突触前神经末梢兴奋（动作电位）→突触前膜去极化，Ca^{2+} 内流→突触小泡前移，与前膜融合→以出胞的方式释放兴奋性递质→递质与后膜受体结合，主要提高后膜对 Na^+ 的通透性→ Na^+ 内流，引起后膜去极化，产生 EPSP → EPSP 总和达阈电位水平，暴发动作电位→突触后神经元兴奋。

抑制性突触传递：突触前神经末梢兴奋（动作电位）→突触前膜去极化，Ca^{2+} 内流→突触小泡前移，与前膜融合→以出胞的方式释放抑制性递质→递质与后膜受体结合，主要提高后膜对 Cl^- 的通透性→ Cl^- 内流，引起后膜超极化，产生 IPSP →突触后神经元抑制。

可见，两种突触传递的区别主要是突触前神经元末梢释放的递质不同，引起的突触后电位不同，因而产生不同的效应。兴奋性突触的突触前神经元释放的是兴奋性递质，使突触后神经元产生 EPSP，从而引起兴奋效应；而抑制性突触的突触前神经元释放的是抑制性递质，使突触后神经元产生 IPSP，从而引起抑制效应。

任何一个神经元在某一时间，会同时接受多个兴奋性突触和抑制性突触的影响。某一时间内突触后膜的状态实际上是 EPSP 和 IPSP 的代数和，如果是 EPSP 占优势，而且达到阈电位水平时，突触后神经元便呈现兴奋状态；如果是 IPSP 占优势，突触后神经元则呈现抑制状态。

4．中枢兴奋传播的特征

⋯⋯⋯⋯⋯⋯⋯⋯⋯⋯⋯⋯⋯⋯⋯⋯⋯⋯⋯⋯⋯⋯⋯⋯⋯⋯⋯⋯⋯⋯⋯⋯⋯⋯⋯⋯⋯⋯

➤ 考点提示：中枢兴奋传播的特征

⋯⋯⋯⋯⋯⋯⋯⋯⋯⋯⋯⋯⋯⋯⋯⋯⋯⋯⋯⋯⋯⋯⋯⋯⋯⋯⋯⋯⋯⋯⋯⋯⋯⋯⋯⋯⋯⋯

（1）单向传递：突触传递兴奋只能由突触前神经元向突触后神经元方向传布，而不能逆向传布。因为只有突触前膜才能释放神经递质。

（2）中枢延搁：突触传递兴奋要耗费一定时间，所消耗的时间与冲动在相当长度的神经纤维上传导的时间相比要长得多。中枢延搁主要发生在突触前膜释放递质、递质弥散和发挥作用等环节上。兴奋通过一个突触所用的时间为 0.3 ~ 0.5 ms。反射过程中通过的突触越多，中枢延搁越长。

（3）总和：在中枢神经系统中，一次冲动所引起的兴奋性突触后电位不足以使突触后神经元发生动作电位。如果在前一次冲动引起的突触后电位消失之前，紧接着传来第二次冲动或多次冲动，则新产生的突触后电位与前者相加，使突触后电位增加。这种由时间先后产生的电位相加的现象称为时间总和。除时间总和之外，还存在空间总和，即一个突触后神经元同时接受不同轴突末梢传来的冲动，则在每一个突触后膜上所产生的突触后电位也可以相加起来。这种由不同部位产生的突触后电位相加的现象称为空间总和。兴奋性突触后电位和抑制性突触后电位均有时间总和与空间总和。

（4）兴奋节律的改变：在反射活动中，传入和传出神经的放电频率不同。这是因为传出神经元的放电频率，不仅取决于传入冲动频率，还与其本身的和中间神经元的功能状态有关，最后传出冲动的频率取决于各种影响因素的综合效应。

（5）后发放：在一次反射活动中，当刺激停止后，传出神经仍可在一定时间内发放神经冲动，这种现象称为后发放。后发放的原因是多方面的，中间神经元之间的环状联系是产生后发放的原因。此外，当效应器发生反应时，效应器内的感受器受到刺激，其传入冲动到达中枢，这种继发性传入冲动的反馈作用能纠正和维持原先的反射活动，也是产生后发放的原因。

（6）对内环境变化的敏感性和易疲劳性：因为突触间隙与细胞外液相通，因此内环境理化因素的变化，如缺氧、CO_2 分压升高、麻醉剂以及某些药物等均可影响化学性突触传递。另外，用高频电脉冲长时间连续刺激突触前神经元，突触后神经元的放电频率将逐渐降低；而将同样的刺激施加于神经纤维，则神经纤维的放电频率在较长时间内不会降低。说明突触传递相对容易发生疲劳，其原因可能与递质的耗竭有关。

5．神经递质与受体　突触传递是通过突触前膜释放化学递质来完成的，参与突触传递的化学物质称为神经递质（neurotransmitter）。一种化学物质在中枢神经系统内被确定是神经递质，应符合以下条件：①在突触前神经元内具有合成递质的前体物质和合成酶系统；②递质贮存于突触小泡内，当神经冲动到达时，递质能释放到突触间隙；③递质能与突触后膜受体相结合，产生生理作用；④存在使递质失活的酶和摄取回收的环节；⑤用递质拟似剂或受体阻断剂能加强或阻断递质的传递作用。

（1）外周神经递质：由传出神经末梢所释放的神经递质，称为外周神经递质，主要有乙酰胆碱（ACh）、去甲肾上腺素（NA）和肽类递质三类。

①乙酰胆碱：目前已知，交感和副交感神经的节前纤维、副交感神经节后纤维、部分交感神经节后纤维（支配汗腺的交感神经和支配骨骼肌的交感舒血管纤维）和躯体运动神经等5种纤维的末梢都释放 ACh。凡释放 ACh 作为递质的神经纤维称为胆碱能纤维。

②去甲肾上腺素（NA）：大部分交感神经节后纤维的末梢（除支配汗腺和骨髓肌血管外）均释放 NA。凡释放 NA 作为递质的神经纤维称为肾上腺素能纤维。

③肽类：支配消化道的外周神经纤维，除胆碱能纤维和肾上腺素能纤维外，近年来还发现有第三类纤维，其作用主要是抑制胃肠运动。这类神经元的胞体位于壁内神经丛中，其纤维能释放肽类化合物，包括血管活性肠肽、促胃液素和生长抑素等，这种神经纤维称为肽能纤维。

（2）中枢神经递质：在中枢神经系统内参与突触传递的神经递质，称中枢神经递质。中枢神经递质有 30 多种，大致可归纳为四类，即乙酰胆碱、单胺类、氨基酸类和肽类。

①乙酰胆碱（ACh）：在中枢神经系统内，合成和释放 ACh 的神经元分布比较广泛，主要分布在脊髓前角运动神经元、脑干网状结构上行激动系统和丘脑、纹状体等脑区。边缘系统的梨状区、杏仁核、海马等部位也存在 ACh 递质系统。在中枢，ACh 递质绝大多数起兴奋作用。

②单胺类：包括多巴胺、NA 和 5- 羟色胺，它们具有兴奋或抑制作用，以抑制作用为主。多巴胺主要分布在黑质 - 纹状体系统、中脑 - 边缘系统和结节 - 漏斗通路等区域，是锥体外系的一个重要递质，主要起抑制效应。NA 主要分布在延髓、中脑和脑桥内，上行纤维投射到大脑皮质起兴奋作用，投射到下丘脑、边缘叶对情绪活动有激发作用；下行纤维到脊髓，对运动神经元有抑制作用。5- 羟色胺主要分布于低位脑干中央的中缝核群，其向上投射纤维有抑制网状结构上行激活的效应，起到稳定精神活动的作用。

③氨基酸类：氨基酸类递质主要包括谷氨酸、γ 氨基丁酸和甘氨酸。谷氨酸是脑内含量最高的氨基酸，在中枢内分布极为广泛，几乎对所有的神经元都有兴奋作用，是脑内主要的兴奋性递质。γ 氨基丁酸在大脑皮质的浅层和小脑皮质的浦肯野细胞层含量较高，也存在于黑质 - 纹状体系统中，是脑内主要的抑制性递质。甘氨酸则主要分布在脊髓和脑干，也是一种抑制性递质，如与脊髓运动神经元构成抑制性突触联系的闰绍细胞，其末梢释放的递质就是甘氨酸。

④肽类：中枢神经系统内已肯定的肽类递质有 P 物质和脑啡肽等，其含量比其他类的递质少得多。P 物质可能是传导痛觉的初级传入纤维末梢的递质。脑啡肽以纹状体、下丘脑、中脑中央灰质等部位含量较高，具有吗啡样活性，与镇痛作用有关。还有一种 8 肽缩胆囊素在脑内含量极高，可能与脑啡肽起对抗作用。脑内许多神经元末梢内可同时含有并释放两种以上递质，称为递质共存现象。递质共存的生理意义尚不清楚。有学者推测，其中一种递质起信息传递作用，而另一种递质则对传递信息的效应起调节作用。

此外，一氧化氮和一氧化碳虽然不完全符合经典递质鉴定的一些条件，但所起的作用与递质完全相同，故也被视为神经递质，它们都通过激活鸟苷酸环化酶而发挥作用。

（3）神经递质的生物合成、贮存、释放和失活：在神经递质中，研究得较清楚的有下列几种：

①乙酰胆碱：ACh 是由胆碱（Ch）和乙酰辅酶 A 在胆碱乙酰化酶催化作用下在胞浆内合成的。ACh 合成后，由突触小泡摄取并贮存。当神经冲动到达轴突末梢时，ACh 释放入突触间隙，并与后膜相应受体结合，发挥生理效应。所释放的 ACh 在 1 ~ 2 ms 内被突触后膜上的胆碱酯酶（ChE）水解而失去活性，称为灭活。水解产生的乙酸即进入血液，部分 ACh 可被神经末梢再摄取利用。ACh 的迅速失活，可避免其持续作用于后膜上的受体而影响下一个神经冲动传递。

②去甲肾上腺素：以酪氨酸为原料，经过酶的作用合成多巴胺，然后摄取入突触小泡，在小泡内进一步催化合成 NA，并贮存于小泡内。当神经冲动到达末梢时，NA 释放，并与突触后膜相应受体结合产生效应。其后大部分 NA 被突触前膜重新摄取并贮存于小泡内，小部分则在突触后神经元内被单胺氧化酶破坏、灭活或经血液循环带到肝破坏灭活。中枢降血压药物利血平与突触小泡有很强的亲和力，比 NA 与小泡的亲和力要大一万倍左右。因此，利血平能抑制小泡对 NA 的摄取，以致 NA 在胞浆中被单胺氧化酶分解而耗竭，故有降血压的作用。

③多巴胺和 5- 羟色胺：多巴胺递质的合成过程与 NA 相似，只是在多巴胺进入小泡后，因小泡中不含多巴胺 β- 羟化酶，故不再合成 NA。5- 羟色胺是以色氨酸为原料，先后在色氨酸羟化酶和氨基酸脱羧酶的催化下合成，然后被摄入小泡内贮存。多巴胺和 5- 羟色胺的失活与 NA 类似，也能被突触前膜重新摄取。

（4）受体：受体（receptor）是指突触后膜或效应器细胞上的某些特殊生物分子，神经递质必须与受体结合才能发挥生理作用。

①胆碱受体：是指能与乙酰胆碱发生特异性结合而产生效应的受体。胆碱受体

（cholinergic receptor）有两种，即 M 型受体和 N 型受体。

　　M 型受体存在于副交感神经节后纤维的效应细胞上，当乙酰胆碱与 M 型受体结合后，能产生一系列副交感末梢兴奋效应。例如，心脏活动抑制、支气管平滑肌收缩、胃肠道平滑肌收缩、膀胱逼尿肌收缩、瞳孔括约肌收缩以及消化腺分泌增加等。由于这类受体也能与毒蕈碱相结合，产生相似的效应，故称为毒蕈碱受体（muscarinic receptor），简称 M 型受体。阿托品是 M 型受体阻断剂，能阻断乙酰胆碱的 M 样作用。

　　N 型受体存在于交感和副交感神经节神经元的突触后膜和神经 - 肌肉接头的终板膜上。这类受体也能与烟碱相结合，产生相似效应，故称为烟碱型受体（nicotinic receptor）。根据分布差异，N 受体可分为 N_1 和 N_2 受体两种亚型，神经节细胞突触后膜的受体被认为具有 N1 受体的功能；神经 - 肌肉接头的受体被认为具有 N2 受体的功能，这两种受体实际上都是一种离子通道，现被称为 N 型 ACh 门控通道。为了区别上述两种离子通道或受体，现将中枢神经系统和自主神经节神经元上的化学门控通道称为神经元型烟碱受体；将神经 - 肌肉接头处的 N 型 ACh 门控通道称为肌肉型烟碱受体，该受体异常是重症肌无力的重要发病机制。在周围神经系统，箭毒碱可阻断肌肉型和神经元型烟碱受体的功能，十烃季铵主要阻断肌肉型烟碱受体的功能，而六烃季铵主要阻断神经元型烟碱受体的功能，从而拮抗 ACh 的 N 样功能。

　　②肾上腺素受体：能与儿茶酚胺发生特异性结合产生生理效应的受体是肾上腺素受体（adrenergic receptor），存在于大多数交感神经节后纤维支配的效应器细胞上。肾上腺素受体分为 α 和 β 两型。α 受体又有 α_1、α_2 亚型，β 受体又有 β_1、β_2、β_3 三种亚型。

　　α 受体主要分布在小血管的平滑肌上，尤其是皮肤、肾和胃肠等内脏血管，也分布在子宫平滑肌、胃肠道括约肌和瞳孔括约肌上。NA 与 α 受体结合，产生的平滑肌效应主要是兴奋性，如血管、子宫和瞳孔的收缩；也有少数是起抑制性效应，如 NA 与小肠平滑肌的 α 受体结合时，使其发生舒张。α 受体的主要阻断剂是酚妥拉明。

　　β 受体分布范围较广，除骨骼肌血管和腹腔内脏血管的平滑肌外，还广泛分布于心肌、胃肠道平滑肌、支气管平滑肌、子宫平滑肌以及膀胱逼尿肌等部位。NA 与 β_2 受体结合主要产生抑制性效应，使平滑肌舒张，但 NA 与心肌的 β_1 受体结合所产生的则是兴奋性效应，使心脏活动加强。阿替洛尔（atenolol）对 β_1 受体有选择性阻断作用，丁氧胺（butoxamine）主要阻断 β_2 受体，普萘洛尔（propranolol）则同时具有阻断 β_1 和 β_2 受体的作用。不同的效应器上分布的肾上腺素受体种类不同，因而当交感神经节后纤维兴奋时，效应器的反应不同。

　　α 受体和 β 受体不仅对交感神经末梢释放的递质起反应，而且对血液中的儿茶酚胺（包括 NA、肾上腺素、异丙肾上腺素等）也起反应。但由于它们与不同受体的结合能力不同，其效应也有强弱之别，如 NA 与 α 受体的结合力较强，显示较强的缩血管作用，而异丙肾上腺素与 β 受体的结合力较强，故有明显增强心肌收缩的作用。

 知识链接

神经递质的发现

　　关于神经化学传递物质的发现，可追溯到 20 世纪初。1920 年，德国科学家洛伊维（Otto loewi）做了一个极为巧妙的实验。他将两个蛙心（A 和 B）分离出来，A 带有神经，B 不带神经。刺激心脏 A 的迷走神经引起心跳抑制，将其心脏中的灌流液吸出转移到未被刺激的心脏 B，后者的心跳也慢了下来。同样的刺激心脏 A 的交感神经，将其中的灌流液移至心脏 B，后者心跳也加速起来。这些实验结果第一次在历史上证明，迷走神经末梢释放一种化学物质可抑制心脏活动，而交感神经末梢释放另一种加速心脏活动的物质。洛伊维当时并不知道这两种物质究竟是什么物质，直至 1926 年他才初步把迷走递质确定为乙酰胆碱。英国的戴尔（H. Dale）等又于1926年发现乙酰胆碱是动物体内一个正常组成成分，进一步支持了洛伊维的上述观点。至于交感递质，由于技术上的困难，经过多年的争论直到20世纪40年代中期才由瑞典的俄拉尔（US von Euler）确定为去甲肾上腺素。洛伊尔和戴尔在1936年荣获诺贝尔生理学或医学奖。

（二）非突触性化学传递

非突触性化学传递（non-synaptic chemical transmission）是一种无特定突触结构的传递形式。在研究交感神经节后神经元对平滑肌和心肌的支配方式时发现，此类传递的神经元轴突末梢有许多分支，分支上布满许多含有生物活性递质囊泡的曲张体（varicosity）（图10-6）。当神经冲动到达末梢时，曲张体释放递质，通过细胞周围的液体扩散到邻近的靶细胞，与其膜上特异性受体结合发挥生理效应。

非突触性化学传递与突触性化学传递相比，有以下特点：①不存在突触前膜与后膜的特化结构；②一个曲张体可支配多个效应细胞，因此不存在一对一的支配关系；③递质的弥散距离远，传递时间长，曲张体与效应细胞间距至少在20 nm，有的可达几微米，因此传递的时间在1 s以上；④递质到达效应细胞时，能否发生效应取决于效应细胞膜上有无相应受体。非突触性化学传递除了在交感神经节肾上腺素能神经元上发现外，在大脑皮质、黑质及肠神经系统等处也有非突触性化学传递存在。

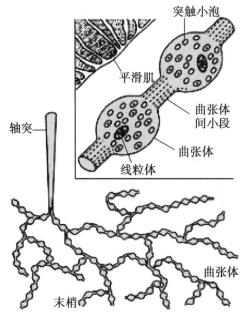

图 10-6　非突触性化学传递示意图
（右上部分为放大的曲张体和平滑肌）

（三）局部回路神经元和局部神经元回路

1. 局部回路神经元　某些存在于中枢神经系统中的短轴突和无轴突神经元，它们的轴突和树突不投射到远隔部位，仅与其邻近神经元相接触，这些神经元称为局部回路神经元。局部回路神经元在哺乳动物的中枢神经系统中广泛存在。动物越高级，其数目越多，也越复杂。局部回路神经元的活动可能与学习、记忆等脑的高级神经功能有密切关系。

2. 局部神经元回路　是指由局部回路神经元及其突起构成的独立联系环路。这种回路可由一个或几个局部回路神经元构成，也可由局部回路神经元的一个树突、细胞膜的一部分构成。神经冲动可以在这种回路中独立进行，不需整个神经元参与活动，不将信息传至远隔部位，其功能是整合局部水平的信息。局部神经元回路存在的多种联系形式，大部分属于化学性传递，也存在电传递，组合型式比较复杂。

第二节　反射活动的一般规律

一、反射和反射中枢

反射（reflex）是指在中枢神经系统的参与下，机体对内外环境刺激的规律性应答。反射是神经系统活动的基本方式。反射由五个基本环节组成，即感受器、传入神经、反射中枢、传出神经和效应器，这五个部分的神经结构称为反射弧（reflex arc）（图 10-7）。

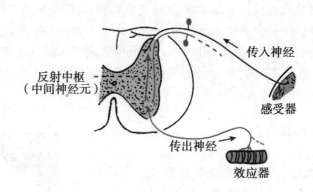

图 10-7　反射弧的基本组成

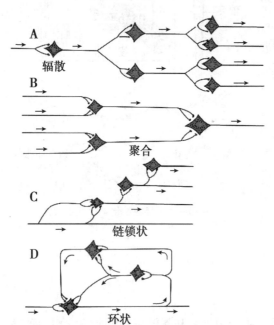

图 10-8　神经元之间的联系示意图

中枢神经系统由大量神经元组成，这些神经元组合成许多不同的反射中枢。反射中枢是指中枢神经系统内对某一特定生理功能具有调节作用的神经细胞群。有些反射中枢范围较窄、位置局限，如膝反射中枢位于腰脊髓处。调节某些复杂生命活动的中枢，其范围很广，如调节呼吸运动的中枢存在于延髓、脑桥、下丘脑以及大脑皮质等部位。

二、中枢神经元的联系方式

中枢神经系统大约有 1000 亿个神经元，这些神经元按其在反射弧中的作用不同，分为传入神经元、中间神经元和传出神经元。中间神经元数目最多，相互间有复杂联系。神经元之间的联系有以下几种基本方式（图 10-8）。

（一）辐散

一个神经元的轴突末梢通过其分支与许多神经元建立突触联系，这种联系方式称为辐散（图 10-8A）。辐散在感觉传入通路上多见。通过辐散联系方式，传入神经的信息可扩布到许多神经元，使这些神经元同时发生兴奋或抑制。

（二）聚合

许多神经元通过其轴突末梢，共同与同一个神经元建立突触联系，这种联系方式称为聚合（图 10-8B）。聚合在传出通路上多见。它是中枢总和的结构基础。例如，脊髓前角运动神经元上约有 2000 个突触，这就可能使许多神经元都影响同一神经元的活动，使来自许多不同神经元的兴奋或抑制作用在同一神经元发生整合。

（三）链锁状与环状联系

中间神经元的联系方式复杂多样，有的呈链锁状（图 10-8C），有的呈环状（图 10-8D）。链锁状联系是指中间神经元在扩布冲动的同时，通过其发出的侧支直接或间接地将冲动扩布到许多其他神经元。兴奋通过链锁状联系时，可以在空间上加强或扩大作用范围。环状联系是一个神经元与中间神经元发生突触联系，中间神经元反过来直接或间接地再作用到该神经元。环状联系是反馈调节和后发放现象的结构基础。兴奋通过环状联系时，如果环路内各个神经元效应一致，则兴奋得到加强和延续，属于正反馈作用，此种现象称为后发放。如果环路内某些神经元是抑制性的，并同它有回返联系的神经元构成抑制性突触，将使原来神经元的活动减弱或者中止，属于负反馈作用。

三、中枢抑制

中枢神经系统的活动，除兴奋过程外，还有抑制过程。兴奋和抑制的协调活动是神经系统完成整合功能的基础。中枢抑制根据产生机制的不同，分为突触后抑制和突触前抑制两类。

（一）突触后抑制

突触后抑制是由抑制性中间神经元引起的一种抑制。当抑制性中间神经元兴奋时，其末梢释放抑制性递质，使其后继神经元的突触后膜产生抑制性突触后电位，出现超极化，因此又称超极化抑制。突触后抑制根据神经元之间联系方式的不同，分为回返性抑制和传入侧支性抑制两种。

1. 回返性抑制　是指某一中枢的神经元兴奋时，其传出冲动沿轴突外传，同时又经其轴突侧支兴奋一抑制性中间神经元。该抑制性中间神经元兴奋后返回作用于原先发动兴奋的神经元及同一中枢的其他神经元，抑制它们的活动（图 10-9A），从而避免一些神经元过度活动，还可使同一中枢不同神经元活动同步化。例如，脊髓前角支配骨骼肌的 α 运动神经元兴奋时，传出冲动一方面沿轴突外传，另一方面通过其侧支兴奋中枢内闰绍细胞（Renshaw cell），闰绍细胞属抑制性神经元，其末梢释放抑制性递质，以负反馈方式作用抑制 α 运动神经元的活动。

2. 传入侧支性抑制　是指传入纤维除兴奋某一中枢神经元外，还发出侧支兴奋另一抑制性中间神经元，经它转而抑制另一中枢神经元（图 10-9B）。例如，在牵张反射过程中，当伸肌的感受器受到刺激发生兴奋后，其传入冲动进入脊髓，除直接兴奋伸肌的 α 运动神经元外，同时发出侧支兴奋抑制性中间神经元，其末梢释放抑制性递质，抑制屈肌 α 运动神经元，导致伸肌收缩而屈肌舒张，使反射活动得以协调地进行。传入侧支性抑制的生理意义在于协调不同中枢的活动。

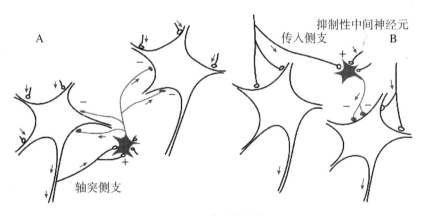

图 10-9　两类突触后抑制
A：回返性抑制；B：传入侧支性抑制
+：兴奋；-：抑制

（二）突触前抑制

突触前抑制是通过两个神经元的轴突 - 轴突突触的活动而实现的。当传入神经受到与它构成轴突 - 轴突突触的另一末梢作用时，使传入神经所释放的兴奋性递质减少，从而使与其构成轴突 - 胞体突触的神经元产生的兴奋性突触后电位降低，以致不容易或不能产生动作电位，呈现出抑制效应（图 10-10）。如图 10-10 所示：轴突 2 与神经元 3 构成轴突 - 胞体突触，轴突 1 与轴突 2 构成轴突 - 轴突突触。当轴突 2 兴奋时释放的兴奋性递质可以使神经元 3 产生约

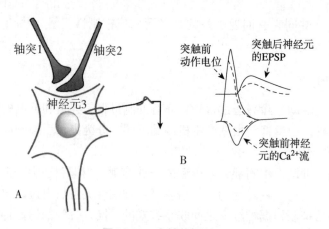

图 10-10　突触前抑制

A：神经元的联系；B：机制（虚线表示发生突触前抑制时的情况）

10 mV 的兴奋性突触后电位，如在轴突 2 受到刺激兴奋之前，先兴奋轴突 1，使轴突 2 末梢发生部分去极化，紧随其后，轴突 2 兴奋到达末梢，所产生的动作电位的幅度减少，因而释放的兴奋性递质减少。突触前膜释放化学递质的量与动作电位幅度大小有关。动作电位大则递质释放量大，动作电位小则递质释放量小。由于轴突 2 末梢兴奋性递质释放减少，则神经元 3 产生的兴奋性突触后电位减小，使之不容易甚至不能发生兴奋，呈现抑制效应。突触前抑制在中枢神经系统内广泛存在，多见于感觉传入途径中，对调节感觉传入活动起重要作用。

第三节　神经系统的感觉功能

感受器将内外环境的变化转换成传入神经冲动，除触发反射活动外，也可在大脑皮质特定区域产生感觉。躯体感觉一般分为浅感觉和深感觉两大类。浅感觉是指皮肤与黏膜的痛、温、触、压等感觉，它们的感受器位置较浅。深感觉是指肌肉、肌腱、关节和韧带等深部结构的本体感觉。两类感觉传导通路的共同特征是：一般由三级神经元构成，第一级位于脊神经节或脑神经节内；第二级位于脊髓后角或脑干内；第三级位于丘脑内。各种感觉传导通路的第二级神经元发出的纤维，一般交叉到对侧，经过丘脑和内囊，最后投射到大脑皮质相应区域。

一、脊髓的感觉传导功能

躯体感觉的初级传入神经元的胞体位于脊髓后根神经节和脑神经节中，其周围突与感受器相连，中枢突进入脊髓和脑干，在脊髓和脑干的不同水平与运动神经元构成多突触的联系并经多次换元接替，将感觉信号上传到大脑皮质。

来自躯干、四肢的感觉纤维由后根进入脊髓后，分别组成不同的感觉传导束，向高位中枢传送感觉信号。其中，脊髓丘脑侧束和脊髓丘脑前束主要传导痛觉、温度觉和轻触觉等浅感觉；脊髓后索的薄束和楔束主要传导肌肉本体感觉和深压觉等深感觉以及精细触觉（辨别两点间距离和物体表面的性状及纹理等的触觉）。上述脊髓传导束若被破坏，相应的躯干四肢部分就会丧失感觉。

二、丘脑的感觉投射

丘脑的核团大致分为三大类，第一类为感觉接替核，第二类是联络核，第三类主要为髓板内核群。由这些核团发出的投射到大脑皮质的纤维，组成特异投射系统和非特异投射系统。

（一）特异投射系统

除嗅觉外，各种感觉传入通路上行到丘脑，在丘脑感觉接替核和联络核换元后，投射到大脑皮质的特定区域，称为特异投射系统（specific projection system）。每一种感觉的传导投射系统都具有专一性，与皮质间具有点对点的投射关系，其投射纤维主要终止在皮质的第四层。特异投射系统的功能是引起特定的感觉，并激发大脑皮质发出神经冲动。

（二）非特异投射系统

除嗅觉外，各种感觉传入通路上行纤维经过脑干时，发出侧支与脑干网状结构的神经元发生突触联系，经过多次换元，到达丘脑的中缝核群，最后弥散投射到大脑皮质的广泛区域。这一投射系统称为非特异投射系统（nonspecific projection system）。非特异投射系统的功能是维持和改变大脑皮质的兴奋性，能使机体保持觉醒状态。由于这一投射系统在脑干网状结构中多次换元，并有聚合性质，所以成为不同感觉的共同上行途径，失去了感觉传导投射的专一性，不能产生特定感觉。

> ➤ 考点提示：感觉传入通路：特异投射系统和非特异投射系统

在脑干网状结构内存在具有上行唤醒作用的功能系统，称为脑干网状结构上行激动系统（图10-11）。上行激动系统主要是通过丘脑非特异投射系统而发挥作用的，如果这一系统受到损伤，可导致昏睡不醒。由于这一系统是一个多突触接替的上行系统，易受药物影响而发生传导阻滞。例如，巴比妥类药物可能就是由于阻断了上行激动系统的传导而产生镇静和催眠的作用。

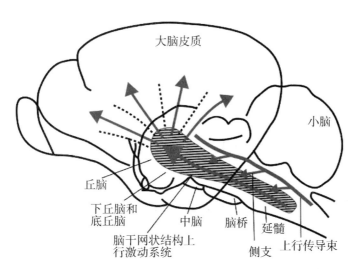

图 10-11 脑干网状结构上行激动系统

三、大脑皮质的感觉分析功能

人类大脑皮质是机体感觉的最高级中枢。各种感觉传入冲动最终到达大脑皮质，通过大脑皮质的分析和综合才能产生各种感觉。

（一）体表感觉区

中央后回是全身体表感觉的主要投射区，称为第一体表感觉区。中央后回的感觉投射有以下规律：①交叉性投射：指一侧体表感觉传入投射到对侧大脑皮质的相应区域，但头面部感觉的投射是双侧性的。②投射区具有空间定位性，大致呈一倒置躯体。下肢代表区在顶部（膝以下代表区在皮质内侧面），上肢代表区在中间部，头面部代表区在底部，但头面部代表区内部的安排是正立的。③投射区的大小与不同体表部位的感觉灵敏程度有关。如大拇指代表区比躯干代表区相对很大（图 10-12），这说明感觉灵敏部位具有较多的感受装置，皮质与其联系的神经元数目也较多，这种结构特点有利于进行精细的感觉分析。在人类，第二体表感觉区位于中央前回与岛叶之间。全身体表感觉在第二感觉区有一定空间分布，面积比第一感觉区小，有较大程度的重叠，呈正立像而不倒置，定位精确性差。第二感觉区具有对感觉做粗略分析的功能，受损后不发生显著的感觉障碍。

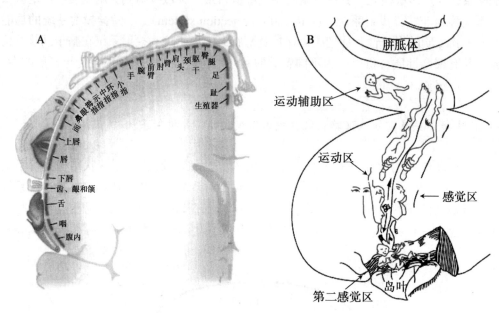

图 10-12　脑干网状结构上行激动系统
A：大脑皮质体表感觉区；B：大脑皮质体表感觉区与躯体运动区

（二）本体感觉区

中央前回是运动区，也是本体感觉代表区。电刺激人脑中央前回会使受试者产生试图发动肢体运动的主观感觉。

（三）内脏感觉区

内脏感觉代表区与体表感觉代表区有某些重叠，区域比较分散。腹腔和盆腔的内脏传入神经可能投射到体表感觉代表区的躯干区和下肢代表区。边缘系统的皮质部位也是内脏感觉的投射区。

（四）视觉区

视觉代表区位于枕叶皮质的距状裂上、下缘。左侧枕叶皮质接受左眼颞侧视网膜和右眼鼻侧视网膜传入纤维的投射，右侧枕叶皮质接受右眼颞侧视网膜和左眼鼻侧视网膜传入纤维的投射。电刺激人脑距状裂上、下缘，可以使受试者产生主观光感觉，但不能引起完善的视觉形象。

（五）听觉区

听觉的代表区位于颞叶的颞横回和颞上回。听觉的投射是双侧性的，一侧皮质代表区接受双侧耳蜗的投射。电刺激人类的颞横回和颞上回时，受试者会产生铃声样或吹风样的主观感觉。

（六）嗅觉和味觉区

嗅觉代表区位于边缘叶的前底部，包括梨状区皮质的前部和杏仁核的一部分。电刺激人脑的相应区域可引起受试者产生特殊主观嗅觉，如烧焦橡皮气味等。味觉代表区在中央后回头面部感觉投射区的下侧。

四、痛觉

疼痛是临床上最常见的症状之一，是一种复杂的感觉。当机体受到伤害性刺激时，会产生痛觉，并伴有情绪反应、内脏反应和躯体活动。痛觉一般是机体发生疾病的一种信号，它可引起人们的警觉，因此痛觉对机体具有保护意义。

> 考点提示：痛觉

（一）躯体痛

躯体痛包括皮肤痛和来自肌肉、关节、肌腱等处的深部痛。一般认为痛觉感受器是游离神经末梢，在皮肤、关节、肌肉和内脏等组织均有分布。引起痛觉不需要特殊的适宜刺激，任何性质的刺激只要达到一定强度而成为伤害性刺激时，都能引起痛觉。在人体和动物实验中发现，将某些物质，如 K^+、H^+、组胺、缓激肽、5-羟色胺、前列腺素等涂在暴露的神经末梢上可以引起疼痛，这些物质称为致痛物质。在各种伤害性刺激的作用下，受损组织释放某些致痛物质，作用于游离神经末梢，产生痛觉传入冲动，进入中枢神经系统，引起痛觉。

伤害性刺激作用于机体时，除产生痛觉的主观感觉外，还表现出不同程度的痛反应。痛反应一般包括局部反应、反射性反应和行为反应。局部反应仅限于受刺激部位对伤害性刺激作出的一种简单反应。如当皮肤受到伤害性刺激时，使受刺激的部位出现不同程度的血管扩张，引起皮肤潮红。反射性反应包括躯体性反射反应和心血管反应。当伤害性刺激作用于皮肤或深部组织时，可以引起以骨骼肌收缩为主的躯体反射，以避开伤害刺激对机体的进一步伤害。在出现躯体反应的同时，常常会诱发交感神经系统兴奋，使心率加快，外周血管收缩，血压升高，瞳孔扩大，汗腺和肾上腺髓质分泌等。行为反应是在脑的高级中枢参与下，对伤害性刺激所做出的躲避、反抗、攻击等整体性的反应，常常带有强烈的情绪色彩，如痛苦、焦虑、害怕等。疼痛的主观感觉以及所伴随的各种反应，常因环境的不同、机体状态不同、主观愿望和心理活动的不同而发生变化。如在紧张搏斗状态下所受到的伤害性刺激，往往不立即感受到疼痛。因此，疼痛是一种复杂的生理心理反应。

皮肤痛觉分为快痛和慢痛两种。伤害性刺激作用于皮肤时，可先后出现快痛和慢痛，快痛又称刺痛，其特点是定位明确，痛觉形成迅速，去除刺激后很快消失。一般认为，快痛是由周围神经中 Aδ 类纤维传导的。慢痛又称灼痛，其特点是定位不甚明确，痛感强烈难忍，常常伴有情绪、心血管和呼吸等方面的反应。传导慢痛的神经纤维主要是周围神经中的 C 类纤维。

（二）内脏痛与牵涉痛

内脏痛感受器是游离神经末梢，主要经交感神经传入，食管、气管和部分盆腔脏器由副交感神经传入。

内脏痛与皮肤痛相比较有下列特征：①缓慢、持久、定位不精确、对刺激分辨能力差。产生内脏痛时不易清楚指出疼痛的部位，对痛的性质也难以描述。②内脏器官对机械牵拉、缺血、痉挛和炎症等刺激敏感，容易产生痛觉，并伴有明显的情绪反应。

某些内脏疾病常引起远隔体表部位发生疼痛或痛觉过敏的现象，称为牵涉痛（referred pain）。例如，心绞痛患者常感到心前区、左肩和左上臂疼痛。阑尾炎患者感到脐区和上腹部疼痛。肾结石患者出现腹股沟区的疼痛。胆囊炎患者出现右肩胛部的疼痛。牵涉痛在临床上具有一定的诊断价值。

发生牵涉痛的部位与真正发生痛的患病内脏部位有一定解剖关系，它们都受同一脊髓

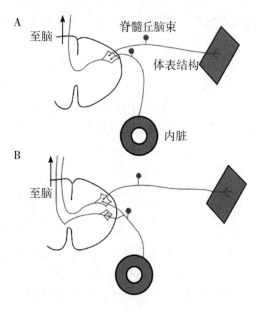

图 10-13 牵涉痛解释的两种学说
A：会聚学说；B：易化学说

节段的后根神经支配，即患病内脏的传入神经纤维和引起牵涉痛的皮肤部位的传入神经纤维由同一后根进入脊髓。因此，对牵涉痛的解释，一般有两种学说（图 10-13）：

（1）会聚学说：患病内脏和发生牵涉痛的皮肤区域的传入纤维末梢投射到同一脊髓神经元，由同一上行纤维上传入脑。由于平时经常感到皮肤的刺激，对于由这一上行神经通路传入的冲动常常被认为是来自皮肤，因此，此时的痛觉传入冲动虽然发源于患病内脏，但仍被认为是来自皮肤，以致产生牵涉痛。

（2）易化学说：来自患病内脏的传入冲动进入脊髓后，兴奋向周围扩散，提高了邻近的体表感觉神经元的兴奋性，使其阈值降低。当相应皮肤有轻度传入冲动时，就能使该体表感觉神经元发生更强的兴奋，由此上传的神经冲动增强，这也可能是痛觉过敏的原因。

 知识链接

疼痛时的身心反应

疼痛是临床上最常见的症状之一，患者往往是因为感觉到身体有明显的疼痛而就医。疼痛不同于其他感觉，常伴有心率增快、血压升高、呼吸急促等生理变化。剧烈疼痛可使心脏的活动减弱、血压下降，甚至引起休克。同时，疼痛常伴随焦虑、烦躁、惊恐等情绪反应。疼痛的主观体验及所伴随的各种反应，常因机体当时的功能状态、心理情境和所处的环境不同而有很大差别。如在战场上，战士负伤当时往往不觉明显疼痛，而同样程度的创伤在平时就会疼痛难忍。临床证明，给某些疼痛患者使用安慰剂（如用生理盐水代替止痛剂），可使疼痛暂时缓解，说明心理活动对疼痛有很大影响。

第四节 神经系统对躯体运动的调节

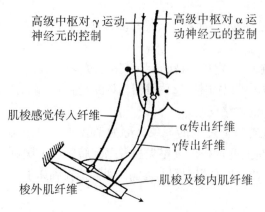

图 10-14 脑高级中枢对躯体运动的调节

运动是人最基本的功能活动之一，人体的躯体运动都是在骨骼肌活动的基础上进行的。骨骼肌进行的收缩和舒张，各肌群之间的相互协调与配合，是在神经系统的调节下完成的。从简单的膝反射到复杂的随意运动，都是在不同水平的神经中枢调节下进行的。简单的反射只需低位中枢参与，运动越复杂就越需要高级中枢的调节（图 10-14）。骨骼肌一旦失去神经系统的调控，就会出现相应的运动障碍。

一、脊髓对躯体运动的调节

脊髓是中枢神经系统的低级部位，是躯体运

动最基本的反射中枢，可完成一些比较简单的反射活动。

（一）脊髓的运动神经元和运动单位

1. 脊髓的运动神经元　在脊髓前角内，存在大量运动神经元，有 α 运动神经元和 γ 运动神经元。它们的轴突经前根出脊髓到达所支配的肌肉。

α 运动神经元胞体大小不等，胞体大的 α 运动神经元胞体和树突上所构成的突触多，而胞体小的突触数相对少。α 运动神经元接受来自皮肤、关节、肌肉等外周传入信息，又接受从脑干到大脑皮质各高级中枢下传的信息并进行整合，最终由它发出一定形式和频率的冲动到达所支配的骨骼肌，因此，α 运动神经元是躯体运动反射的最后通路。

γ 运动神经元是脊髓前角中的一种小运动神经元，其胞体分散在 α 运动神经元之间，轴突经前根离开脊髓，支配梭内肌。γ 运动神经元兴奋性较高，常以较高频率持续放电，使梭内肌保持一定紧张性。当 α 运动神经元活动增加时，γ 运动神经元的活动也相应增加，从而调节肌梭对牵拉刺激的敏感性。

2. 运动单位　一个 α 运动神经元的轴突末梢在肌肉中分为许多小支，每一小支支配一条骨骼肌纤维。当一个 α 运动神经元兴奋时，可引起许多纤维收缩。由一个 α 运动神经元及其所支配的全部肌纤维所组成的功能单位，称为运动单位（motor unit）。运动单位的大小决定于神经元轴突末梢分支的数目，一般来说，肌肉越大，运动单位也越大。例如，一个支配眼外肌的运动神经元只支配 6 ~ 12 条肌纤维，而一个支配四肢肌的运动神经元可支配 2000 条纤维。因此，运动单位小，有利于肌肉进行精细运动；运动单位大，有利于产生巨大的肌张力。

（二）脊休克

当脊髓与高位中枢离断后，断面以下的脊髓暂时丧失反射活动的能力，进入无反应状态，这种现象称为脊休克（spinal shock）。脊休克的主要表现是：离断面以下的脊髓所支配的骨骼肌紧张性降低甚至消失，外周血管扩张，血压下降，发汗反射不出现，大、小便潴留。脊休克现象持续一段时间后，脊髓反射可逐渐恢复。恢复的时间与动物进化程度有关，动物越高等，则恢复需要的时间越长。如蛙只有几分钟，家兔约 10 min，猫约几小时，猴子需要 3 周左右，人类则需数周至数月。在恢复过程中，一般比较原始的、简单的反射先恢复，如屈肌反射、腱反射等先恢复。此后，比较复杂的反射才逐渐恢复，如搔爬反射、对侧伸肌反射等。在脊髓躯体反射恢复的同时，血压也上升到一定水平，动物可具有一定的排粪、排尿反射。脊休克恢复后，有些反射比正常亢进并广泛扩散，如屈肌反射和发汗亢进，而伸肌反射减弱。横断 L_2 以上的脊髓后，当腿部皮肤受刺激时，除了引起屈肌反射外，还引起排尿和广泛的发汗反应。

脊休克的发生是由于脊髓突然失去了高位中枢的调节，而不是因切断的损伤刺激引起的。实验中观察到动物在脊休克过后，进行第二次脊髓切断不能使脊休克重现。脊休克的产生与恢复说明了脊髓可单独完成一些简单的反射活动，但正常状态的脊髓是在高位中枢调节下进行反射活动的。高位中枢对脊髓反射既有易化作用，也有抑制作用，这就是脊休克过后，有些反射亢进，有些反射减弱的主要原因。

（三）屈肌反射和对侧伸肌反射

一侧肢体的皮肤受到伤害性刺激时，受刺激侧肢体的屈肌收缩而伸肌舒张，使肢体屈曲，这一反射称为屈肌反射。屈肌反射具有保护意义，可使肢体避开伤害性刺激。屈肌反射的程度与刺激强度有关，例如，在脊髓反射的实验中，用较弱的电刺激施于脊蛙的后肢趾部皮肤时，只引起踝关节屈曲。加大刺激强度，膝关节和髋关节也发生屈曲。如刺激强度再加大，在引起同侧肢体屈曲的基础上，出现对侧肢体伸直的反应，称为对侧伸肌反射。动物的一侧肢体屈曲，对侧肢体伸直，有利于支持体重，维持姿势，保持平衡。屈肌反射和对侧伸肌反射的中枢均在脊髓。

> ➤ 考点提示：骨骼肌的牵张反射及其类型

（四）骨骼肌的牵张反射

有神经支配的骨骼肌受到牵拉而伸长时，反射性地引起受牵拉的同块肌肉收缩，称为牵张反射（stretch reflex）。

1. 牵张反射的类型 根据牵拉形式和肌肉收缩反应的不同，牵张反射分为腱反射和肌紧张两种类型。

腱反射（tendon reflex）是指快速牵拉肌腱时发生的牵张反射。例如，叩击股四头肌肌腱时引起股四头肌收缩的膝反射、叩击跟腱时引起腓肠肌收缩的跟腱反射等。腱反射主要发生于肌肉的快肌纤维，反射的潜伏期很短，是一种单突触反射。

肌紧张（muscle tonus）是指缓慢持续牵拉肌腱时发生的牵张反射，其表现为受牵拉的肌肉能发生微弱而持久的收缩，阻止肌肉被拉长。肌紧张的意义是维持身体的姿势，而不表现明显的动作。例如，人体处直立位时，支持体重的关节趋向于被重力作用所弯曲，使伸肌肌腱受到持续牵拉，引起牵张反射，使伸肌紧张性加强以对抗关节屈曲，从而维持直立姿势。由于重力经常作用于关节，因此肌紧张也就持续地发生。肌紧张能持久维持而不易疲劳，可能是在同一块肌肉内的不同运动单位交替收缩的缘故。

肌紧张和腱反射的感受器都是肌梭，但肌紧张中枢突触延搁时间较长，可能是多突触反射的缘故，其效应器主要是慢肌纤维。

2. 肌梭和腱器官 肌梭是一种感受牵拉刺激的梭形感受器，感受肌肉长度的变化。其外层为一结缔组织囊，囊内一般含有 6 ~ 12 根肌纤维，称为梭内肌纤维。梭内肌纤维的收缩成分位于纤维的两端，感受装置位于中间部，二者呈串联关系。肌梭外肌纤维称为梭外肌，与梭内肌纤维平行排列呈并联关系。梭外肌纤维和梭内肌纤维分别受 α 和 γ 传出神经支配。梭内肌感受装置的传入神经纤维有两类，Ia 类传入纤维和 II 类传入纤维。当梭外肌被拉长时，梭内肌也随之被拉长，肌梭内牵拉感受装置受到刺激，冲动经传入神经到中枢，引起支配受牵拉肌肉的 α 运动神经元兴奋，经 α 传出纤维，使梭外肌收缩。γ 传出纤维活动加强时，梭内肌纤维收缩，从而提高了肌梭内感受装置对牵拉的敏感性，使其传入冲动增多，引起支配同一块肌肉的 α 运动神经元兴奋，使梭外肌收缩，这一反射途径为 γ 环路（γ-loop）。

腱器官存在于肌腱中，与梭外肌纤维呈串联关系，是感受肌肉张力的感受器。传入纤维是 Ib 类神经纤维。当肌肉受到牵拉时，首先肌梭感受器发动牵张反射，引起受牵拉的肌肉收缩以对抗牵拉，当牵拉的力量进一步加大时，肌腱所受张力增加，腱器官兴奋，Ib 类传入冲动增多，使牵张反射受到抑制，以避免被牵拉肌肉因过度收缩而受到损伤。

二、脑干对躯体运动的调节

在正常情况下，脊髓的牵张反射受脑干的调节。动物实验证明，脑干对脊髓运动神经元的调节具有两重性，既有易化作用，又有抑制作用。

（一）抑制区和易化区

电刺激动物脑干的不同部位，发现延髓网状结构的腹内侧部分具有抑制肌紧张和运动的作用，称为抑制区。大脑皮质运动区、纹状体、小脑前叶蚓部等通过其下行神经路径加强抑制区的作用，可抑制脊髓的牵张反射；电刺激延髓网状结构的背外侧部分、脑桥的被盖、中脑的中央灰质及被盖，以及下丘脑和丘脑的某些区域，对肌紧张和腱反射有加强作用，称为易化区。小脑前叶两侧部和前庭核传来的神经冲动可加强易化区的作用，使脊髓牵张反射活动加强。由此可见，脑干内有抑制肌紧张的中枢部位，也有易化肌紧张的中枢部位，在正常情况下两者对抗而取得相对平衡，以维持正常的肌紧张。当病变造成这两个相对的系统之间关系失调时，将出现肌紧张亢进或减弱（图 10-15）。

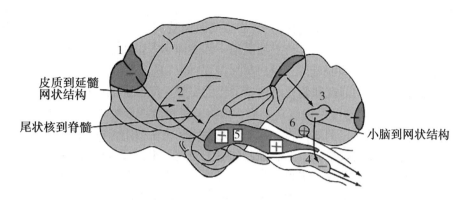

图 10-15　猫脑肌紧张抑制区和易化区及其路径
1. 皮质；2. 尾状核；3. 小脑；4. 延髓网状结构；5. 脑干网状结构；6. 前庭核
+：易化区；-：抑制区

（二）去大脑僵直

在动物的中脑上、下丘之间切断脑干，动物立即出现全身肌紧张明显加强，主要表现为四肢伸直、脊柱挺直、头尾昂起，呈现角弓反张现象，称为去大脑僵直（decerebrate rigidity）。去大脑僵直主要表现是反射性伸肌紧张性亢进（图 10-16）。其机制是：中脑水平切断脑干后，中断了大脑皮质运动区和纹状体等区域对抑制区的作用，使抑制区活动减弱而易化区活动相对增加，易化作用占有明显的优势，导致伸肌紧张性亢进。

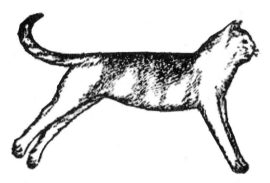

图 10-16　猫去大脑僵直

去大脑僵直的类型分为 α 僵直和 γ 僵直两种类型。经典的去大脑僵直属于 γ 僵直，这是由于上丘和下丘之间横断脑干后，易化区下行作用明显增加，首先加强脊髓 γ 运动神经元的活动，使肌梭敏感性增高，传入冲动增多，转而使脊髓 α 运动神经元传出冲动增加，导致肌紧张加强而出现僵直（主要通过网状脊髓束）。当切断脊髓背根、破坏 γ 环路后，γ 僵直现象即消失。

将去大脑僵直动物的背根传入纤维切断，僵直消失，进一步切除小脑前叶（蚓部），则使僵直现象重现，这种僵直属于 α 僵直。这是由于小脑蚓部被切除后使抑制区作用进一步减弱，易化区作用相对加强，因为背根已切断，γ 僵直已不可能发生，所以伸肌过度紧张的重现主要是前庭脊髓束使 α 神经元活动增强所致。

（三）脑干对姿势反射的调节

姿势反射是指在中枢神经系统的调节下，骨骼肌能保持紧张性或产生相应的运动，从而保持或改正身体在空间的姿势。牵张反射、对侧伸肌反射是最简单的姿势反射，状态反射、翻正反射、直线或旋转加速运动反射是比较复杂的姿势反射。

1. 状态反射　头部在空间的位置改变以及头部与躯干的相对位置改变，都可以反射性地改变躯体肌肉的紧张性，这一反射称为状态反射。状态反射包括迷路紧张反射和颈紧张反射，状态反射是在低位脑干整合完成的，但完整动物低位脑干受高位中枢的控制而不易表现出来，所有只有在去大脑动物表现最突出。

迷路紧张反射是指内耳迷路耳石器官（椭圆囊和球囊）的传入冲动对躯体伸肌紧张性的调

节反射。在去大脑动物中可见到，动物处于仰卧位时，囊斑中毛细胞受刺激最大，伸肌紧张性最高；当动物取俯卧位时，囊斑中毛细胞受刺激最小，则伸肌紧张性最低。这一反射的主要中枢是前庭核。

颈紧张反射是指颈部扭曲时，颈椎关节韧带或肌肉受刺激后，对四肢肌紧张性的调节反射。当将去大脑动物的头扭向一侧时，下颏所指一侧的伸肌紧张性加强；若头后仰时，前肢伸肌紧张性加强，而后肢紧张性降低；头前俯时，后肢伸肌紧张性增加，而前肢伸肌紧张性降低。颈紧张反射有利于动物仰视和俯视时保持适当的姿势，反射中枢在颈部脊髓。

2. 翻正反射 正常动物可保持站立姿势，如将其推倒或四肢朝天从空中抛下，则可翻正过来，此反射称为翻正反射。例如，将一动物四足朝天从空中掉下，在下落过程中，可观察到一系列的反射活动，首先头颈扭转，然后前肢和躯干扭转过来，接着后肢也扭转过来，最后四肢着地。反射活动的感觉冲动首先来自视觉和内耳迷路，引起头部翻正，随后颈部和躯干肌肉受到刺激，使躯干的位置翻正。在人类由视觉引起的翻正反射最重要。

三、基底神经核对躯体运动的调节

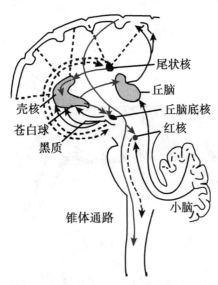

图 10-17 基底神经核及其纤维联系示意图

基底神经核是大脑皮质下的一组神经核群，包括尾状核、壳核、苍白球、丘脑底核、黑质和红核。尾状核、壳核和苍白球统称纹状体，它与丘脑底核、黑质在结构和功能上有密切联系（图 10-17）。其中苍白球是纤维联系的中心，尾核、壳核、丘脑底核、黑质均发出纤维与丘脑底核、黑质相联系。此外，苍白球与丘脑、下丘脑、红核和脑干网状结构之间有纤维联系。纹状体接受大脑皮质运动区和运动前区的下行纤维，并经过丘脑再回向大脑皮质运动前区和运动区投射，基底神经核是皮质下与皮质构成神经回路的重要脑区之一。基底神经核属于皮质下起源的锥体外系，对躯体运动有重要调节作用。鸟类以下动物中，纹状体是躯体运动的最高中枢部位。哺乳类动物中，由于大脑皮质和锥体系统的高度发达，纹状体成为次一级运动中枢。

> ➢ 考点提示：基底神经核和小脑对躯体运动的调节功能

基底神经核与随意运动的稳定、肌紧张的控制和本体感觉传入信息的处理有关，对躯体运动有重要调节作用。人体基底神经核损害后的症状主要分两类：一类是运动过多而肌紧张不全的综合征，如舞蹈病也称亨廷顿病和手足徐动症，病变主要在纹状体。另一类是运动过少而肌紧张过强的综合征，如震颤麻痹，也称帕金森病（Parkinson disease），主要病变在黑质。舞蹈病患者主要临床表现为不自主的上肢和头部的舞蹈样动作，并伴有肌紧张减弱。病因主要是纹状体中胆碱能和 γ- 氨基丁酸能神经元功能减退，而黑质多巴胺能神经元功能相对亢进。患者动作过多可能是基底神经核对大脑皮质的抑制功能减退所致。震颤麻痹的主要病变在黑质（图 10-17、图 10-18），主要表现是随意运动减少，全身肌紧张增强，肌肉强直，动作缓慢，面部表情呆板。患者常伴有静止性震颤，多出现于上肢。黑质的多巴胺能神经元功能被破坏是此病的主要原因，因此注射左旋多巴（多巴胺前体，能透过血 - 脑屏障）可使症状好转。采用 M 型胆碱受体阻断剂，如阿托品、东莨菪碱等治疗震颤麻痹也有一定效果，说明乙酰胆碱递质系统在其中起一定作用。目前认为，中脑黑质上行抵达纹状体的多巴胺递质系统具有抑制纹状体

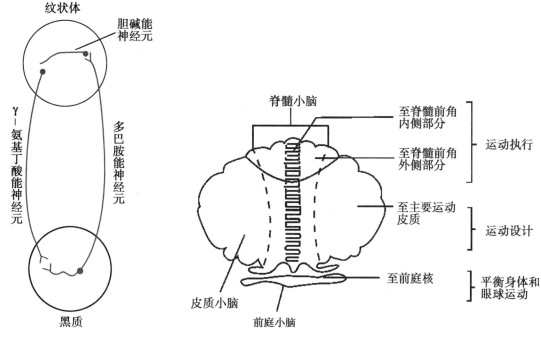

图 10-18　黑质 - 纹状体环路示意图　　　　图 10-19　小脑的功能分区示意图

内乙酰胆碱递质系统的功能，震颤麻痹患者由于多巴胺递质系统功能受损，导致乙酰胆碱递质系统功能相对亢进，才出现一系列震颤麻痹的症状。

四、小脑对躯体运动的调节

小脑是大脑皮质下与皮质构成回路的又一重要脑区，它与大脑皮质有双向纤维联系，即小脑接受大脑皮质下行的纤维，也发出纤维到大脑皮质。小脑还与脑干及脊髓有大量的纤维联系。小脑的主要功能是维持身体平衡、调节肌紧张和协调随意运动。根据小脑的传入、传出纤维联系，可将小脑划分为前庭小脑、脊髓小脑和皮质小脑三个主要功能部分（图 10-19）。

（一）前庭小脑

前庭小脑主要有绒球小结叶构成，与之相邻的小部分蚓垂也可归入此区。前庭小脑与前庭核之间有双向纤维联系，它通过前庭核接受前庭器官的感觉传入，其传出纤维又经前庭核换元后，再通过前庭脊髓束抵达脊髓前角内侧部分的运动神经元，控制躯干和四肢近端肌肉活动。因此前庭小脑参与身体姿势平衡功能的调节。动物或人前庭小脑损伤后则不能保持身体平衡，出现步基宽（站立时两脚之间的距离增宽）、站立不稳、步态蹒跚和容易跌倒等症状，但其随意运动的协调不受影响。前庭小脑还与运动病（如晕车、晕船等）发生有关，切除前庭小脑的狗不再出现以流涎、抵舌、呕吐为表现的运动病。

（二）脊髓小脑

脊髓小脑由小脑前叶和后叶的中间带区（包括蚓部和半球中间部）组成。脊髓小脑主要接受脊髓（主要是来自躯干和四肢皮肤、肌肉和关节的感觉）和三叉神经（头面部躯体感觉）的传入信息，也接受视觉和听觉的传入信息。蚓部发出的传出纤维投射到大脑皮质和脑干，再经皮质脊髓束、网状脊髓束和前庭脊髓束下行至脊髓前角内侧部分的神经元，控制躯干和四肢近端的肌肉运动。小脑半球中间部的传出纤维向间位核投射，再下行至脊髓前角外侧部分的神经元，控制四肢远端肌肉的运动。可见，脊髓小脑与脊髓和脑干有大量的纤维联系，其主要功能是调节进行过程中的运动，协助大脑皮质对随意运动进行适时的控制。脊髓小脑受损后，由于不能协调运动，因而运动变得笨拙而不准确，表现为随意运动的力量、方向及限度发生紊乱的动作协调障碍，称为小脑共济失调。例如患者不能完成精巧动作，指物不准，肌肉在动作过程中发生震颤，称为动作性震颤或意向性震颤。这种震颤在静止时不会发生。

脊髓小脑还具有调节肌紧张的功能。它对肌紧张既有易化作用，又有抑制作用。易化作用主要在小脑前叶两侧部和后叶中间部。在猴实验中证明，刺激小脑前叶两侧部，则肌紧张加强。其作用途径可能通过兴奋脑干网状结构易化区，加强脊髓运动神经元的活动。抑制肌紧张的区域主要在小脑前叶蚓部。来自肌肉和关节等本体感受器的传入冲动，经脊髓小脑束到达前叶蚓部，再通过延髓网状结构抑制区，抑制脊髓运动神经元的活动。在进化过程中，小脑前叶的肌紧张抑制作用逐渐减退，而肌紧张易化作用逐渐增强，所以脊髓小脑损伤后只表现为肌紧张降低和四肢乏力。

（三）皮质小脑

皮质小脑是指半球外侧部。皮质小脑与大脑皮质运动区、感觉区、联络区之间的联合活动与运动的策划和运动的编制有关。随意运动的产生包括运动的策划和执行两个不同阶段，并需要脑在策划和执行之间进行反复的比较来协调运动。例如，在学习某种精巧运动（如打字、体操运动或乐器演奏）的开始阶段，动作往往不太协调，在学习过程中，大脑皮质与小脑之间不断进行联合活动，同时脊髓小脑不断接受感觉传入信息，逐步纠正运动过程中发生的偏差，使运动逐步协调起来。在这个过程中皮质小脑参与运动的策划和运动程序的编制。

五、大脑皮质对躯体运动的调节

机体的随意运动受大脑皮质的控制，大脑皮质控制躯体运动的部位称为皮质运动区。

（一）大脑皮质运动区

中央前回的 4 区和 6 区是主要运动区。刺激这些部位可引起对侧一定部位的肌肉收缩，损毁这些部位后会产生明显的运动障碍。运动区有以下特点：①对躯体运动的调节是交叉性的：当一侧运动区兴奋时，引起对侧肌肉发生收缩，但对头面部肌肉的支配是双侧性的，而下部面肌和舌肌仍主要受对侧皮质控制；②运动代表区功能定位总体安排是倒置的：从运动区顶部到底部对躯体运动的支配部位呈身体的倒影，即顶部支配下肢肌运动，底部支配头面部肌的运动，中间支配上肢肌的运动，但头面部代表区内部的安排是正立的；③皮质代表区的大小与躯体运动的精细和复杂程度有关：运动越精细越复杂的肌肉，其皮质代表区也越大。例如，手部的代表区几乎与整个下肢所占的区域大小相等。

在皮质的内侧面（两半球纵裂的侧壁）存在运动辅助区，刺激该区可引起肢体运动和发声，反应一般为双侧性。大脑皮质运动区对躯体运动的调节是通过锥体系和锥体外系下传实现的。

（二）运动传出通路

1. 锥体系及其功能　锥体系（pyramidal system）是大脑皮质下行控制躯体运动的最直接的路径。其主要功能是发动随意运动完成精细动作。锥体系起自大脑皮质中央前回的锥体细胞及额叶、颞叶等神经元，其轴突所组成的下行纤维经内囊、大脑脚底、脑桥基底、延髓锥体等结构，其中继续下行到脊髓的纤维为皮质脊髓束；中途止于脑干，与支配头面部肌肉的运动神经元接触的纤维称为皮质脑干束。因此，锥体系包括两部分：皮质脊髓束和皮质脑干束。运动辅助区不参与锥体束的形成。

锥体束中有 80% ~ 90% 的纤维与脊髓运动神经元之间有一个以上的中间神经元接替，是多突触联系。只有 10% ~ 20% 的纤维与脊髓运动神经元构成单突触联系。这种单突触联系支配上肢的神经元比支配下肢多，支配肢体远端肌肉的神经元比近端的多。这表明，单突触联系与精细肌肉运动和技巧性活动有关。锥体束可作用于脊髓 α 和 γ 运动神经元，α 运动神经元激活后可发动随意运动，γ 运动神经元激活后可使肌梭保持敏感性以协调随意运动。两者共同控制肌肉的收缩，使肢体运动具有合适的强度和协调性。

2. 锥体外系及其功能　锥体外系（extra pyramidal system）包括两部分：由大脑皮质下行并经过皮质下核团接替，转而控制脊髓运动神经元的传导系统，称为皮质起源的锥体外系；由锥体束侧支进入皮质下核团，转而控制脊髓运动神经元的传导系统，称为旁锥体系。锥体外系的皮质起源比较广泛，几乎包括全部大脑皮质，所以，与锥体系的起源有重叠。锥体外系的皮质细胞属于中、小型锥体细胞，轴突较短，从大脑皮质下行终止于皮质下基底神经节、丘脑、脑桥和延髓的网状结构，通过一次以上的神经元接替，最后经网状脊髓束、顶盖脊髓束、红核脊髓束和前庭脊髓束下达脊髓，控制脊髓运动神经元。锥体外系的主要功能是调节肌紧张和肌群的协调性运动。

 知识链接

运动传出通路损伤时的表现

皮质脊髓束和皮质脑干束组成的锥体系，以及纹状体系统和前庭小脑系统组成的锥体外系构成机体运动传出通路。当这一通路受损时，常引起特征性表现，这在临床上具有重要诊断价值：①巴宾斯基征阳性：用钝物划足趾外侧，出现蹬趾背屈，其他四趾外展呈扇形散开的典型体征，提示高位中枢对脊髓的调控作用减弱。正常时大脑皮质运动区通过皮质脊髓束控制脊髓，使这一原始反射被抑制而不表现出来。②不全麻痹：单纯的运动传出通路受损时，仅有运动能力减弱和肌张力下降，无牵张反射亢进，这种运动障碍称为不全麻痹。远端肌肉精细运动障碍提示皮质脊髓侧束受损。近端肌肉控制失调，出现平衡、行走障碍，提示皮质脊髓前束受损。③柔软性麻痹：表现为随意运动丧失，牵张反射减弱，肌肉松弛，并逐渐出现肌肉萎缩，巴宾斯基征阴性。柔软性麻痹提示脊髓运动神经元损伤。④痉挛性麻痹：表现为随意运动丧失，牵张反射亢进，肌张力增高，肌肉萎缩不明显，巴宾斯基征阳性。痉挛性麻痹提示锥体系和锥体外系同时损伤。

第五节　神经系统对内脏功能的调节

一、自主神经系统

自主神经系统（autonomic nervous system）也称内脏运动神经系统，是指调节内脏活动的神经系统。包括交感神经系统和副交感神经系统两大部分。交感神经系统起源于脊髓胸腰段（胸1～腰3）灰质侧角；副交感神经系统起源于脑干的副交感神经核和脊髓骶段第2～4节灰质相当于侧角的部位。自主神经系统的周围部分，也有传入神经纤维。但通常所说的自主神经是指支配心肌、平滑肌和腺体（消化腺、汗腺、部分内分泌腺等）的传出神经，它们广泛地分布于全身各内脏器官（图10-20），对内脏功能起着重要的调节作用。

> ➤ 考点提示：自主神经系统的主要递质、受体与功能

（一）自主神经的功能

自主神经系统的主要功能是调节心肌、平滑肌和腺体（消化腺、汗腺、部分内分泌腺等）的活动，以维持内环境的稳态。交感和副交感神经系统主要的递质是乙酰胆碱和去甲肾上腺素，这些神经递质均通过与相应的受体结合发挥效应（表10-4）。

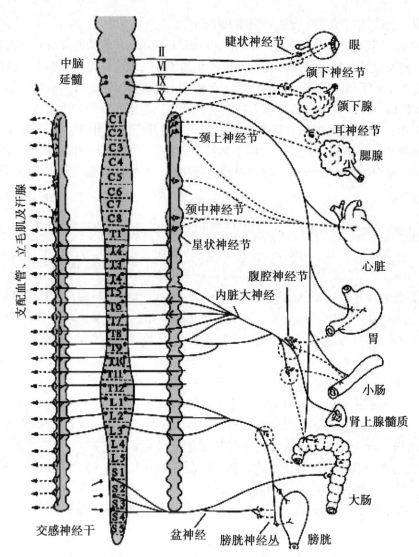

图 10-20　自主神经分布示意图　实线：节前纤维；虚线：节后纤维

（二）自主神经的功能具有下列一些重要特征

1．节前纤维和节后纤维　自主神经由中枢到达效应器之前，需进入外周神经节内换元，因此有节前纤维与节后纤维之分。交感神经节位于椎旁节和椎前节内，离效应器官较远，因此交感神经的节前纤维短，节后纤维长；副交感神经节通常位于效应器官壁内，因此副交感神经的节前纤维长，节后纤维短。一根交感节前纤维与许多个节后神经元联系，故刺激交感节前纤维，引起的反应比较弥散；而副交感神经则不同，节前纤维与较少的节后神经元联系，因此引起的反应比较局限。

2．双重神经支配　人体多数器官都接受交感和副交感神经双重支配，但交感神经的分布要比副交感神经广泛得多。有些器官如肾上腺髓质、汗腺、立毛肌、皮肤和肌肉内的血管等，只接受交感神经支配。

3．功能互相拮抗　交感神经和副交感神经对同一器官的作用常常互相拮抗，例如，迷走神经抑制心脏的活动，而交感神经则具有兴奋作用。但是也有例外，例如支配唾液腺的交感神经和副交感神经，它们兴奋时均可引起唾液腺的分泌，不过交感神经兴奋时分泌的唾液较黏稠，副交感神经兴奋时分泌的唾液较稀。

4．具有紧张性作用　自主神经对于内脏器官发放低频率神经冲动，使效应器经常维持一定的活动状态，即紧张性作用。交感神经和副交感神经都有紧张性。动物实验中发现，如切断支配心脏的交感神经，交感紧张性作用消失，兴奋心脏的传出冲动减少，心率便减慢；反之，如切断支配心脏的迷走神经，迷走紧张性作用消失，抑制心脏的传出冲动减少，心率便加快。

5．交感神经和副交感神经作用的差异　交感神经系统的活动一般比较广泛，交感神经作为一个完整的系统活动时，其主要作用是动员机体许多器官的潜在力量，促使机体迅速适应环境的急剧变化。当人体遭遇紧急情况，如剧痛、失血、窒息、恐惧等，将引起交感神经广泛兴奋，表现出一系列交感 - 肾上腺髓质系统亢进的现象，称为应急反应（emergency reaction）。这一反应包括呼吸加快，通气量增大；心率加快，心肌收缩力加强，心输出量增多，血压升高；内脏血管收缩，肌肉血流量增多，血液重新分配；代谢活动加强，为肌肉收缩提供充分的能量等。另外，肾上腺髓质分泌增多，可使以上反应更为强烈。这些活动均有利于机体动员各器官的贮备力，适应环境的急剧变化。实验证明，动物切除双侧交感链以后，尽管在平静的环境中还能生存，但适应环境急剧变化的能力大大降低。

与交感神经相比，副交感神经系统的活动相对比较局限。当副交感神经兴奋时可引起心率减慢；胃肠活动增强、促进营养吸收；瞳孔缩小以避免强光的损害等反应。整个系统的活动主要在于保护机体、休整恢复、促进消化、积蓄能量、加强排泄与生殖等。

可见，人体由于同时存在交感和副交感两个系统，它们之间密切联系又相互制约，共同调节内脏活动，使所支配的脏器既不会活动过强，也不会过分减弱，经常保持动态平衡，以适应整体的需要。

表 10-4　自主神经系统胆碱受体和肾上腺受体的分布及其生理功能

效应器	胆碱能系统		肾上腺素能系统	
	受体	效应	受体	效应
自主神经节	N_1	神经节的兴奋传递		
心脏				
窦房结	M	心率减慢	β_1	心率加快
房室传导系统	M	传导减慢	β_1	传导加快
心肌	M	收缩力减弱	β_1	收缩力增强
血管				
冠状血管	M	舒张	α_1	收缩
			β_2	舒张（为主）
骨骼肌血管	M	舒张[1]	α_1	收缩
			β_2	舒张（为主）
腹腔内脏血管			α_1	收缩（为主）
			β_2	舒张
皮肤黏膜、脑和唾液腺血管	M	舒张	α_1	收缩
支气管				
平滑肌	M	收缩	β_2	舒张
腺体	M	促进分泌	α_1	抑制分泌
			β_2	促进分泌
胃肠				
胃平滑肌	M	收缩	β_2	舒张
小肠平滑肌	M	收缩	α_2	舒张[2]
			β_2	舒张

续表

效应器	胆碱能系统		肾上腺素能系统	
	受体	效应	受体	效应
括约肌	M	舒张	α_1	收缩
腺体	M	促进分泌	α_2	抑制分泌
胆囊和胆道	M	收缩	β_2	舒张
膀胱				
逼尿肌	M	收缩	β_2	舒张
三角区和括约肌	M	舒张	α_1	收缩
输尿管平滑肌	M	收缩（？）	α_1	收缩
子宫平滑肌	M	可变[3]	α_1	收缩（有孕）
			β_2	舒张（无孕）
眼				
虹膜环形肌	M	收缩（缩瞳）		
虹膜辐射状肌			α_1	收缩（扩瞳）
睫状肌	M	收缩（视近物）	β_2	舒张（视远物）
唾液腺	M	分泌大量稀薄唾液	α_1	分泌少量黏稠唾液
皮肤				
汗腺	M	促进温热性发汗[1]	α_1	促进精神性发汗
竖毛肌			α_1	收缩
内分泌				
胰岛	M	促进胰岛素释放	α_2	抑制胰岛素和胰高血糖素释放
	M	抑制胰高血糖素释放	β_2	促进胰岛素和胰高血糖素释放
肾上腺髓质	N_1	促进肾上腺和去甲肾上腺素释放		
甲状腺	M	抑制甲状腺激素释放	α_1、β_2	促进甲状腺释放
代谢				
糖酵解			β_2	加强糖酵解
脂肪分解			β_3	加强脂肪分解

（1）为交感节后胆碱能纤维支配
（2）可能是突触前受体调节递质的释放所致
（3）因月经周期、循环中雌激素、孕激素以及其他因素而发生变动

二、脑干对内脏活动的调节

　　延髓发出的副交感神经传出纤维支配头面部的腺体、心脏、支气管、喉、食管、胃、胰腺、肝和小肠等。脑干网状结构中存在许多与内脏功能活动有关的神经元，其下行纤维支配并调节脊髓水平的自主神经功能。许多基本生命现象（如循环、呼吸等）的反射调节在延髓水平已基本完成，因此延髓有"生命中枢"之称。此外，中脑是瞳孔对光反射的中枢，中脑和脑桥对心血管、呼吸、排尿等内脏活动也有调节作用（详见有关章节）。

　　➤ 考点提示：脑干、下丘脑的功能

三、下丘脑对内脏活动的调节

下丘脑是脑内维持机体稳态的重要部位，是全身自主功能的中枢，对脊髓及脑干的自发性自主功能有整合作用。下丘脑的这种整合功能不仅包括自主神经系统，也包括躯体性神经系统和内分泌系统。

下丘脑接受的大部分冲动来自非特异的网状系统、嗅觉系统及海马。传导通路把下丘脑与边缘系统、额皮质、丘脑和导水管周围灰质联系起来。下丘脑发出纤维投射到上述区域中的大多数区域。参与调节水代谢的纤维从下丘脑的核团发出进入神经垂体。垂体门脉系统把下丘脑与腺垂体连接起来。现在认为，下丘脑不是单纯的交感或副交感中枢，而是较高级的调节内脏活动中枢，它把内脏活动和其他较复杂的生理活动联系起来，包括调节体温、摄食、水平衡、内分泌及情绪反应等重要生理活动。

（一）体温调节

体温调节的中枢在下丘脑。视前区 - 下丘脑前部（PO/AH）是体温调节中枢的重要部位，其中存在着冷敏神经元和热敏神经元，可感受所在部位温度的变化，还能整合处理传入的温度信息，进而发出指令调节产热和散热过程，保持体温相对稳定（见第七章）。在哺乳动物间脑以上水平切除大脑皮质，能保持体温的相对稳定；而在下丘脑以下部位横切脑干，动物则不能维持其体温。

（二）摄食的调节

在 20 世纪 40 年代，实验发现损伤动物的下丘脑可以改变其摄食活动。两侧下丘脑的腹内侧区损伤后，动物的食量增加而且变胖，而刺激此区域则动物拒食。认为下丘脑腹内侧区存在饱中枢。损伤下丘脑外侧区产生相反的效果——拒食、动物厌食，除非强迫喂食，否则会活活饿死，此区域称为摄食中枢或饥饿中枢。摄食活动取决于饱中枢和摄食中枢活动的平衡。下丘脑外侧区能兴奋和促进与摄食有关的反射活动，而内侧区则抑制与摄食有关的反射活动。

（三）水平衡调节

水平衡的维持取决于两个机制：引起摄水的渴感和释放抗利尿激素（ADH）。损伤下丘脑可引起烦渴与多尿，说明下丘脑同水的摄入与排出均有关系。20 世纪初发现了下丘脑调节水平衡的直接证据。实验表明，狗的口渴（饮水的多少）与血浆渗透压有关。血液渗透压升高可以兴奋口渴中枢，引起饮水活动。将高渗盐水注射到狗颈内动脉可引起 ADH 的分泌，表明脑内某些细胞对血浆渗透压十分敏感，并调节 ADH 的释放，研究证明，控制摄水的部位与下丘脑外侧区有关，在摄食中枢附近。下丘脑内存在着渗透压感受器，它能按血浆渗透压的变化调节 ADH 的分泌，以控制水的排出。

（四）对腺垂体激素分泌的调节

下丘脑内某些神经细胞能够合成调节腺垂体分泌的肽类物质，称为下丘脑调节肽。这些调节肽经垂体门脉系统运送到腺垂体，可促进或抑制腺垂体激素的分泌。此外，下丘脑视上核和室旁核能够合成催产素和血管升压素，经下丘脑 - 神经垂体束运送到神经垂体。

（五）对情绪反应的影响

情绪反应的表现往往包括躯体和内脏活动两方面。在间脑水平切除大脑的猫，会出现张牙舞爪、心率加快、血压升高等一系列交感神经亢进的现象，称为假怒。这是因为在整体动物，下丘脑的这种活动受大脑皮质的抑制，而不易表现出来，切除大脑后则抑制解除，表现为假怒。在下丘脑近中线两旁的腹内侧区存在防御反应区，电刺激该区域（动物在麻醉状态下）出现心率加快、血压升高、骨骼肌血管舒张、皮肤和小肠血管收缩等交感神经反应。动物在清醒状态，刺激该区域可出现防御性行为。电刺激下丘脑外侧区，动物出现攻击撕杀行为，刺激下丘脑背侧区，则出现逃避行为。在人类，下丘脑的疾病往往伴随着不正常的情绪反应。

第六节　脑的高级功能

一、条件反射

> ➤ 考点提示：条件反射的概念和意义

中枢神经系统的基本活动方式是反射。根据反射形成的过程，将反射分为非条件反射（unconditioned reflex）和条件反射（conditioned reflex）。非条件反射是指在出生后无需训练而先天固有的反射，如婴儿的吸吮反射。按其生物学意义，又将其分为防御反射、食物反射、性反射等。这类反射使机体初步适应环境，对于机体生存与种系繁衍有重要生理意义。例如，当异物接触角膜时，眼睑立即闭合的眨眼反射，食物入口腔后引起唾液分泌反射，都属于非条件反射。条件反射是指出生后在非条件反射的基础上经过训练而建立的反射，是机体后天获得的，具有更大的易变性和适应性。条件反射的建立扩大了机体的反应范围，更能适应复杂的生存环境。当生存环境改变时，条件反射也发生相应变化，它能建立，也能消退，数量可以不断增加。条件发射是在大脑皮质参与下建立起来的高级反射活动。

俄国生理学家巴甫洛夫系统地研究了条件反射活动的规律，提出了一系列概念，形成了巴甫洛夫关于高级神经活动的学说。下面主要介绍条件反射活动的基本规律。

（一）条件反射的建立

条件反射是经过学习、训练而建立的。建立条件反射的基本条件是无关刺激与非条件刺激在时间上的反复结合，这个过程叫强化（reinforcement）。经过多次强化，无关刺激转化为条件刺激时，条件反射也就形成了。例如，给狗食物会引起狗分泌唾液，这是非条件反射。进食动作是非条件刺激。以铃声刺激不会引起狗分泌唾液，即铃声与唾液分泌无关，称为无关刺激。但是，如果每次给狗喂食前都先出现铃声，然后再喂食，这样，铃声和喂食在时间上多次结合后，当铃声单独出现时，狗就有唾液分泌。此时，铃声已转化为引起唾液分泌的条件刺激。

（二）条件反射的消退、泛化和分化

条件反射建立之后，如果反复应用条件刺激而不给予非条件刺激强化，条件反射就会逐渐减弱，最后完全不出现。这种现象叫条件反射的消退。例如，当建立起铃声引起唾液分泌的条件反射以后，反复单独使用铃声而不喂食进行强化，则铃声引起的唾液分泌量逐渐减少，最后完全不能引起分泌。条件反射的消退是由于在不强化的条件下，原来引起唾液分泌的条件刺激，转化成了引起大脑皮质抑制的刺激。这种由条件反射消退产生的抑制，称为消退抑制。

条件反射的泛化是指在条件反射建立的初期，除条件刺激外，与条件刺激相近似的刺激也具有一定的条件刺激效应。例如，以 100 Hz 的音响与喂食物相结合，建立了唾液分泌的条件反射。形成反射的初期，不仅用 100 Hz 音响，即使用 80 Hz 或 120 Hz 的音响也能或多或少引起唾液分泌。这便是条件反射的泛化。泛化出现后，如果以后实验者只在用 100 Hz 音响时给予食物强化，用 80 Hz 和 120 Hz 的音响时不给予食物，反复进行多次后，动物只对 100 Hz 的音响保持阳性效应，而对 80 Hz 和 120 Hz 的音响出现阴性效应，这种现象称为条件反射的分化。巴甫洛夫认为条件反射的分化是由于那些近似刺激引起了大脑皮质的抑制，并把这种抑制称为分化抑制，分化抑制是阴性条件反射的基础。

（三）条件反射的生物学意义

机体在复杂多变的环境中生活，如果只有非条件反射而不建立条件反射，就无法在多变的环境中生存。条件反射的建立大大提高了机体对外界环境的适应能力。例如，一些弱小动物当听到猛兽的叫声或闻到特殊气味时，就开始逃避，避免遭受伤害。这样的条件反射能使机体在某些非条件刺激到来之前发生反应，增加了机体适应环境的能力，使机体具有预见性。人类可以利用语言、文字来形成条件反射，因此，人类对环境的适应能力和范围更加广阔，并且还能够改造环境。

（四）条件反射形成的机制

非条件反射的反射弧是机体生来就已接通的固定联系。条件反射是以非条件反射为基础而形成的。巴甫洛夫认为，在哺乳动物，条件反射的建立是大脑皮质的条件刺激兴奋灶与非条件刺激兴奋灶多次结合后，建立了暂时功能联系的结果。然而多年来的研究结果提示，条件反射的建立是个复杂的过程。暂时联系不是简单地发生在大脑皮质两个中枢之间，而是与皮质下许多神经结构都有关。高等动物，如在狗和猴，大脑皮质是暂时联系接通的主要部位。在两栖类和鱼类，大脑两半球的切除并不排斥条件反射建立的可能性，它们的间脑、中脑或小脑可能是形成条件反射的器官。在无脊椎动物，如节肢动物，头神经节是建立条件反射的重要器官。

（五）第一信号系统和第二信号系统

巴甫洛夫根据动物和人类条件反射的特点提出了两个信号系统学说。第一信号是指现实的具体的信号，如食物的形状、气味、音响的高低、光的强弱等。对现实、具体信号发生反应的大脑皮质功能系统称为第一信号系统（first signal system），这是人和动物所共有的。第二信号是指抽象信号，如语言和文字。对抽象信号发生反应的皮质功能系统称为第二信号系统（second singal system），是人类特有的。人类既有第一信号系统，也有第二信号系统，是人类区别于动物的主要特征。动物经过训练也可以用词语建立条件反射，但这不属于第二信号系统。因为词语对人脑的刺激作用除其物理性质（指声音或文字图形）外，更重要的是与物理性质相关联的含义作用。对于动物，词语的刺激像其他具体信号一样，只对其物理性质作出反应，而不能对其内在含义作出反应。即使动物可能存在至今仍未被人类破译的语言，但比起人类社会交往的语言来要简单得多。

二、脑电活动

大脑皮质作为一个整体，其神经元活动所产生的电位变化，可以通过大脑这个容积导体，反映到大脑表面。当在大脑皮质表面或头皮上安放记录电极后，可记录到大脑中神经元所产生的电位变化。从记录到的电位变化发生原因上分析，脑电活动可分为自发电位和诱发电位两类。人类在安静状态下，没有任何特定的刺激时，在大脑皮质上记录到持续和节律性的电位变化，称为脑的自发电位。将引导电极放置在头皮上，通过脑电图机所记录的皮质自发电位变化的图形称为脑电图（electroencephalogram，EEG）。如果将引导电极直接放在皮质上，所记录到的自发电活动称为皮质电图。脑电图和皮质电图，其电位的图形基本上是一致的，由于引导电极安放部位不同，所记录的波形的振幅不同。一般说皮质电图的振幅比脑电图约大 10 倍。

（一）脑电图的基本波形

脑电图按其频率不同，分为四种基本类型。通常频率慢的波，其波幅较大；频率快的波，波幅较小，分为 α、β、θ、δ 四种波形（图 10-21）。

1. α 波 频率为 8～13 Hz，振幅为 20～100 μV。α 波在大脑皮质各区普遍存在，在枕叶皮质最为明显。其波形近似正弦波。正常成人在安静、清醒并闭目时可出现。其波幅随时间由小变大，再由大变小，形成 α 波的梭形波群。第一梭形波持续 1～2 s。当受试者睁开眼或进行紧张性思维或接受其他刺激时，α 波立即被低振幅、高频的快波（β 波）所取代，这种变化称为"α 阻断"。如受试者再安静闭眼时，α 波又重视。

2. β 波 频率为 14～30 Hz，振幅为 5～20 μV。β 波是一种不规则的低振幅快波，在

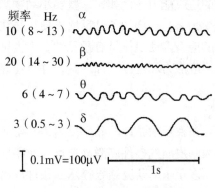

频率 Hz α
10（8～13）

20（14～30） β

6（4～7） θ

3（0.5～3） δ

0.1mV=100μV　　1s

图 10-21　正常脑电图的波形

额叶部位最易引出。当兴奋、觉醒和α阻断时都能观察到这类脑电波。

3. θ波　频率为 4～7 Hz，振幅为 100～150 μV。在额叶部位最明显。当受试者困倦时可记录到 θ波。幼儿时期，脑电图频率比成人慢，常出现 θ波。θ波多见于精神病患者和癫痫病患者。

4. δ波　频率为 0.5～3 Hz，振幅为 20～200 μV。正常成人在清醒状态下，几乎没有 δ波，但在睡眠过程中可出现。δ波是大的、不规则的慢波。在婴儿时期，一般常见到 δ波。儿童时期，当受试儿童处于困倦、不活跃或感到悲伤、愤怒时，容易记录到 δ波。δ波可能与儿童的情绪行为有关。

一般认为，脑电波由高振幅的慢波转化为低振幅的快波时表示兴奋过程增强，这是一种去同步化现象。当脑电波由低振幅快波转化为高振幅慢波时表示抑制过程的发展，这是一种同步化现象。

（二）脑电图形成的机制

脑电图是记录电极下的神经元群活动时所产生的突触后电位的总和。皮质锥体细胞排列整齐，其顶树突互相平行垂直于皮质表面，当它们发生同步活动时，其电场较为强大，所产生的电变化在头皮上可记录下来。因此，大脑皮质中的锥体细胞在脑电波的产生中起着主要作用。

脑电波节律的产生与丘脑活动有关。丘脑的节律性电波动与头表面上记录的脑电波有相似性。从外周进入中枢的神经冲动能促进丘脑接替核发放神经冲动，一方面经其轴突投射到大脑皮质，同时又通过其侧支激活抑制性中间神经元，反过来作用于接替核中的神经元，使它在每次发放神经冲动之后产生一个超极化过程，这样就形成了 EPSP 与 IPSP 的交替。从外周向中枢传导的神经冲动，经过这种作用变成中间有停顿的、有节奏的冲动发放，从而使脑电波具有节律性。

（三）皮质诱发电位

皮质诱发电位（cortical evoked potential）是指感觉传入系统受刺激时，在大脑皮质一定部位引起电位变化（图 10-22）。诱发电位作为一种研究方法，已被广泛应用于实验性研究。如大脑皮质功能定位，主要以皮质诱发电位的方法进行研究。刺激感觉传入系统时，在皮质上相应的感觉投射区引导出的诱发电位分为主反应和后发放两部分（图 10-22B）。主反应的潜伏期一般为 5～12 ms，是先正后负的电位变化。后发放是在主反应之后相继出现的一系列正相的周期性电变化。主反应主要是大锥体细胞电活动的综合表现。兴奋由皮质深层向皮质表面传布过程中，大锥体细胞的胞体部先发生兴奋，而皮质表面尚未兴奋。兴奋处电位相对为正，所以先出现正相波，当兴奋沿顶树突传到皮质表面时，再出现负相波。所以主反应表现为先正后负

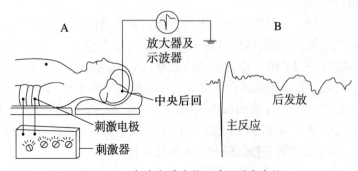

图 10-22　大脑皮质感觉运动区诱发电位

的电位变化。主反应之后的后发放形成可能是皮质与丘脑接替核之间环路活动的结果。

三、睡眠与觉醒

睡眠（sleep）和觉醒（awakening）都是正常生理活动所必需的。机体只有在觉醒状态下，才能进行各种活动。通过睡眠又使机体的精力得以恢复。睡眠的习惯在种系之间和个体之间差异很大。人的一生中，大约有 1/3 的时间在睡眠中度过。每天所需要的睡眠时间随着年龄、个体和职业活动而不同。新生儿在 24 h 中有一半以上时间在睡眠，是多周期性的，即睡眠、觉醒周期不断反复进行。随着年龄的增长，睡眠时间缩短，睡眠周期减少。成人每天 8 h 睡眠，只有一个睡眠周期，老年人睡眠 5 ~ 7 h。

（一）睡眠期间生理变化

在睡眠状态下，会出现一系列与清醒状态时不同的生理变化。主要表现为：嗅、视、听、触等感觉功能减退，骨骼肌的反射运动和肌紧张减弱和一系列自主神经功能的改变。例如，交感神经系统活动减弱，副交感神经系统的活动增强。一般表现为：心率减慢、血压降低、呼吸减慢、瞳孔缩小、尿量减少、代谢率降低、体温下降、发汗增多、胃液分泌增多而唾液分泌减少等。睡眠过程中发生的种种生理变化，随睡眠的时相不同而不同。

（二）睡眠的时相

根据睡眠过程中脑电图、肌电图和眼电图的表现和特征，将睡眠分为两种不同时相。一是慢波睡眠，脑电呈现同步化慢波，又称同步睡眠。二是快波睡眠或称异相睡眠，因为此相常常伴有眼球的快速运动，故称为快速眼球运动睡眠，脑电活动呈现去同步化快波。异相睡眠期间的生理功能变化与慢波睡眠比较，在变化程度上存在差异。异相睡眠期间各种感觉功能进一步降低，唤醒阈提高；骨骼肌的反射运动和肌紧张进一步减弱，肌肉几乎完全松弛，并伴有间断的阵发性表现，例如，部分肢体抽动，心率加快，血压升高或降低，呼吸加快而不规则。这种自主神经系统的活动出现明显而不规则的短时变化，可能与某些疾病在夜间突然发作有关，如心绞痛、哮喘病的发作等。梦发生于异相睡眠，据报道，约有 80% 的人在异相睡眠期间做着各种丰富多彩的梦。

在整个睡眠期间，慢波睡眠和异相睡眠交替出现。在正常成人，睡眠一开始先进入慢波睡眠，持续 80 ~ 120 min，然后转入异相睡眠，持续 20 ~ 30 min 后又转入慢波睡眠。整个睡眠期间，这种反复转化 4 ~ 5 次，越接近睡眠后期，异相睡眠持续时间越长。

动物实验表明，异相睡眠期间脑内蛋白质合成加快。推测异相睡眠是神经元活动增高时期，它与幼儿神经系统的成熟有密切关系，可能有利于建立新的突触联系而促进记忆活动。慢波睡眠期间，生长激素分泌明显高于觉醒状态，转入异相睡眠后，生长激素分泌又减少。慢波睡眠是消除躯体疲劳、恢复体力的主要方式。因为生长激素有助于蛋白质和核糖核酸的合成，促进全身细胞的新陈代谢，有利于养精蓄锐，为觉醒期间的紧张活动作准备。

（三）睡眠发生的机制

关于睡眠发生的解释，主要有三个学说，即被动发生学说、主动发生学说与体液学说。近年来的发展，主动发生学说逐渐占优势。

1. 被动发生学说　简单地说，睡眠就是觉醒的停止。在觉醒状态下，中枢神经系统内某些中枢，例如脑干网状结构的感觉传入冲动维持着一定的紧张性活动，使中枢保持于觉醒状态。当传入冲动减少时，这些中枢的紧张性活动减退了，从而使觉醒状态停止，因而产生睡眠。

2. 主动发生学说　这一学说中有以下两种看法：一种看法认为睡眠是大脑皮质的抑制过程扩散所产生的，这种观点是巴甫洛夫学派在研究条件反射的过程中发展过来的。这种观点并不认为脑内存在着产生睡眠的特定睡眠中枢。另一种看法也认为睡眠是一种主动过程，但它是脑内某些特殊部位活动的结果，如脑干下部存在着引起睡眠的中枢，这些观点主要是根据电刺激与睡眠有关的脑部中枢的研究提出来的。

3. 体液学说　认为睡眠的产生与中枢内某些神经递质有密切关系。研究者首先剥夺一只羊的睡眠（不让它睡觉）。然后抽取此羊的一些脑脊液，注射到大鼠的脑室中能使大鼠活动减少，睡眠增多，脑脊液中这种促睡眠物质称为促催眠因子，主要促进慢波睡眠。另外，有人应用动物血液交叉循环的方法，观察到电刺激甲猫下丘脑的睡眠中枢，能使其入睡，而对未受刺激的乙猫也能诱发睡眠。因此推测在甲猫血液中可能产生了一种与睡眠有关的激素，通过交叉循环的血管进入乙猫，诱发其睡眠。现已分别在脑静脉血、脑脊液或脑干组织中发现了数种促催眠因子，它们都属于肽类。

动物实验表明，选择性破坏中缝核（5-羟色胺递质系统）上部，慢波睡眠明显减少；选择性破坏中缝核下部，则快波睡眠受到严重抑制；选择性破坏蓝斑（去甲肾上腺素递质系统）下部，快波睡眠也明显减少。因此认为，中缝核的 5-羟色胺递质系统和蓝斑下部的去甲肾上腺素递质系统与睡眠的产生均有很大关系。

　知识链接

促睡眠的内源性物质

体液中调节觉醒与睡眠周期的活性物质，除神经递质外，还有很多，其中较为重要的有：①腺苷：脑内腺苷的含量随觉醒时间延长逐渐升高，当达到一定水平时促进慢波睡眠，继而随睡眠时间延长含量又逐渐降低，而后觉醒。腺苷通过抑制前脑基底部的胆碱能神经元促进睡眠，也可通过激活视前区腹外侧部 γ-氨基丁酸能神经元，抑制促觉醒脑区的活动延长睡眠。②前列腺素 D_2：由前列腺素 H_2 经前列腺素 D_2 合成酶催化而生成，在脑脊液中的浓度变化与觉醒-睡眠周期相一致，其浓度下降可导致睡眠减少。③生长激素：慢波睡眠时分泌增多，在促进机体生长和体力恢复的同时，又能延长慢波睡眠。生长激素释放激素和生长抑素可通过调控生长激素的量来影响睡眠。

　案例讨论

患者，男，54 岁。患者 2 年来发现四肢颤抖，且逐渐加重，伴有行走困难。近 1 个月头部出现不自主晃动，吞咽费力，流口水增多，写字困难，行动更加迟缓，时有走路跌倒，表情呆板，双手震颤呈"搓药丸"样，服用左旋多巴制剂后症状减轻。

请分析：

该患者是什么病？为什么服用左旋多巴制剂后症状减轻？

● **自测题** ●

一、选择题

1. 在突触传递的过程中，影响神经末梢递质释放量的关键因素是
   A. 末梢膜电位的水平
   B. 末梢内线粒体的数量
   C. 末梢内囊泡的数量
   D. 进入末梢内的 Ca^{2+} 量
   E. 末梢膜上化学门控 Ca^{2+} 通道的数量

2. 在整个反射弧中，最易出现疲劳的部位是
   A. 感受器

B．传入神经元

C．反射中枢的突触

D．传出神经元

E．效应器

3．非特异感觉投射的生理特点，正确的是

A．为单突触传递系统

B．与大脑皮质具有点对点的投射关系

C．没有专一的感觉传导功能

D．不易被巴比妥类药物影响

E．不通过脑干网状结构上行激动系统起作用

4．丘脑的非特异性投射系统的主要作用是

A．引起痛觉

B．引起温度觉

C．引起触觉

D．使机体进入睡眠状态

E．维持大脑皮质的兴奋状态

5．感觉的特异性投射系统能形成特定感觉，其主要原因是

A．接受来自脑干网状系统的纤维投射

B．与大脑皮质具有点对点的投射关系

C．丘脑与大脑皮质之间存在反馈通路

D．能维持和改变大脑皮质的兴奋状态

E．能激发大脑皮质发出神经冲动

6．内脏痛的主要特点是

A．刺痛

B．快痛

C．定位不精准

D．必有牵涉痛

E．对牵拉不敏感

7．下列各项生理功能活动属于条件反射的是

A．咀嚼、吞咽食物引起唾液分泌

B．闻到食物香味引起唾液分泌

C．叩击股四头肌腱引起小腿前伸

D．强光刺激视网膜引起瞳孔缩小

E．异物接触眼球引起眼睑闭合

8．快速牵拉肌肉时发出的牵张反射是使

A．受牵拉的肌肉发生收缩

B．同一关节的协同肌抑制

C．同一关节的拮抗肌兴奋

D．其他关节的肌肉也收缩

E．伸肌和屈肌同时收缩

9．维持躯体姿势的最基本方式是

A．屈肌反射

B．对侧伸肌反射

C．腱反射

D．肌紧张反射

E．翻正反射

10．（执业考试真题）帕金森病的主要发病原因是

A．大脑皮质运动区受损

B．丘脑底核受损

C．黑质 - 纹状体多巴胺通路受损

D．纹状体受损

E．中脑边缘系统受损

11．女，40 岁，行胃癌手术，在手术过程中应用筒箭毒碱作为肌肉松弛剂是由于

A．抑制 Ca^{2+} 进入接头前膜

B．增加肌肉接头前膜对 Mg^{2+} 的通透性

C．和乙酰胆碱竞争终板膜上的 N_2 受体

D．抑制囊泡移向接头前膜

E．抑制终板膜离子通道开放

12．男性，20 岁，车祸损伤中脑头端网状结构，患者会出现

A．脊休克

B．去大脑僵直

C．运动共济失调

D．昏睡

E．觉醒

13．临床应用局麻药主要是干扰了

A．结构完整性

B．绝缘性

C．功能完整性

D．相对不疲劳性

E．结构和功能完整性

14．小脑损伤时可能出现的体征是

A．柔软性麻痹

B．不全麻痹

C．巴宾斯基征

D．痉挛性麻痹

E. 闭目难立征

15. 成人在清醒、安静并闭眼时可出现
的脑电波是

A. α 波

B. β 波

C. θ 波

D. δ 波

E. α 阻断波

二、名词解释

1. 突触　2. 牵涉痛　3. 脊休克　4. 去大脑僵直　5. 条件反射　6. 第二信号系统

三、问答题

1. 简述特异性投射系统与非特异性投射系统的概念、特点及功能。

2. 简述内脏痛的特点。

3. 何为骨骼肌的牵张反射？牵张反射有哪几种类型？

4. 小脑对躯体运动主要有哪些调节功能？

（牛小艳　张锋雷）

内 分 泌

第十一章数字资源

思政之光

学习目标

通过本章内容的学习，学生应能够：

识记：

1. 说出激素的概念、分类、作用特征。

2. 列举腺垂体激素的种类，说出生长激素的作用。

3. 说出甲状腺激素、糖皮质激素、胰岛素的生理作用。

理解：

分析甲状腺激素、糖皮质激素、胰岛素的分泌调节。

运用：

关爱地方性甲状腺肿大患者以及理解甲状腺激素分泌异常导致的甲亢和甲减患者临床表现，糖尿病人，宣传内分泌疾患的预防优于治疗。

案例导入

王某，女，34岁，因无明显诱因心悸、下肢乏力4日入院，伴消瘦和多汗。近2个月体重减轻约5 kg。肌肉无力，易疲劳。体格检查：HR 115 次 / 分，BP 142/70 mmHg；双眼突出，颈静脉怒张。甲状腺Ⅱ度肿大。实验室检查：血清 T_3 10.12 pmol/L（参考值 3.19 ~ 9.15 pmol/L），T_4 总量 360 nmol/L，游离 T_4 53 pmol/L（参考值 10.3 ~ 30.9 pmol/L），TSH 0.014 mU/L（参考值 0.5 ~ 5 mU/L）。24 h 放射性碘摄取率为 70%（参考值 8% ~ 30%）。临床诊断为甲状腺功能亢进。

【思考】

1. 为何内分泌腺体功能会出现亢进和减退？

2. 患者为何出现上述一系列临床症状？激素分泌异常主要影响了人体哪些方面的功能？

第一节 概 述

内分泌系统（endocrine system）由内分泌腺和分布于其他器官组织中内分泌细胞共同组成。内分泌腺主要包括垂体、甲状腺、甲状旁腺、肾上腺、胰岛、性腺与松果体等，内分泌细胞不仅位于内分泌腺中，其他系统的器官组织如消化道黏膜也含有内分泌细胞，它们也归入内分泌系统。另外，如心、肾、脑等器官内的某些细胞也兼有内分泌的功能。

内分泌系统是除神经系统外机体另一重要的调节系统，内分泌系统的调节作用通过激素实现。激素广泛参与机体各项调节过程，整合机体功能，适应环境变化。多数激素都参与组织细胞的物质代谢和能量代谢的调节，为各项生命活动奠定基础。某些激素还可以促进组织细胞的增殖、分化、生长和成熟，影响各系统器官的正常生长发育。另外，激素还参与机体生殖器官的发育成熟、生殖、妊娠和哺乳过程，对生命延续和种族繁衍起重要作用。可见，内分泌系统与神经系统相互协调，密切配合，共同完成机体功能活动的调节，对代谢、生长发育、生殖等活动的影响尤为明显。

一、激素的概念与传递方式

激素（hormone）是指由内分泌腺或散在的内分泌细胞分泌的通过体液运输发挥传递信息作用的高效生物活性物质。激素作用的器官、组织和细胞分别被称为靶器官、靶组织和靶细胞。激素发挥作用需要以体液为媒介，其运送方式主要有以下几种（图11-1）：①大多数激素经血液循环运输到距离较远的靶组织或靶细胞发挥调节作用，称为远距分泌（telecrine）；②某些激素由组织液扩散至邻近细胞而发挥作用，称为旁分泌（paracrine）；③激素分泌出来后经扩散又返回或不释放直接作用于分泌该激素的细胞，称为自分泌（autocrine）；④神经内分泌细胞分泌的激素经轴浆运输至神经末梢释放入血液，再经血液循环运输发挥作用，称神经分泌（neurocrine）。

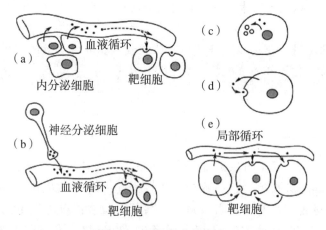

图11-1　激素的作用方式
a. 远距分泌，b. 神经分泌，c、d. 自分泌，e. 旁分泌

各种激素作用不同，但其发挥生理作用过程中，都表现出以下共有的特征：

1. 相对特异性　大多数激素通过血液循环运送至全身，但并非对所有组织都有作用，激素只选择性地作用于自己的靶细胞，也就是激素作用具有相对特异性。激素作用之所以具有特异性，是因为靶细胞内有能够识别并能与之结合的特异性受体。激素和受体的结合力称为亲和力。激素在调节靶细胞生理功能的同时，还调节着受体的数量，低浓度的激素能使受体数量增多，称为上调，而高浓度的激素能使受体数量减少，称为下调。

2. 信使作用　激素作用于靶细胞，既不使其增加新的功能，也不直接参与细胞代谢过程。激素的作用是传递信息，只是将调节信息以化学方式传递给靶细胞，使靶细胞原有的生理生化过程增强或减弱，激素的这种作用犹如"信使"。完成信息传递后，激素即被分解灭活。

3. 高效能　激素在血中的含量浓度很低，一般用纳摩尔（nmol/L）或皮摩尔（pmol/L）作单位，但其生理效应却十分显著，如1 mg的甲状腺激素可使机体产热量增加约4200 kJ，可见，激素是一种高效能的生物活性物质。如果某内分泌腺分泌的激素稍有过量或不足，便会引起机体相应的生理功能异常，称为该内分泌腺功能亢进或减退。激素作用的高效能与激素和受体结合后引起的一系列逐级放大反应有关。例如，0.1 μg 促肾上腺皮质激素释放激素可使腺垂体释放 1 μg 的促肾上腺皮质激素，后者能使肾上腺皮质产生 40 μg 糖皮质激素，最终可刺激肝合成约 6000 μg 肝糖原。

4．相互作用　激素的作用存在相互影响，激素之间相互作用方式包括：①协同作用：不同激素某方面作用相同，通过联合作用可提高生物效应。如生长激素、肾上腺素、糖皮质激素等，都可使血糖升高。②拮抗作用：两种激素的作用相反，如胰岛素能降低血糖，而糖皮质激素则可升高血糖。③允许作用（permissive action）：是指某些激素本身并不具有某种生理效应，但它的存在却是另一种激素发挥效应的必要条件，这称为允许作用。如糖皮质激素本身并不直接引起血管平滑肌的收缩，但只有当它存在时，去甲肾上腺素才能更有效地发挥缩血管作用，若糖皮质激素过少，去甲肾上腺素的这种效应会大大减弱。

二、激素分类与作用机制

（一）激素的分类

激素的分类方法有很多，通常按化学性质将激素分为以下两类。

1．含氮激素　激素分子结构中含有氮元素，又可分为蛋白质和肽类激素以及胺类激素。此类激素易被消化道的蛋白酶或肽酶所分解，所以，作为药物使用一般不宜口服，需以注射方式给药。

（1）蛋白质和肽类激素：如胰岛素、甲状旁腺素、下丘脑调节性多肽、腺垂体激素、神经垂体激素、胃肠激素、降钙素、胰高血糖素等。

（2）胺类激素：如肾上腺素、去甲肾上腺素、甲状腺激素等。

2．类固醇激素　此类激素的前体都是胆固醇。主要有肾上腺皮质激素如皮质醇和醛固酮等和性激素如雌二醇、孕酮和睾酮等。另外，胆钙化醇也是胆固醇的衍生物，但其化学结构和上述类固醇激素略有不同，也归入此类，称固醇激素。

（二）激素的作用机制

含氮激素和类固醇激素化学性质不同，其作用机制也不同，现将两类激素的作用机制分别叙述如下。

1．含氮类激素作用原理——第二信使学说

第二信使学说是由 Sutherland 等于 1965 年提出来的，该学说认为：携带调节信息的激素作为第一信使，经血液循环运输到达靶细胞，含氮激素分子量较大，并不进入靶细胞内，而是与靶细胞膜上的特异性受体结合，从而激活细胞膜上的鸟苷酸结合蛋白（简称 G 蛋白），激活状态的 G 蛋白进一步激活腺苷酸环化酶（adenyl cyclase，AC）。在 Mg^{2+} 参与下，AC 催化 ATP 生成环 - 磷酸腺苷（cyclic adenosine monophosphate，cAMP），

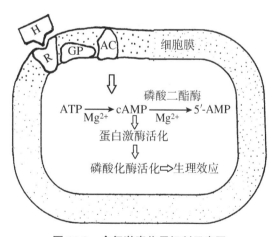

图 11-2　含氮激素作用机制示意图

cAMP 激活细胞内的蛋白激酶 A（protein kinase A，PKA），继而催化细胞内蛋白质的磷酸化，引起相应生理效应。cAMP 发挥作用后，即被细胞内的磷酸二酯酶降解为 5'-AMP 而失去活性（图 11-2）。

可见，含氮激素发挥作用的过程中，细胞内信息传递由 cAMP 来完成，所以将 cAMP 称为第二信使（second messenger），cAMP 是发现最早的第二信使，但并不是唯一的第二信使，

重要的第二信使还包括环磷酸鸟苷、肌醇三磷酸、二酰甘油和 Ca^{2+} 等。

2．类固醇激素作用原理——基因表达学说　类固醇激素分子量较小，为脂溶性物质，可透过细胞膜进入细胞内，与胞浆受体结合，形成激素 - 胞浆受体复合物。在一定条件下，激素 - 胞浆受体复合物进入细胞核，并与核内受体结合，形成激素 - 核受体复合物。激素 - 核受体复合物结合在染色质的特异位点上，启动或抑制 DNA 的转录过程，促进或抑制 mRNA 的形成，进而通过诱导或减少某种蛋白质（主要是酶）的合成引起生理效应（图 11-3）。

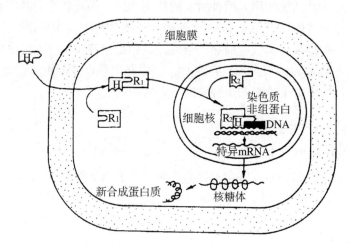

图 11-3　类固醇激素作用机制示意图

第二节　下丘脑和垂体

一、下丘脑 - 垂体的功能联系

下丘脑内有许多具有内分泌功能的神经元，是沟通神经调节和体液调节的枢纽，所以，下丘脑也被认为是内分泌中枢。垂体位于垂体窝内，是机体重要的内分泌腺，按功能垂体可分为腺垂体和神经垂体两部分。下丘脑和垂体之间在结构和功能上密切联系，分别组成了下丘脑 - 腺垂体系统和下丘脑 - 神经垂体系统（图 11-4），在人体功能的调节中发挥着重要作用。

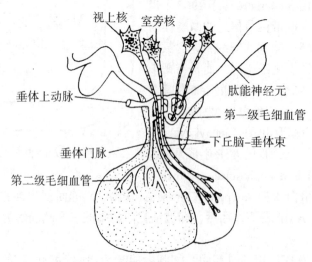

图 11-4　下丘脑与垂体的联系模式图

（一）下丘脑－腺垂体系统

下丘脑和腺垂体没有直接的神经联络，二者主要通过垂体门脉系统形成的血管网络实现双向沟通。促垂体区位于下丘脑的内侧基底部，主要包括正中隆起、弓状核、视交叉上核、腹内侧核、室旁核等。促垂体区的内分泌细胞属于肽能神经元，这些肽能神经元分泌的能调节腺垂体活动的肽类物质称为下丘脑调节性多肽（hypothalamic regulatory peptides，HRP），这些调节性多肽通过垂体门脉系统运至腺垂体，调节腺垂体内各种激素的分泌。已发现的下丘脑调节性多肽主要有9种，其名称和主要作用列于下表11-1。

表11-1　下丘脑调节性多肽的种类、化学性质及主要作用

种类及英文缩写	主要作用	化学性质
促甲状腺激素释放激素（TRH）	促进促甲状腺激素的分泌	3肽
促性腺激素释放激素（GnRH）	促进黄体生成素、卵泡刺激素的分泌	10肽
生长激素释放激素（GHRH）	促进生长激素的分泌	44肽
生长激素抑制激素（GHIH）也称生长抑素（SS）	抑制生长激素的分泌	14肽
促肾上腺皮质激素释放激素（CRH）	促进促肾上腺皮质激素的分泌	41肽
促黑激素释放因子（MRF）	促进促黑素细胞激素的分泌	未定
促黑激素释放抑制因子（MIF）	抑制促黑素细胞激素的分泌	未定
催乳素释放因子（PRF）	促进催乳素的分泌	31肽
催乳素释放抑制因子（PIF）	抑制催乳素的分泌	未定

（二）下丘脑—神经垂体系统

下丘脑的视上核和室旁核内神经元具有内分泌功能，其轴突下行至神经垂体，构成下丘脑—垂体束，神经元胞体可以合成血管升压素和缩宫素，这两种激素通过下丘脑—垂体束的轴浆运输至神经垂体，并在此贮存并释放入血液。

二、腺垂体

腺垂体内有多种内分泌细胞，主要分泌七种激素，其中生长激素（growth hormone，GH）、促黑激素（melanophore stimulating hormone，MSH）和催乳素（prolactin，PRL）直接调节靶细胞的功能活动，而促甲状腺激素（thyroid stimulating hormone，TSH）、促肾上腺皮质激素（adrenocorticotropic hormone，ACTH）、促卵泡激素（follicle stimulating hormone，FSH）和黄体生成素（luteinizing hormone，LH）作用于靶腺，通过调节靶腺内激素的分泌发挥作用，所以将这种激素称为促激素。

➢ 考点提示：生长激素的生理作用及其分泌调节

（一）腺垂体激素及生理作用

1. 生长激素　是由191个氨基酸组成的蛋白质，是腺垂体中含量最多的激素。生长激素的生理作用主要是促进机体生长发育和物质代谢，此外，还参与机体的应激反应。

（1）生长激素的作用

1）促进机体生长发育：机体生长发育受多种因素调节，GH是起关键作用的激素，GH能促进骨、软骨、肌肉以及其他组织细胞分裂增殖和蛋白质合成，从而促进机体生长，尤其是骨

骼和肌肉的生长。人幼年时 GH 分泌不足，将导致骨骼发育迟缓，身材矮小，称为侏儒症；幼年时分泌过多，长骨过度生长，导致身材过于高大，称为巨人症；成年以后，生长激素分泌过多，由于长骨骺端已闭合，身材不再长高，但某些短骨、不规则骨和软组织还可继续生长，表现出指（趾）粗大、鼻梁宽阔、下颌突出、嘴唇增厚和内脏器官增大，称为肢端肥大症。

生长激素受体广泛分布于全身大多数器官的组织细胞，GH 既可以通过与生长激素受体结合启动靶细胞内信号传导系统，直接促进生长发育；又可以通过胰岛素样生长因子（insulin-like growth factor，IGF）介导部分促生长作用，IGF 过去也称生长素介质（somatomedin，SM），由 GH 诱导靶细胞特别是肝细胞产生，IGF 能促进钙、磷和氨基酸进入软骨组织，加速 DNA、RNA 和蛋白质合成，从而促进软骨组织增殖和骨化，使长骨生长。

2）调节代谢：①促进蛋白质合成，抑制蛋白质分解。GH 可通过生长素介质使氨基酸进入细胞，增强 DNA 和 RNA 的合成，促进蛋白质的合成特别是肝外组织的蛋白质合成。②促进脂肪分解。GH 通过激活脂肪酶，促进脂肪分解，增强脂肪酸的氧化分解，提供能量，由于脂肪分解能减少糖的利用，升高血糖。③使血糖升高。GH 可抑制外周组织摄取和利用葡萄糖，使葡萄糖的消耗减少，从而使血糖升高。所以，当 GH 分泌过多可使血糖升高，从而引起糖尿，称为垂体性糖尿。

（2）生长激素分泌的调节

1）下丘脑对生长激素分泌的调节：GH 的分泌受下丘脑所分泌的生长激素释放激素（GHRH）和生长激素释放抑制激素（GHIH）的双重调节，生长激素释放激素促进 GH 的分泌，生长激素释放抑制激素则抑制 GH 的分泌。生长激素释放激素对 GH 的分泌起经常性调节作用，生长激素释放抑制激素平常所起作用很小，仅在 GH 分泌过多时才发挥抑制作用，以维持血液中 GH 水平的稳定。

2）负反馈调节：血液中 GH 可负反馈作用于下丘脑和腺垂体，调节 GH 的分泌。

3）其他因素的影响：不同人群 GH 的分泌水平不同，人在青年期 GH 分泌率最高，随着年龄的增长，分泌量会逐渐减少。青年女性连续分泌多于青年男性。GH 的分泌还受睡眠的影响，人觉醒时 GH 分泌量较少，入睡后明显增加，60 min 达到高峰，慢波睡眠使 GH 分泌增多，而进入异相睡眠时又减少。饥饿、运动、低血糖及应激等情况下，GH 分泌增多，其中，急性低血糖的刺激效应最明显，相反，在血糖升高时，GH 分泌减少。

 知识链接

巨人症

青少年分泌生长激素过多因骨骺未闭导致巨人症，青春期后骨骺已融合则形成肢端肥大症。本病早期，体格、内脏普遍性肥大，腺垂体功能亢进；晚期，体力衰退，出现继发性腺垂体功能减退。患者早期可无症状，而后逐渐出现面增长变阔，眉及双颧隆突，巨鼻大耳，唇舌肥厚，下颌渐突出，牙齿稀疏，鼻翼与喉头增大，语言钝浊。指（趾）粗短、掌跖肥厚，全身皮肤粗厚、多汗、多脂。内脏普遍增大，胸廓增大。女子多数月经紊乱、闭经、不育。晚期可有头痛、视野缺损和高血压，也可出现继发性甲状腺功能减退症，继发性肾上腺皮质功能减退，骨质疏松，脊柱活动受限等。垂体性巨人症表现为儿童期过度生长，身材高大，四肢生长尤速。食欲亢进，臂力过人。晚期体力日渐衰弱。

根据吉尼斯纪录显示，美国一名巨人症患者身高达 2.72 m，是世界上最高的人，至今仍无人能打破这个纪录。

2．催乳素　催乳素是199个氨基酸残基组成的蛋白质。其生理作用十分广泛，主要是促进乳腺和性腺的发育和分泌，另外，还参与应激和免疫调节。其主要生理作用表述如下：

（1）对乳腺的作用：PRL对乳腺的主要作用是促进乳腺发育，引起并维持泌乳。PRL在不同时期有不同作用。在女性青春期乳腺发育中，生长激素、雌激素、孕激素、糖皮质激素、甲状腺激素和PRL协同发挥作用。在妊娠期，PRL、雌激素和孕激素分泌增多，乳腺腺泡增生发育，此时，乳腺已具备泌乳能力但不泌乳，这是因为血液中高水平的雌激素和孕激素抑制PRL的泌乳作用的结果。分娩时，乳腺PRL受体不断增加，分娩后，血中雌激素和孕激素水平明显降低，PRL开始促使乳腺泌乳，并维持泌乳。PRL还可促进乳汁中酪蛋白、乳糖和脂肪等成分的合成。

（2）对性腺的作用：PRL与黄体生成素协同作用，能促进排卵和黄体生长，并刺激孕激素、雌激素的分泌，但大剂量PRL则抑制雌激素、孕激素的合成。在男性，PRL能增强睾丸间质细胞对间质细胞刺激素的敏感性，从而促进睾酮合成，还可促进男性附属腺的生长。

（3）参与应激反应：应激状态下，血中PRL浓度升高，与ACTH和GH都是应激反应中腺垂体分泌的重要激素。

3．促黑激素　促黑激素的主要生理作用是刺激黑色素细胞，促进细胞内酪氨酸酶的合成和激活，使酪氨酸转化为黑色素，从而使皮肤、毛发和虹膜颜色加深。例如，糖皮质激素可抑制促黑激素的分泌，肾上腺皮质功能减退的患者由于糖皮质激素的减少，使促黑激素分泌增多，可出现皮肤颜色加深，但促黑激素对于正常情况下的色素沉着并非必需因素。

4．促激素　腺垂体分泌的促激素包括促甲状腺激素、促肾上腺皮质激素、促卵泡激素和黄体生成素四种。它们经血液循环运输，作用于相应靶腺，调节靶腺激素的分泌，再由靶腺激素调节各自靶细胞的活动。

（1）促甲状腺激素：促进甲状腺腺组织的增生，促进甲状腺合成、分泌甲状腺激素。

（2）促肾上腺皮质激素：促进肾上腺皮质的增生，促进肾上腺皮质合成、分泌皮质激素。

（3）促卵泡激素：促进女性卵泡发育成熟，并能促进卵泡分泌雌激素，同黄体生成素协同作用，能促进成熟卵泡发生排卵。在男性，FSH称为精子生成素，主要作用是促进精子的生产。

（4）黄体生成素：LH能促进成熟卵泡发生排卵，刺激排卵后黄体的生成，促进黄体分泌孕激素和雌激素。在男性，又称间质细胞刺激素，主要促使睾丸间质细胞分泌雄激素。

（二）腺垂体的分泌调节

腺垂体的分泌活动主要受下丘脑调节肽的调控和靶腺激素的反馈调节。如前所述，下丘脑通过9种调节性多肽调节着腺垂体内7种激素的分泌。腺垂体分泌的促激素分别作用于甲状腺、肾上腺皮质和性腺三个靶腺体，调节靶腺激素的分泌。而靶腺激素又可反馈调节下丘脑和腺垂体的活动，这种反馈主要是负反馈作用，靶腺激素对下丘脑和腺垂体的负反馈调节意义是使靶腺激素在血液中维持正常水平。可见，下丘脑、腺垂体和靶腺体在功能上密切联系、相互影响，从而构成了下丘脑 - 腺垂体 - 甲状腺

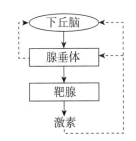

图11-5　腺垂体功能调节模式图
实线表示促进作用，虚线表示抑制作用

轴、下丘脑 - 腺垂体 - 肾上腺皮质轴和下丘脑 - 腺垂体 - 性腺轴三个功能系统（图11-5）。

三、神经垂体

神经垂体内不含腺细胞，自身不具有合成激素的功能，而神经垂体内却有两种激素：血管升压素（vasopressin，VP）和催产素（oxytocin，OT），这两种激素都是由下丘脑视上核和

室旁核神经元胞体合成，然后经下丘脑 - 垂体束神经纤维的轴浆运输至神经垂体的末梢进行贮存，并由此释放进入血液。视上核神经元主要合成血管升压素，而室旁核神经元主要合成催产素。血管升压素和催产素的化学结构类似，都是由一个 6 肽环和一个 3 肽侧链构成的 9 肽，所以，二者除具有各自的生理功能外，还有一定的交叉作用。

（一）血管升压素

血管升压素又称抗利尿激素（ADH），其生理作用主要有两方面：一方面是对肾的作用，VP 可提高远曲小管和集合管管壁对水的通透性，促进水的重吸收，使尿量减少（详见肾的排泄功能章节）；另一方面是对循环系统的作用，生理水平的 VP 无明显升压作用。在机体大失血的情况下，VP 分泌量明显增加，可引起皮肤、内脏和肌肉等血管广泛收缩，使血压升高。

（二）催产素

催产素（oxytocin，OT）又称缩宫素，主要生理作用是在哺乳期促进乳汁排出和在分娩时刺激子宫收缩。

1. 促进乳腺排乳　OT 是促进乳腺排乳的关键激素。在哺乳期，乳腺不断分泌乳汁并储存于腺泡中。婴儿吮吸乳头产生的刺激信息经传入神经传至下丘脑，兴奋 OT 神经元，通过下丘脑 - 垂体束可引起神经垂体储存的 OT 释放入血，OT 可使乳腺腺泡周围的肌上皮细胞收缩，腺泡内压力升高，从而使乳汁射出，这一反射称为射乳反射。OT 也有营养乳腺和维持乳腺泌乳的作用。

2. 刺激子宫收缩　OT 能促进子宫平滑肌收缩，但这种作用与子宫的功能状态有关。OT 对非孕子宫作用较弱。在妊娠期特别是妊娠晚期，子宫平滑肌对 OT 的敏感性逐渐增加，OT 促进子宫收缩作用增强。在分娩过程中，胎儿头部牵拉宫颈可反射性地引起 OT 分泌增加，OT 促使子宫收缩进一步加强，通过这种正反馈调节加速胎儿娩出，起到"催产"的作用。

此外，OT 还与神经内分泌、学习与记忆、痛觉调制等功能有关。

第三节　甲状腺

甲状腺是人体最大的内分泌腺。甲状腺由数百万个大小不等的滤泡组成，主要的内分泌细胞为滤泡上皮细胞，滤泡上皮细胞合成甲状腺激素（thyroid hormone，TH），并以胶质形式储存在滤泡腔中。另外，在滤泡上皮细胞间及滤泡间的结缔组织内还有少量的滤泡旁细胞，又称甲状腺 C 细胞，滤泡旁细胞分泌降钙素，其作用见本章第六节。

一、甲状腺激素的合成与分泌

甲状腺激素主要包括四碘甲腺原氨酸（T_4）和三碘甲腺原氨酸（T_3）。四碘甲腺原氨酸也称甲状腺素。在血液中 T_4 含量占绝大多数，但 T_3 的生物活性为 T_4 的 4 ～ 5 倍，T_4 在外周组织中可转化为 T_3 发挥生理作用。

（一）甲状腺激素的合成

甲状腺激素的合成原料主要是碘和甲状腺球蛋白，其中碘 80% ～ 90% 来源于食物，碘是甲状腺激素合成的不可缺少的原料，摄碘量低于 50 μg/d 就不能保证甲状腺激素的正常合成。国际上推荐碘摄入量为 150 μg/d，处于生长发育期、妊娠期和哺乳期需要适量补充碘，应 ≥ 200 μg/d。甲状腺球蛋白由甲状腺滤泡上皮细胞合成并储存于滤泡腔内。

知识链接

碘与甲状腺疾病

碘与甲状腺疾病关系密切，不论碘缺乏还是碘过剩均可导致甲状腺疾患。碘缺乏可引起单纯性甲状腺肿、甲状腺结节、甲状腺肿瘤等；碘过剩则可出现甲状腺炎，诱发格雷夫斯（Grave）病、淋巴细胞性甲状腺炎等。临床上观察到，碘摄入过多将引起碘甲亢，特别是在碘缺乏地区，补充碘盐后，毒性甲状腺结节的发病率明显高于非缺碘地区。长期缺碘可致单纯性甲状腺肿，是因为缺碘，甲状腺激素分泌减少，因而促甲状腺激素分泌水平提高，导致甲状腺代偿性增生变大。

甲状腺激素的合成过程可分为腺泡聚碘、碘的活化、酪氨酸碘化和甲状腺激素的合成四个环节（图 11-6）。

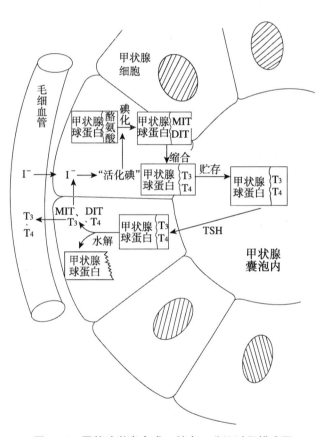

图 11-6 甲状腺激素合成、储存、分泌过程模式图

1. **腺泡聚碘** 食物中的碘化物进入人体后以 I^- 的形式存在，经肠道吸收进入血液，血液中 I^- 约 1/3 被甲状腺主动摄取。甲状腺内 I^- 浓度约为血液的 30 倍，I^- 进入滤泡上皮细胞属于继发性主动转运，这一过程由钠 - 碘同向转运体完成。临床上常采用注入碘同位素示踪法检查甲状腺聚碘能力和甲状腺功能。

2. **碘的活化** 摄入的 I^- 还不能直接用来合成甲状腺激素，还需经过活化才能使酪氨酸碘化，I^- 活化的过程是在甲状腺过氧化物酶（TPO）的催化下完成的，碘活化后的形式可能是碘原子。

3. **酪氨酸碘化** 活化碘与甲状腺球蛋白的酪氨酸结合，由活化碘取代酪氨酸残基上的氢，生成一碘酪氨酸残基（MIT）和二碘酪氨酸残基（DIT），从而完成酪氨酸的碘化。

4. 甲状腺激素的合成 在 TPO 的催化下，MIT 和 DIT 两两耦联，一个 MIT 和一个 DIT 耦联生成 T_3，两个 DIT 耦联生成 T_4。

由上可见，TPO 在甲状腺激素的合成中起重要作用，抑制 TPO 的活性，就可减少甲状腺激素的合成，所以，在临床上，可用 TPO 的抑制剂硫脲类药物来治疗甲状腺功能亢进。

（二）甲状腺激素的释放和运输

1. 释放 合成的甲状腺激素以胶质形式储存于滤泡内，在促甲状腺激素的作用下，滤泡细胞顶部微绒毛伸出伪足，以吞饮方式将含有 T_4、T_3 的胶质小滴摄入细胞内，胶质与滤泡细胞内溶酶体结合形成吞噬体，溶酶体内的水解酶使甲状腺球蛋白水解释放出游离的 T_4、T_3、MIT 和 DIT，T_4、T_3 迅速释放入血，而 MIT 和 DIT 被细胞质内的脱碘酶脱碘，脱下的碘大部分被重新利用。

2. 运输 进入血液的 T_4、T_3 绝大部分与血浆蛋白结合，以结合形式在血液中储存和运输。游离状态的 T_4、T_3 仅占各自总量的 0.03% 和 0.3%。但只有游离状态的 T_4、T_3 才具有生物活性，结合形式和游离形式的 T_4、T_3 可以相互转化，通过这种相互转化可以缓冲甲状腺功能的急剧变化，维持血中游离状态的甲状腺激素的稳定。

（三）甲状腺激素的降解

T_4 在血液中的半衰期为 6～7 天，T_3 仅为 1 天。甲状腺激素降解的主要方式为脱碘，80% 的 T_4 在外周组织经脱碘酶脱碘形成 T_3 和 rT_3，故血液中的 T_3 主要来自 T_4，T_3 和 rT_3 可进一步脱碘。约 15% 的 T_4 和 T_3 在肝内灭活，灭活后经胆汁排泄，进入肠道被细菌进一步分解，之后随粪便排出。5% 的 T_4 和 T_3 在肝内和肾内脱去氨基和羧基，随尿液排出。

二、甲状腺激素的生理作用

甲状腺激素的生理作用十分广泛，几乎对全身所有组织活动都有影响，主要作用是促进机体代谢和生长发育。

➤ 考点提示：甲状腺激素的生理作用及其分泌调节

（一）对代谢的影响

1. 能量代谢 甲状腺激素能使大多数组织细胞的耗氧量和产热量增加，从而使基础代谢率升高。甲状腺功能亢进的患者，因产热量增加，表现为喜冷怕热、容易出汗，基础代谢率比正常值高出 25%～80%；甲状腺功能低下的患者，产热减少，表现为喜热畏寒，基础代谢率可比正常值低 20%～40%。所以，临床上可通过测定基础代谢率，来了解甲状腺的功能状态。

2. 物质代谢

（1）蛋白质代谢：生理水平的甲状腺激素可促进蛋白质合成，表现为正氮平衡。而甲状腺激素分泌过多则促进肌肉等外周组织蛋白质的分解，此时表现为负氮平衡。所以，甲状腺功能亢进的患者由于肌肉和骨骼蛋白质分解增加，可出现身体消瘦、肌无力和骨质疏松。甲状腺功能低下时，蛋白质合成减少，但组织间的黏蛋白增多，结合大量的正离子和水分子，皮下组织中水分滞留，形成指压不凹陷的黏液性水肿。

（2）糖代谢：甲状腺激素一方面能促进小肠黏膜对糖的吸收，促进糖原分解和糖异生，同时能增强肾上腺素、生长激素和糖皮质激素的升血糖作用，从而使血糖升高；另一方面又能促进外周组织对糖的利用，使血糖降低。总的来说，升血糖作用强于降血糖作用，所以，甲状腺功能亢进的患者血糖会升高，甚至出现糖尿。

（3）脂肪代谢：甲状腺激素既能促进胆固醇的合成，又能加速胆固醇的降解，但总的效应是降解大于合成。故甲状腺功能亢进的患者血液中胆固醇常低于正常，而甲状腺功能低下者血液中胆固醇含量升高，易产生动脉硬化。

（二）对生长发育的影响

甲状腺激素是维持机体正常生长发育必不可少的激素，特别是能促进骨骼和脑的发育。如果胚胎时期摄入碘不足引起甲状腺合成减少，或者婴幼儿时期甲状腺功能低下，将导致骨骼和神经系统发育停滞，表现出身材矮小、智力低下，称为呆小症，又称克汀病（cretinism），一般患儿在出生后数周至 3 ～ 4 月后才出现发育迟缓的表现。甲状腺功能低下的患儿在出生后 3 个月内如及时给予补充甲状腺激素，其生长发育可完全正常，超过 3 个月则很难避免呆小症的出现。

知识链接

先天性甲状腺功能低下与新生儿筛查

1874 年，Gull 就已观察并认识到以智力迟钝、身材矮小为特征的克汀病（cretinism）与先天性甲状腺功能减退（甲低）有关。克汀病也称呆小症，表现为多发性先天性缺陷和严重的不可逆转的智力低下。Gudernatsch 在 1912 年的实验发现，给幼龄蝌蚪喂以少量马甲状腺组织碎片后可提前变态并发育成"微型蛙"。可见，TH 是促进机体正常生长发育必不可少的因素。先天性甲状腺功能低下是指由于先天缺陷或缺碘导致甲状腺激素合成不足的疾病。由于甲状腺激素对骨骼和大脑的发育起重要作用，先天性甲低可导致智力低下，危害十分严重。该病发病率高，在出生后 3 个月内补充甲状腺激素可避免神经系统功能损害，故应早发现、早治疗。我国 1995 年 6 月颁布的《中华人民共和国母婴保健法》已将先天性甲低列入新生儿筛查的疾病之一。筛查一般在新生儿出生 72 h 并充分喂食 6 次母乳后进行，采集足底血液制成干血滴滤纸标本，逐级递送至省筛查中心，检测 TSH 浓度作为初筛，再检测血清 T_4、TSH 以确诊，如结果异常及时通知产妇。该方法简便、准确，是患儿早期诊断、避免严重智力缺陷、减轻家庭和国家负担的极佳防治措施。

（三）其他作用

1. 对神经系统的作用　甲状腺激素不仅能促进神经系统的发育，还可提高中枢神经系统的兴奋性。所以，甲状腺功能亢进的患者由于中枢神经系统兴奋性增高，常表现为易怒、易激动、烦躁不安、多言多动和注意力不集中等。而甲状腺功能低下的患者则表现出表情淡漠、反应迟钝、记忆力减退、嗜睡少动等症状。

2. 对心血管系统的作用　甲状腺激素能提高心肌收缩力，使心率加快，心输出量增加，外周血管扩张，脉压增大。甲状腺功能亢进的患者常出现心动过速，而甲状腺功能低下者则表现为心动过缓。

三、甲状腺激素的分泌调节

（一）下丘脑 - 腺垂体 - 甲状腺轴

甲状腺激素的分泌主要受到下丘脑 - 腺垂体 - 甲状腺轴的调节（图 11-7），下丘脑分泌促甲状腺激素释放激素促进腺垂体分泌促甲状腺激素，促甲状腺激素作用于甲状腺，促进甲状腺激素的合成、释放和腺泡的增生，血液中游离的甲状腺激素达一定水平又可对下丘脑和腺垂体的活动产生负反馈作用，抑制促甲状腺激素释放激素和促甲状腺激素的分泌。下丘脑、腺垂体

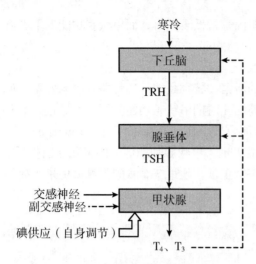

图 11-7　甲状腺分泌调节模式图
实线表示促进作用，虚线表示抑制作用

和甲状腺构成闭合环路自动控制系统，对于维持生理状态下甲状腺激素的稳定具有重要意义。

（二）甲状腺的自身调节

碘是甲状腺激素合成的基本原料。甲状腺能根据血碘水平的变化，调节自身摄碘和合成甲状腺激素的能力，称为甲状腺功能的自身调节。当食物中的碘含量过高时，血碘升高达一定水平，甲状腺摄碘能力会下降，合成的甲状腺激素减少，这种过量的碘产生的抑制甲状腺激素合成的效应称为碘阻滞效应，也称为 Wolff-Chaikoff 效应。反之，当血碘降低时，甲状腺摄碘能力增强，甲状腺激素的合成增多。可见，甲状腺自身调节的意义在于使摄碘能力与食物当中的碘含量相适应，缓冲甲状腺激素分泌的波动。

甲状腺自身调节是有限度的，当食物中长期缺碘，超出甲状腺自身调节的限度，甲状腺激素合成减少，由于血液中甲状腺激素水平降低，对腺垂体的负反馈抑制作用减弱，腺垂体分泌的促甲状腺激素增多，促使甲状腺腺组织增生肥大，称为地方性甲状腺肿或单纯性甲状腺肿。

（三）自主神经对甲状腺活动的影响

甲状腺受交感神经和副交感神经的双重支配。交感神经的功能是促进甲状腺激素的合成与释放，主要意义是在应激反应时，使甲状腺激素的分泌与机体状态相适应。副交感神经的作用目前尚不十分清楚。

第四节　肾上腺

肾上腺位于肾的上方，分为皮质和髓质两部分，但二者的发生、结构和分泌的激素皆不同，可以看成是功能上相互独立的两个内分泌腺体。

一、肾上腺皮质

肾上腺皮质自外向内由球状带、束状带和网状带三部分构成，这三部分分别分泌不同的激素。球状带分泌盐皮质激素，主要是醛固酮。束状带分泌糖皮质激素（glucocorticoid，GC），主要是皮质醇，也有皮质酮和皮质素。网状带则分泌性激素，如脱氢表雄酮和少量雌二醇。切除动物双侧肾上腺，动物可很快死亡，如及时补充肾上腺皮质激素，动物生命则得以维持，这证明，肾上腺皮质激素是维持生命所必需的激素。醛固酮的作用在第八章肾的泌尿功能中已叙述，性激素的内容见"第十二章生殖"，本节中仅介绍糖皮质激素的相关知识。

（一）糖皮质激素的生理作用

糖皮质激素的作用十分广泛，对全身多数组织和器官的活动均有影响。其作用主要包括以下方面：

➤ 考点提示：糖皮质激素的生理作用及其分泌调节

1．对物质代谢的影响

（1）糖代谢：糖皮质激素对糖代谢的主要作用是促进糖异生，抑制组织对糖的利用，使血糖升高。一方面，糖皮质激素具有抗胰岛素作用，降低肌肉、脂肪等组织对胰岛素的敏感性，从而抑制外周组织对糖的摄取利用，使糖的去路减少。另一方面，糖皮质激素还能促进肝外蛋白质分解以提供氨基酸给肝，并增强参与肝糖异生的酶的活性，从而促进肝的糖异生，使糖的来源增加。

（2）蛋白质：糖皮质激素能促进肝外组织蛋白质分解，同时抑制肝外组织蛋白质合成。因此，糖皮质激素分泌过多时，肌肉、骨骼、淋巴等组织蛋白质大量分解，会造成肌肉消瘦、骨质疏松、皮肤变薄、免疫功能下降等表现。在肝内，糖皮质激素却能促进蛋白质的合成。

（3）脂肪：糖皮质激素对脂肪代谢的主要作用是促进脂肪的分解，促进脂肪酸在肝内的氧化。但当糖皮质激素分泌过多时，由于血糖升高刺激胰岛素分泌，从而间接促进脂肪的合成，使脂肪沉积。由于全身不同部位的组织对糖皮质激素的敏感性不一致，所以，当肾上腺皮质功能亢进或长期使用皮质醇，会导致全身的脂肪发生异常分布，四肢脂肪分解，脂肪在头面部、项背部和躯干部堆积，形成"满月脸""水牛背"和"向心性肥胖"等特征性表现。

2. 对水盐代谢的影响　糖皮质激素具有一定的醛固酮作用，即弱的保钠排钾作用。糖皮质激素还可降低入球小动脉的血流阻力，增加肾小球血浆流量，使肾小球滤过率增加；另外，糖皮质激素还具有抑制抗利尿激素分泌的效应，从而有利于水的排出。所以，当患者在严重的肾上腺皮质功能减退时，可因糖皮质激素的减少而出现排水障碍，形成"水中毒"，而补充糖皮质激素即可改善这种现象。

3. 在应激反应中的作用　当机体受到有害刺激，如寒冷、饥饿、手术、创伤、感染、中毒、疼痛及恐惧等情况下，下丘脑 - 腺垂体 - 肾上腺皮质轴的活动增强，腺垂体大量分泌促肾上腺皮质激素，糖皮质激素的分泌也随之增多，这种反应称为应激反应（stress response）。糖皮质激素在应激反应中可以提高机体对有害刺激的耐受力。在实验中，切除肾上腺皮质的动物对有害刺激的抵抗力降低，在遭遇这些刺激时，容易导致动物死亡。

应激反应中增多的激素除促肾上腺皮质激素和糖皮质激素外，生长激素、催乳素、肾上腺髓质激素、血管升压素和醛固酮均增多，可见，应激反应是以促肾上腺皮质激素和糖皮质激素为主的多种激素协同作用的非特异性反应。

4. 对其他器官、组织的作用

（1）血细胞：糖皮质激素能增强骨髓的造血功能，使红细胞、血小板和中性粒细胞数目增多。糖皮质激素能抑制淋巴细胞 DNA 的合成，促进淋巴细胞和嗜酸性粒细胞的破坏，使淋巴细胞和嗜酸性粒细胞数目减少。

（2）血液循环系统：糖皮质激素是维持正常血压的重要激素，它对循环系统的作用主要有以下几个方面。①允许作用。糖皮质激素可提高血管平滑肌对儿茶酚胺类物质的敏感性，从而使血管保持正常的紧张性，维持正常的血压。②糖皮质激素可降低毛细血管的通透性，发挥着维持血容量的作用。③在离体心脏，糖皮质激素能使心肌收缩力增强，但在整体中不明显。所以，肾上腺皮质功能低下的患者易出现低血压甚至休克，而糖皮质激素过多则会导致血压升高。

（3）神经系统：糖皮质激素能提高中枢神经系统的兴奋性，故肾上腺皮质功能亢进的患者常表现出烦躁不安、注意力不集中和失眠多梦。而肾上腺皮质功能低下会出现记忆力减退、反应迟钝等现象。

（4）消化系统：糖皮质激素能促进盐酸和胃蛋白酶的分泌，同时可抑制胃黏膜的保护作用。因此，长期使用糖皮质激素可诱发和加剧溃疡。

此外，大剂量的糖皮质激素还有抗炎、抗过敏、抗中毒、抗休克的作用。

（二）糖皮质激素的分泌调节

糖皮质激素的分泌主要受下丘脑 - 腺垂体 - 肾上腺皮质轴调节（图 11-8）。

1. 腺垂体对糖皮质激素的调节　下丘脑分泌促肾上腺皮质激素释放激素，通过垂体门脉系统作用于腺垂体，促进腺垂体分泌促肾上腺皮质激素，促肾上腺皮质激素促进肾上腺皮质腺

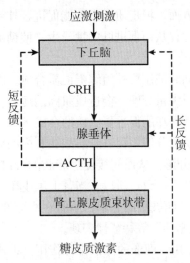

图 11-8　糖皮质激素分泌调节模式图
实线表示促进作用，虚线表示抑制作用

组织的增生和糖皮质激素的分泌。

2. 糖皮质激素的反馈调节　血液中糖皮质激素升高时，可对下丘脑和腺垂体产生负反馈作用，抑制促肾上腺皮质激素释放激素和促肾上腺皮质激素的分泌，从而使血液中糖皮质激素水平下降，这种负反馈调节对于维持糖皮质激素的稳定起重要作用。

临床上，长期大剂量应用糖皮质激素，由于糖皮质激素产生的负反馈作用，会导致促肾上腺皮质激素的分泌减少，引起肾上腺皮质萎缩，分泌功能降低，如果突然停药，会导致患者血液中糖皮质激素水平急剧降低，出现急性肾上腺皮质功能减退的危险。因此，在停药时应逐次减量，用药期间还可通过补充促肾上腺皮质激素防止肾上腺功能减退。

二、肾上腺髓质

肾上腺髓质主要由嗜铬细胞组成，嗜铬细胞分泌肾上腺素和去甲肾上腺素，二者同属儿茶酚胺，比例约为 4∶1。血液中肾上腺素主要由肾上腺髓质分泌，而去甲肾上腺素主要由肾上腺素能神经纤维释放，其次，由肾上腺髓质分泌。

（一）肾上腺髓质激素的生理作用

肾上腺素和去甲肾上腺素对各器官系统的生理作用已在相关章节中述及，现总结如下表（表 11-2），在此仅叙述它们对代谢的影响和在应激反应中的作用。

1. 对代谢的调节作用　肾上腺素和去甲肾上腺素对糖代谢的作用主要是促进肝糖原的分解和糖异生，减少葡萄糖的利用，从而使血糖升高。对脂肪代谢的作用是促进脂肪分解，增加机体的耗氧量和产热量。

2. 在应急反应中的作用　当机体遭遇环境的急剧变化，如剧烈运动、缺氧、失血、恐惧、焦虑时，交感神经兴奋，促进肾上腺髓质分泌肾上腺素和去甲肾上腺素，从而提高中枢神经兴奋性，使机体处于警觉状态；同时，心输出量增加，血管收缩，血压升高，血液发生重新分配，流至心、脑等重要器官的血流量增多；呼吸加快，肺通气量增大；糖原和脂肪分解，释放出能量供机体在紧急状态下使用。机体在紧急状态下产生的这一些反应称为应急反应。可见，在应急反应中，交感 - 肾上腺髓质系统发挥着重要作用，它能将机体潜在能量调动起来，应付环境的紧急变化。

表 11-2　肾上腺素与去甲肾上腺素对各器官的作用

	肾上腺素	去甲肾上腺素
心脏	心率加快，心肌收缩力增强，心输出量增加，血压升高	整体情况下，影响不明显
血管	胃肠、肾等腹腔脏器和皮肤血管收缩；冠脉血管、骨骼肌血管舒张	全身大多数血管收缩，外周阻力增大，血压升高
支气管	支气管平滑肌舒张	支气管平滑肌稍舒张
妊娠期子宫	子宫平滑肌舒张	子宫平滑肌收缩

应急反应与应激反应既有联系又有区别。引起应急反应和应激反应的各种刺激相同，在受到刺激时，这两种反应往往同时发生，共同在防御有害刺激和保护机体方面发挥着重要的作

用。但应急反应主要是交感神经 - 肾上腺髓质系统活动的结果，而应激反应主要是下丘脑 - 腺垂体 - 肾上腺皮质系统活动增强的过程。在作用方面，应急反应在于提高机体的警觉性和反应性，应激反应主要是提高对有害刺激的耐受力。

（二）肾上腺髓质激素分泌的调节

1. 交感神经　肾上腺髓质受交感神经节前纤维的支配。交感神经兴奋，促进肾上腺髓质分泌肾上腺素和去甲肾上腺素。

2. 促肾上腺皮质激素　促肾上腺皮质激素既可通过糖皮质激素促进肾上腺素的合成，也可直接作用于肾上腺髓质，使肾上腺素和去甲肾上腺素合成增加。

3. 自身反馈调节　肾上腺髓质内去甲肾上腺素和多巴胺过多时，又可反馈性抑制某些肾上腺髓质激素合成所需酶的活性，使儿茶酚胺合成减少，从而维持肾上腺髓质激素分泌的稳定。

第五节　胰　岛

胰腺包括外分泌部和内分泌部，外分泌部占大部分，在外分泌腺泡之间分散着许多大小不等的内分泌细胞团称胰岛，胰腺的内分泌功能由胰岛来完成。胰岛内的内分泌细胞主要包括 A 细胞、B 细胞、D 细胞、PP 细胞和 D_1 细胞，其中，A 细胞约占胰岛细胞的 20%，分泌胰高血糖素（glucagon）；B 细胞最多，占 60% ~ 75%，分泌胰岛素（insulin）；D 细胞约占 10%，分泌生长抑素（somatostatin，SS）；PP 细胞和 D_1 细胞很少，PP 细胞分泌胰多肽（pancreatic polypeptide，PP），D_1 细胞可能分泌血管活性肠肽（vasoactive intestinal peptide，VIP）。本节主要介绍胰岛素和胰高血糖素。

一、胰岛素

胰岛素是含 51 个氨基酸残基的小分子蛋白质。1965 年，我国科学工作者首先应用人工方法合成了具有高度生物活性的结晶牛胰岛素，为生物学和医学的发展做出了巨大贡献。

➤ 考点提示：胰岛素的生理作用及其分泌调节

（一）胰岛素的生理作用

胰岛素是促进合成代谢的重要激素，在维持血糖水平和代谢水平的稳定方面发挥着至关重要的作用。

1. 对糖代谢的调节　降低血糖是胰岛素最主要的生理效应。一方面胰岛素能促进全身组织对糖的摄取利用，促进肝糖原和肌糖原的合成和储存，促进葡萄糖转变为脂肪酸储存于脂肪组织中，使血糖的去路增加；同时胰岛素能抑制糖原的分解和糖异生，使糖的来源减少，从而降低血糖。

当胰岛素缺乏时，血糖水平升高，如果超过肾糖阈，可出现糖尿，引起糖尿病。糖尿病患者适当补充胰岛素，可使血糖降低维持正常水平，但如使用过量，则会引起低血糖，甚至导致休克。

2. 对脂肪代谢的调节　胰岛素对脂肪代谢的主要作用是促进脂肪的合成与储存，抑制脂肪的分解。胰岛素能促进肝合成脂肪酸，并将合成的脂肪酸通过血液运至脂肪细胞进行储存；促进葡糖糖进入脂肪细胞，转变为脂肪酸和 α- 甘油磷酸，然后形成三酰甘油储存于脂肪细胞内；抑制脂肪酶的活性，减少脂肪的分解和利用。

3. 对蛋白质代谢的调节　胰岛素能促进蛋白质的合成，抑制蛋白质的分解。胰岛素可促进氨基酸进入细胞内；促进 DNA 的转录和 RNA 的合成；增强核糖体的功能，通过多方面作用促进蛋白质的合成。胰岛素还可减少蛋白质的分解。因此，胰岛素也有促进机体生长的作用，但胰岛素需要和生长激素协同才能发挥这种作用，胰岛素单独作用促生长效应不明显。

知识链接

胰岛素与糖尿病

糖尿病是由于胰岛素分泌或作用缺陷所引起的一组以血糖水平增高为特征的代谢性疾病。其典型临床表现常被描述为"三多一少"，即多尿、多饮、多食和体重减轻。按国际通用标准，糖尿病分四种类型：1型糖尿病、2型糖尿病、其他类型糖尿病和妊娠期糖尿病。糖尿病病因和发病机制尚未阐明，胰岛素的合成、分泌、运输、与特异受体结合和引发靶细胞效应过程的任何环节异常均可导致糖尿病。1型糖尿病是胰岛B细胞破坏，胰岛素缺乏。2型糖尿病是从胰岛素抵抗为主到胰岛素分泌不足为主。糖尿病发病率日趋增加，已经成为继心血管疾病和肿瘤之后的第三大非传染性疾病。据调查显示，我国糖尿病发病率高达9.7%，糖尿病患者接近一个亿，发病人口居世界首位。

（二）胰岛素的分泌调节

1. 血糖水平　血糖水平是调节胰岛素分泌的最重要的因素。胰岛B细胞对血糖浓度的变化非常敏感，正常人空腹时，胰岛素分泌甚少，当血糖水平升高时，胰岛素分泌增多，从而使血糖降低。而当血糖恢复至正常时，胰岛素的分泌也快速降至基础水平，通过这种负反馈调节，使血糖水平保持相对稳定。

2. 其他激素　胰岛素的分泌还受到其他许多激素的调节。促胃液素、缩胆囊素、促胰液素和抑胃肽等胃肠激素均可促进胰岛素的分泌。生长激素、甲状腺激素和糖皮质激素能升高血糖，从而间接促进胰岛素的分泌。胰岛内A细胞分泌胰高血糖素可直接和间接促进胰岛素分泌。肾上腺素和生长抑素则抑制胰岛素的分泌。

3. 神经调节　胰岛受副交感神经和交感神经的双重支配。迷走神经兴奋，可促进胰岛素的分泌。交感神经兴奋对胰岛素的分泌以抑制为主。

二、胰高血糖素

胰高血糖素由胰岛A细胞分泌，是由29个氨基酸构成的多肽。

（一）胰高血糖素的生理作用

胰高血糖素是促进分解代谢的激素。胰高血糖素可促进肝糖原的分解，促进糖异生，从而使血糖升高。胰高血糖素能增强脂肪酶的活性，促进脂肪分解，加强脂肪酸的氧化使酮体生成增加。胰高血糖素还能促进蛋白质分解为糖异生提供原料，并抑制蛋白质的合成。

（二）胰高血糖素的分泌调节

1. 血糖和氨基酸水平　血糖水平是调节胰高血糖素分泌的主要因素。当血糖浓度降低时，能促进胰高血糖素分泌；反之则分泌减少。饥饿可促进胰高血糖素的分泌，从而升高血糖，有利于保证脑的能量供应。血中氨基酸浓度升高既可促进胰岛素分泌，又可促进胰高血糖素的分泌，防止胰岛素过多引起的低血糖。

2. 其他激素　胰岛素和生长抑素可直接抑制胰岛A细胞分泌胰高血糖素，胰岛素也可通过降低血糖间接刺激胰高血糖素分泌。促胃液素和缩胆囊素可促进胰高血糖素的分泌，促胰液素则抑制其分泌。

3. 神经调节　交感神经兴奋促进胰高血糖素的分泌，迷走神经兴奋则抑制其分泌。

第六节　甲状旁腺激素、降钙素和维生素 D₃

甲状旁腺分泌的甲状旁腺激素、甲状腺 C 细胞分泌的降钙素以及皮肤、肝、肾等器官协同生成的维生素 D₃ 是机体调节钙磷代谢的三种主要激素，对于维持血钙和血磷水平的稳定具有重要的意义。而血钙的稳定是保证肌肉收缩、骨代谢、腺体分泌、血液凝固等多种生理功能正常完成的重要条件。

一、甲状旁腺激素

甲状旁腺位于甲状腺侧叶的后缘。甲状旁腺激素（parathyroid hormone，PTH）是由甲状旁腺主细胞分泌的。

➢ 考点提示：甲状旁腺激素的生理作用

（一）甲状旁腺激素的生理作用

甲状旁腺激素的主要作用是升高血钙、降低血磷，是维持血钙稳定最重要的激素。实验中，切除动物双侧甲状旁腺，动物血钙水平逐渐下降，出现低钙抽搐，严重情况下导致动物死亡。临床上甲状腺手术时，如误切甲状旁腺，也会由于低血钙造成严重后果。甲状旁腺激素的生理作用主要通过对肾和骨的调节来实现。

1. 对肾的作用　甲状旁腺激素可促进肾小管对钙的重吸收，减少钙的排出，从而使血钙升高。同时，抑制磷在近端小管的重吸收，增加磷的排出，使血磷降低。

2. 对骨的作用　骨是人体最大的储钙库，体内 99% 的钙以磷酸盐的形式贮存于骨组织中，骨钙和血钙可通过成骨与破骨过程相互转化以维持动态平衡。甲状旁腺激素可动员骨钙入血，使血钙升高。其作用包括两个时相，即快速效应和延迟效应。快速效应在甲状旁腺激素作用后几分钟产生，甲状旁腺激素使骨细胞膜对 Ca^{2+} 通透性增大，骨液中的 Ca^{2+} 进入细胞内，甲状旁腺激素还能增强钙泵的活性，通过钙泵的活动将细胞内的 Ca^{2+} 泵出至细胞外液，使血钙迅速升高。延迟效应在甲状旁腺激素作用后 12 ～ 14 h 出现，经数天至数周达高峰。其产生原因是由于甲状旁腺激素增强破骨细胞的活动，使骨质分解，骨中钙、磷释放入血，血钙升高。所以，甲状旁腺激素分泌过多可造成骨质疏松。

（二）甲状旁腺激素的分泌调节

1. 血钙水平的调节　甲状旁腺激素主要受血钙浓度的调节，血钙浓度稍有降低，即可刺激甲状旁腺主细胞分泌甲状旁腺激素，通过甲状旁腺激素的作用使血钙回升。当血钙浓度降低时，甲状旁腺激素分泌减少。故长期低血钙会导致甲状旁腺增生，而长期高血钙则导致甲状旁腺萎缩。

2. 其他因素的调节　血磷升高可使甲状旁腺激素分泌增多，血镁降低也可促进甲状旁腺激素的分泌。

二、降钙素

甲状腺滤泡旁细胞又称甲状腺 C 细胞，分泌降钙素（calcitonin，CT）。降钙素是含 32 个氨基酸残基的多肽类激素。

➢ 考点提示：降钙素的生理作用

（一）降钙素的生理作用

降钙素的生理作用是降低血钙和降低血磷。其靶器官主要是骨和肾。

1. 对骨的作用　降钙素可抑制破骨细胞的活动，使溶骨过程减弱，增强成骨过程，促使钙磷在骨组织中的沉积，从而使血钙、血磷降低。成人降钙素的这种作用很弱，因为血钙的降低会导致甲状旁腺激素的分泌增加，从而使血钙升高。但在儿童，降钙素降低血钙的作用对于骨骼的发育具有重要意义，儿童骨更新快，每天破骨细胞通过溶骨释放 5 g 以上的钙进入细胞外液，降钙素促使这些钙沉积于骨，有利于骨骼的生长。

2. 对肾的作用　降钙素可抑制肾小管对钙、磷、钠和氯等离子的重吸收，使其排出增多，引起血钙和血磷降低。

（二）降钙素的分泌调节

降钙素的分泌主要受血钙浓度的调节，当血钙浓度升高时，降钙素分泌增多，反之，降钙素分泌减少。此外，胃泌素、促胰液素、缩胆囊素等胃肠激素也可刺激降钙素的分泌。

三、维生素 D_3

维生素 D_3 也称为胆钙化醇（cholecalciferol），是胆固醇的衍生物，有多种活性形式，其中发挥作用的主要形式是 1,25- 二羟维生素 D_3。维生素 D_3 不是由内分泌细胞合成的，体内维生素 D_3 主要是由皮肤中的 7- 脱氢胆固醇经紫外线照射转化而来，也可以由动物性食物中直接摄取。维生素 D_3 在肝内经 25- 羟化酶作用转化为 25- 二羟维生素 D_3,25- 二羟维生素 D_3 又在肾 1α- 羟化酶作用下，转化为 1,25- 二羟维生素 D_3。

1,25- 二羟维生素 D_3 的生理作用是升高血钙和血磷，主要通过对小肠、骨和肾的作用而实现。

1. 对小肠的作用　1,25- 二羟维生素 D_3 能促进小肠黏膜对钙的吸收，同时也能促进对磷的吸收，从而升高血钙和血磷。

2. 对骨的作用　1,25- 二羟维生素 D_3 一方面可使破骨细胞数量增多，从而增强溶骨过程，促进钙、磷释放进入血液；另一方面也可增强成骨细胞的活动，促使钙、磷沉积于骨骼。但总的效应是使血钙升高。

3. 对肾的作用　1,25- 二羟维生素 D_3 能促进肾小管对钙、磷的重吸收，升高血钙和血磷。

> ➢ 考点提示：维生素 D_3 的生理作用

 案例讨论 11-1

某患者，女，45 岁，口渴、多饮、多尿 1 个月余，日饮水量 6000 ～ 8000 ml，尿量与之相当，尿比重 1.010，体重无减轻，查空腹血糖 4.15 mmol/L。禁水试验后，尿量无减少，比重无变化。

请分析：

1. 该患者可能是什么疾病，禁水试验的原理是什么？

2. 可通过注射何种激素进行进一步的诊断？

案例讨论 11-2

　　某患者由于患自身免疫性溶血性贫血长期使用糖皮质激素，患者出现满月脸、向心性肥胖、血糖升高、血压升高等症状。

　　请分析：

　　该患者为何出现这些症状？能否立即停药？为什么？

案例讨论 11-3

　　某患者，女，45岁，因背部突然疼痛而就医。2年内体重增加约25 kg，伴有肌肉无力，注意力不集中，睡眠质量差等症状，月经不规则。体格检查：BP 169/105 mmHg；体重 85 kg；身体较胖，脸部、项背部及躯干部脂肪堆积，四肢消瘦，皮肤变薄，腹部有大块紫斑，上唇及皮肤长毛。实验室检查：空腹血糖 9.99 mmol/L。血皮质醇升高，尿 17-酮类固酮增多。其他检查：X 线检查显示第三腰椎压缩性骨折，脊柱骨质疏松。CT 检查显示左侧肾上腺区有一肿物。

　　初步诊断：肾上腺皮质瘤；库欣综合征。

　　请分析：

　　1．试用肾上腺皮质激素的生物学作用分析该患者产生上述临床症状的原因。

　　2．试用肾上腺皮质激素的生物学作用分析该患者为什么出现空腹血糖水平升高。

自测题

一、选择题

1．对脑和长骨的发育最为重要的激素是
A．生长激素
B．甲状腺激素
C．雄激素
D．雌激素
E．甲状旁腺激素

2．糖皮质激素
A．促进葡萄糖的利用
B．减少红细胞和淋巴细胞的数目
C．促进脂肪的分解
D．促进肌肉组织蛋白质分解
E．降低机体抗伤害刺激的能力

3．男性腺分泌的激素属于
A．肽类激素
B．氨基酸
C．糖蛋白
D．儿茶酚胺
E．类固醇

4．地方性甲状腺肿的主要原因是食物中长期缺乏
A．碘
B．锌
C．钙
D．硒
E．铁

5．长期应用糖皮质激素治疗，停药时应注意
A．检查患者血细胞
B．了解胃黏膜有无损伤
C．补充蛋白质
D．服用抗糖皮质激素药物
E．逐次减量停药

6．使基础代谢率增高的主要激素是
A．糖皮质激素
B．肾上腺素
C．雌激素

D．甲状腺激素　　　　　　　　　　　　　E．甲状旁腺激素

二、名词解释

1．激素　2．允许作用　3．促垂体区　4．下丘脑调节肽　5．碘阻滞效应　6．应激反应

三、问答题

1．简述激素在体内作用的一般特征。

2．简述胰岛素的生理作用。

3．简述呆小症与侏儒症产生的原因。

4．肾上腺皮质主要分泌哪些激素？

5．试述糖皮质激素对血细胞的作用。

（杨　坦）

第十二章

生　殖

第十二章数字资源

思政之光

学习目标

通过本章内容的学习，学生应能够：

识记：

1. 说出雄激素、雌激素和孕激素的生理作用。
2. 说出月经及月经周期的概念。

理解：

1. 总结睾丸的生精过程。
2. 总结卵巢生卵过程和排卵。
3. 解释月经周期中子宫内膜的周期性变化与形成机制。
4. 总结胎盘分泌的激素。

运用：

做好国家生育三胎政策宣传，理解放开生育政策的社会意义。

案例导入

江某，女，27岁，2年前结婚，婚后夫妻生活正常，未避孕，未孕。患者平时月经周期规律，6 / 20 ～ 26。今门诊以"原发性不孕"诊断收住入院。妇科检查无明显异常，辅助检查：B超提示双侧卵巢声像图改变，考虑卵巢多囊样改变。

入院诊断：1. 原发不孕；2. 多囊卵巢。

【思考】

1. 医生诊断江某主要是什么疾病？

2. 作为医务工作人员，要知道江某疾病诊断依据是什么。江某身体的哪些生理指标属于异常？

3. 江某的诊疗计划有哪些？

生物体生长发育成熟后，能够产生与自己相似子代个体的过程称为生殖（reproduction）。生殖是生物延续和种系繁殖的重要生命活动，也是生命活动的基本特征之一。人类生殖过程是通过两性个体共同完成，它包括生殖细胞（精子和卵子）的形成、受精、着床、胚胎发育、分娩和哺乳等环节。

生殖功能由生殖系统完成，生殖器官包括主性器官和附性器官。男性和女性在生殖器官结构方面的差异也是性别最根本的标志称为主性征；从青春期开始会出现一系列与性别有关的特征称为副性征，男性表现胡须生长、嗓音低沉、喉结突出、骨骼粗壮等，女性表现乳腺发育、音调较高、骨盆宽大、皮下脂肪丰富等。

第一节　男性生殖

男性主性器官为睾丸，睾丸具有生成精子和内分泌功能。附性器官包括附睾、输精管、精囊腺、前列腺、尿道球腺、阴茎等，具有完成精子的成熟、贮存、运输等功能。本节主要介绍青春发育期后睾丸的功能及功能调节。

一、睾丸的功能

（一）睾丸的生精作用

睾丸实质由睾丸小叶组成，睾丸小叶内有曲细精管和间质细胞。曲细精管是雄性生殖细胞发生和发育成熟的部位。原始的生精细胞为精原细胞，紧贴于曲细精管的基膜上。睾丸的生精作用就是精原细胞发育为成熟精子的过程。在腺垂体促性腺激素的作用下，从青春期开始，精原细胞开始分阶段发育形成精子。其过程为：精原细胞→初级精母细胞→次级精母细胞→精子细胞→精子（图 12-1）。整个生精过程平均两个半月。在精子生成的过程中，各级生精细胞周围的支持细胞构成了特殊的"微环境"，为生精细胞的发育成熟提供各种必要的物质，起着营养、保护和支持作用。正常情况下，精子的生成与存活需要适宜的温度，比正常体温低 1 ~ 2 ℃。阴囊内温度比腹腔内温度约低 2 ℃，适宜精子的生成。胚胎发育期，由于各种原因睾丸停留在腹腔或腹股沟内，不能正常下降到阴囊内（隐睾症），而腹腔内的温度较高，会导致精子发育异常，是男性不育的原因之一。

新生的精子本身并没有运动能力，而是靠小管外周肌样细胞的收缩和管腔液移动被运送到附睾内。在附睾内停留 18 ~ 24 h 后，进一步发育成熟并获得运动能力。成熟的精子形状像蝌蚪，分为头部和尾部两部分，头部顶体内有多种水解酶，在受精中发挥重要作用；尾部能使精子快速向前运动。

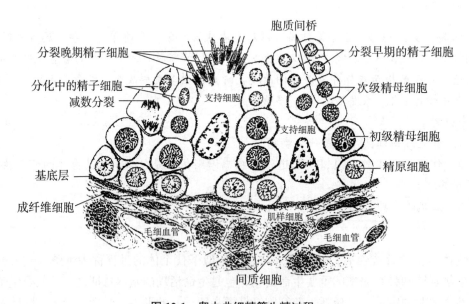

图 12-1　睾丸曲细精管生精过程

在性活动过程中，通过输精管的蠕动，精子被移送到阴茎根部的尿道内，并与附睾、精囊腺、前列腺和尿道球腺分泌的液体混合形成精液，在性高潮时射出体外。正常男子每次射出精液 3 ~ 6 ml，每毫升精液中含有 2000 万至 4 亿个精子，若每毫升少于 2000 万个精子则不易使卵子受精。

知识链接

男性不育症

男性不育症是指夫妇婚后同居二年以上，未采取任何避孕措施，由于男方原因而造成女方未怀孕。临床上把男性不育分为性功能障碍和性功能正常两类，后者依据精液分析结果可进一步分为无精子症、少精子症、弱精子症、精子无力症和精子数正常性不育。男性不育症的病因很复杂，归纳如下：①染色体异常；②睾丸生精功能异常；③精子结构异常；④生殖道感染；⑤输精管道梗阻；⑥免疫性疾病；⑦男性性功能障碍如阳痿、早泄；⑧内分泌疾病。

生精细胞增殖十分活跃，双侧睾丸每天约生成上亿个精子。男性在 45 岁以后，由于曲细精管萎缩，生精功能开始减退。生精功能易受放射线、酒精和药物等理化因素的影响，从而导致精子畸形或功能障碍。

（二）睾丸的内分泌功能

睾丸分泌的激素主要有两种：间质细胞分泌雄激素（androgen），支持细胞分泌抑制素（inhibin）。

➤ 考点提示：雄激素及其生理作用

------

1. 睾酮的生理作用　睾丸间质细胞分泌雄激素，主要是睾酮（testosterone）。正常情况下，20～50 岁的男性血液中睾酮浓度最高，此后随着年龄的逐渐增长而减少。睾酮的主要作用有：

（1）促进男性附性器官的发育：睾酮能促进前列腺、阴茎、阴囊、尿道等附性器官的生长和发育。

（2）维持生精作用：睾酮从间质细胞分泌后，经支持细胞进入曲细精管，与生精细胞相对应的受体结合，从而促进精子的生成。

（3）促进男性副性征的出现并维持其正常状态：睾酮能促进青春期男性副性征的出现，如胡须生长、嗓音低沉、喉结突出、骨骼粗壮、肌肉发达、毛发呈男性型分布等，这些表现在睾酮作用下产生并维持正常状态。睾酮还有维持正常性欲的功能。

（4）对代谢的影响：睾酮能促进蛋白质合成，特别是促进肌肉、骨骼、肾等器官的蛋白质合成，抑制蛋白质分解；促进骨骼生长与钙磷沉积，加速机体生长；参与调节水和电解质的代谢，有利于水和钠在体内潴留。此外，睾酮还能促进肾合成促红细胞生成素，促进红细胞生成。

2. 抑制素的生理作用　睾丸支持细胞分泌抑制素，抑制素是一种糖蛋白激素。抑制素生理作用是抑制腺垂体卵泡刺激素（FSH）的合成和分泌，但生理剂量的抑制素对黄体生成素（LH）的分泌无明显影响。

二、睾丸功能的调节

睾丸的生精功能和内分泌功能均受到下丘脑 - 腺垂体的调节，下丘脑、腺垂体、睾丸在功能上密切联系，构成了下丘脑 - 腺垂体 - 睾丸轴调节系统（图 12-2）。睾丸分泌的激素又对下丘脑和腺垂体进行负反馈调节，从而维持生精功能和各种激素浓度的相对稳定。

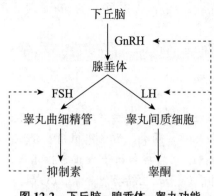

图 12-2　下丘脑 - 腺垂体 - 睾丸功能
调节轴

（一）下丘脑 - 腺垂体对睾丸活动的调节

下丘脑通过合成和释放促性腺激素释放激素（GnRH），经垂体门脉系统到达腺垂体，调节腺垂体分泌卵泡刺激素（FSH）和黄体生成素（LH），从而影响睾丸的功能（图 12-2）。FSH 通过对曲细精管的作用，影响精子生成。LH 主要作用于睾丸间质细胞，调节睾酮的合成和释放，间接促进生精过程。

（二）睾酮对下丘脑 - 腺垂体的反馈调节

当血液中睾酮浓度升高到一定水平时，可作用于下丘脑，反馈性抑制 GnRH 分泌，从而抑制腺垂体 LH 的分泌，使血中睾酮浓度维持相对稳定。同时，支持细胞分泌的抑制素对腺垂体 FSH 的分泌也有负反馈调节作用，从而保证睾丸生精功能的正常进行。

第二节　女性生殖

女性主性器官是卵巢，具有生卵作用和内分泌功能。附性器官包括输卵管、子宫、阴道及外阴等，具有接纳精子、运输精子和卵子、妊娠与分娩等。

一、卵巢的功能

（一）卵巢的生卵作用

两侧卵巢是卵子生成的场所，卵巢内的原始卵泡发育成卵子。新生儿期卵巢内大约有 200 万个未发育的原始卵泡，青春期含有 30 万 ~ 40 万个，绝经期仅存几百个。每个原始卵泡由一个卵母细胞和包绕在其周围的卵泡细胞组成。从青春期开始，在腺垂体促性腺激素的作用下，每月有 15 ~ 20 个卵泡同时开始生长发育，但一般只有一个优势卵泡发育成熟，并排出其中的卵细胞，称为成熟卵泡（图 12-3）。在卵泡成熟的过程中，卵泡细胞可向卵泡腔中分泌卵泡液，其中含有高浓度的雌激素。卵泡成熟后破裂，卵细胞、透明带、放射冠及卵泡液一同排入腹腔，称为排卵（ovulation）。排出的卵细胞被输卵管伞部摄取，并送入输卵管中。生育期的女性，除妊娠期外，卵巢平均约 28 天排卵一次，左右卵巢交替排卵，每次一般只排出一个卵子，正常女性一生中排出 400 ~ 500 个。排卵后，卵泡壁内陷，残存的卵泡形成黄体。黄体内

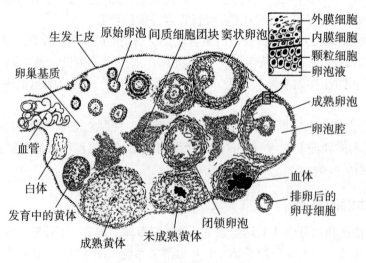

图 12-3　卵巢生卵过程示意图

的内膜细胞和颗粒细胞增生，并分泌大量的孕激素，同时雌激素分泌也增加。若排出的卵细胞未受精，在排卵后 10 天左右黄体开始退化、变性、纤维化而转变成白体，并逐渐萎缩、溶解，此期的黄体称为月经黄体。卵子若受精，在胎盘分泌的人绒毛膜促性腺激素作用下，黄体继续长大并维持一定时间，发育成为妊娠黄体。妊娠黄体释放大量雌、孕激素以维持妊娠。

（二）卵巢的内分泌功能

卵巢主要分泌雌激素和孕激素，此外还能分泌少量雄激素和抑制素。

> 考点提示：雌激素及其生理作用

----

1. 雌激素　排卵前卵泡分泌雌激素（estrogen），排卵后黄体分泌雌激素，妊娠后黄体及胎盘均能分泌雌激素。人体内的雌激素包括雌二醇（estradiol，E_2）、雌酮和雌三醇，其中雌二醇的分泌量大且活性最强。雌激素是由卵泡的内膜细胞和颗粒细胞共同合成的。

雌激素的主要生理作用：

（1）促进生殖器官发育：①雌激素可协同 FSH 促进卵泡发育并诱导和促进排卵，为卵泡发育、成熟、排卵不可缺少的因素；②促进子宫发育，使子宫内膜及血管腺体增生，增加宫颈腺的分泌，使子宫颈分泌大量清亮稀薄的黏液，有利于精子的穿行；③增强输卵管的运动，有利于精子与卵子的运行；④促进阴道上皮细胞增生和角化，合成大量的糖原，糖原分解使阴道分泌物呈酸性（pH 4～5），可增强阴道的抗菌能力。

（2）促进并维持副性征：雌激素能促进乳腺导管和结缔组织增生，促使乳腺发育，并使全身脂肪主要沉积于乳腺、臀部等部位，还具有使骨盆宽大、声调变高和毛发分布呈女性特征等作用。

（3）对代谢的影响：雌激素能增强成骨细胞的活动，加速骨的生长和钙盐沉着，促进肌肉蛋白质合成，促进青春期生长发育；雌激素促进脂肪合成，加速胆固醇的降解和排泄，能降低血浆低密度脂蛋白含量，对减轻动脉粥样硬化有一定作用。雌激素还可促进醛固酮的分泌，使肾小管对水和钠重吸收增加，引起水肿。

2. 孕激素　孕激素（progestogen，P）主要由月经黄体、妊娠黄体和胎盘分泌，以孕酮（progesterone，P）作用最强。孕激素通常是在雌激素作用的基础上发挥作用的，其主要生理作用：

（1）对子宫的作用：孕激素使增殖期的子宫内膜进一步增厚并进入分泌期，为受精卵着床提供适宜环境；减少宫颈腺黏液的分泌量，使黏液少而稠，阻止精子的穿透；能降低子宫平滑肌对各种刺激的敏感性，抑制子宫收缩，保持胚胎有较"安静"的环境，故有安胎作用；还可抑制母体对胚胎的排异作用。妊娠期若黄体功能不足缺乏孕激素时，有可能发生早期流产，故临床上常用黄体酮治疗先兆流产。

（2）对乳腺的作用：在雌激素作用的基础上，孕激素能促使乳腺腺泡与导管的发育，为分娩后泌乳创造条件。

（3）产热作用：孕激素能促进机体产热，并使基础体温在排卵后升高 0.2～0.5 ℃，在黄体期一直维持在此水平。所以临床上常用测定基础体温的变化作为判定排卵日期的标志之一。

（4）对平滑肌的作用：孕激素能降低血管和消化道平滑肌的紧张性。在妊娠期，由于孕激素浓度较高，因此孕妇易发生静脉曲张、便秘和痔疮等。

> 考点提示：孕激素及其生理作用

（伍爱荣）

二、月经周期

女性在青春期，随着卵巢功能的周期性变化，在卵巢分泌激素的作用下，子宫内膜出现周期性剥落、出血，这种现象称为月经（menstruation）。将以月经为特征的这种周期性变化称为月经周期（menstrual cycle），一般指两次月经第一天之间的时机。

月经周期的长短因人而异，一般为 20 ~ 40 天，平均 28 天。通常将阴道开始流血的一天作为月经周期的第一天。根据子宫内膜的周期性变化将月经周期分为三期：月经期、增殖期和分泌期（图 12-4）。也可根据月经周期中卵巢周期性变化，将月经周期分为排卵之前的卵泡期和排卵后的黄体期两个阶段。

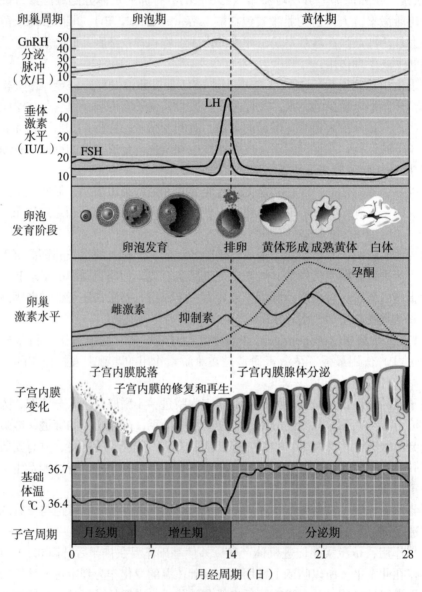

图 12-4 月经周期形成机制示意图

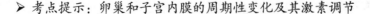

➤ 考点提示：卵巢和子宫内膜的周期性变化及其激素调节

1. 增殖期　从上次月经停止之日起到卵巢排卵之日，相当于月经周期的第 5 ~ 14 天，历时约 10 天，这段时间称为增殖期，亦称为卵泡期或排卵前期。本期的特点是子宫内膜显著地增殖。此期，卵巢中的卵泡处于发育和成熟阶段，并不断分泌雌激素。雌激素能使月经后的子宫内膜修复增殖，其中的血管、腺体增生，但腺体尚不分泌。因此，增殖期是雌激素作用于子宫内膜的结果。卵泡到此期末发育成熟并排卵。临床上常根据 B 超检查所显示的子宫内膜厚度及是否出现"三线征"判断内膜增生情况。

2. 分泌期　从排卵日起到月经到来日止，相当于月经周期的第 15 ～ 28 天。历时约 13 ～ 14 天，这段时间称为分泌期，又称黄体期或排卵后期。本期的主要特点是子宫内膜的腺体出现分泌现象。排卵后残留卵泡形成的黄体分泌大量孕激素和雌激素。在高水平雌、孕激素的共同作用下，子宫内膜进一步增生变厚，血管扩张充血，腺体进一步生长、弯曲并开始分泌富含糖原的黏液，为受精卵着床做好准备。月经周期的第 16 天到第 19 天为着床窗口期，这时的内膜具备对囊胚的接受性，因此，在实施体外受精 - 胚胎移植时，胚胎的移植必须在这段时间实施。黄体期的时间长度相对稳定，因此临床上常将月经来潮前的第 14 天推算为排卵日。

3. 月经期　月经周期的第 1 ～ 4 天，从子宫内膜开始剥落出血到结束，正常情况下一般持续 3 ～ 5 天。本期的主要特点是子宫内膜脱落、阴道出血。如排卵后没有发生受精、着床，则黄体萎缩退化成为白体，不再分泌雌激素和孕激素，导致血中雌、孕激素水平迅速降低。由于子宫内膜得不到足够的雌、孕激素的支持，为子宫内膜供血的螺旋动脉发生痉挛性收缩，造成子宫内膜缺血、变性、坏死，进而脱落、出血，进入月经期。出血量 20 ～ 100 ml，平均 50 ml，脱落的子宫内膜混于月经血中。月经血色暗红，因其含有丰富的纤溶酶，故经血不易凝固。月经时子宫肌层收缩有助于月经血从子宫腔排出，可致腹部稍有不适。如果经血排出不畅，引发较明显的腹痛，即为痛经。

三、月经周期的调节

月经周期中卵巢和子宫内膜的周期性变化，与血液中 GnRH、FSH、LH 及卵巢激素的周期性变化有密切的联系。月经周期的各种变化是在下丘脑 - 腺垂体 - 卵巢轴的调控下完成的。

1. 增殖期的形成　青春期前，下丘脑、腺垂体发育尚未成熟，GnRH 分泌量很少，腺垂体 FSH、LH 分泌极少，不足以引起卵巢和子宫内膜的周期性变化。随着青春期的到来，下丘脑发育逐渐成熟，下丘脑分泌的 GnRH 增多，使腺垂体分泌 FSH 和 LH 也增多，FSH 促使卵泡生长发育成熟，并与 LH 配合，使卵泡分泌雌激素。在雌激素的作用下，子宫内膜发生增殖期的变化。在增殖期末，约相当于排卵前一天左右，雌激素水平大幅度升高出现第一次高峰，通过正反馈作用使 GnRH 分泌进一步增加，进而使 FSH 和 LH 分泌增加，尤其以 LH 分泌增加更为明显，形成 LH 高峰。一般在 LH 峰值出现后 16 ～ 24 h 排卵。临床上如需要实施人工授精（通过人工的方法将精子置于女性生殖道内），应根据 LH 峰或人工给予 hCG 后的排卵时间及卵子存活的时间选择适当的手术时机。

2. 分泌期和月经期的形成　排卵后的黄体期，雌激素分泌先有一过性下降，随着 LH 作用下黄体的发育，分泌孕、雌激素增加，尤以孕激素增加更为明显。一般在排卵后 7 ～ 8 天形成雌激素的第二次高峰及孕激素分泌峰。大量孕激素的作用使子宫内膜发生分泌期变化。同时，由于此期内雌、孕激素水平较高，对下丘脑和腺垂体产生负反馈抑制，致使 GnRH、FSH 和 LH 分泌逐渐减少。若未受精，在排卵后第 9 ～ 10 天黄体开始退化，到月经周期的第 28 天完全退化成为白体，不再分泌雌激素和孕激素。对腺垂体的负反馈作用减弱，FSH 和 LH 分泌又开始增加，于是进入下一个周期。如有受精卵着床，早期胚泡和胎盘分泌的人绒毛膜促性腺激素可接替 LH，使卵巢中的黄体变成妊娠黄体，继续分泌雌、孕激素，妊娠得以维持而不出现月经。

在月经周期的形成过程中，子宫内膜的周期性变化是卵巢分泌的激素引起的。其中，增殖期的变化主要是雌激素的作用所致，分泌期的变化是雌激素和孕激素共同作用的结果，月经期的出现是由于子宫内膜失去雌激素和孕激素的支持所致。卵巢的周期性变化，则是在大脑皮质控制下由下丘脑、腺垂体调节的结果。因此，月经周期易受社会和心理因素的影响。强烈的精神刺激，急剧的环境变化以及体内其他系统的严重疾病，往往会引起月经失调。

 知识链接

月经失调

月经失调又称月经紊乱，是临床上一些妇科病最常见的症状之一，青春期女性发病率尤其高。主要表现为月经周期、持续时间或出血量的异常，或是月经前、经期时的腹痛及全身症状（腰酸、乳房胀痛、易怒、恶心、呕吐、出汗等）。导致月经失调的原因主要有：①神经内分泌功能失调，主要指下丘脑 - 垂体 - 卵巢轴功能紊乱，即月经病，如功能失调性子宫出血、闭经、多囊卵巢综合征、垂体瘤、痛经、经前期紧张综合征等。②器质性病变或功能失常。许多全身性疾病，如血液病、原发性高血压、肝病、内分泌疾病、流产、宫内节育器避孕、宫外孕、葡萄胎、生殖道感染、肿瘤（如卵巢肿瘤、子宫肌瘤）等，均可引起月经失调。③某些药物的使用，如抗精神病药、内分泌药物或紧急避孕药等。④其他因素，如精神紧张、营养不良、环境及气候骤变、饮食紊乱、过度运动、酗酒等。

四、妊娠

妊娠（pregnancy）是新个体产生的过程，是指在母体内胚胎的形成及胎儿的生长发育过程。包括受精、着床、妊娠的维持、胎儿的分娩。临床上，妊娠时间一般以最后一次月经的第一天算起，所以人类的妊娠时间为 280 天。如果以排卵开始计算，则人类的妊娠时间应为266 天。

（一）受精

受精（fertilization）是指精、卵识别，精子穿入卵子并与卵子相互融合的过程。正常情况下，受精的部位一般是在输卵管的壶腹部，一般在排卵后数小时发生，最长不超过 24 h。

1. 精子的运行　精子在女性生殖道内运行的过程较为复杂，需要穿过子宫颈和子宫腔，并沿输卵管运行相当长的一段距离，才能到达受精部位。精子运行的动力一方面依靠其自身尾部鞭毛的摆动，另一方面靠女性生殖道平滑肌的运动和输卵管纤毛的摆动。精液中含有很高浓度的前列腺素，可刺激子宫发生收缩，收缩后的松弛造成宫腔内负压，可把精子吸入宫腔。精子进入输卵管后，主要靠输卵管的蠕动，推动其由峡部运动至壶腹部。正常男性每次射出上亿个精子，但在经过女性生殖道的几个屏障后，只有极少数活动能力强的精子（一般不超过 200个）能达到受精部位，而最后一般只有一个精子与卵子受精。

2. 精子的获能　精子在女性生殖道内停留几个小时后，才能获得使卵子受精的能力，这一过程称为精子的获能。精子在附睾内虽然已经具备受精能力，但由于附睾和精浆中存在多种抑制精子功能的因子，妨碍了精子功能的发挥，而女性生殖道内，尤其是子宫和输卵管中，含有解除这种抑制作用的获能因子，因此，在正常情况下，精子只有进入女性生殖道以后，才能获得受精的能力。精子的获能也可在人工条件下实现。

3. 受精过程　卵子由卵泡排出后，很快被输卵管伞捕捉并运送至输卵管壶腹部。精子与卵子在女性生殖道中保持受精能力的时间很短，精子为 1 ～ 2 天，卵子仅为 6 ～ 24 h。受精过程是一种复杂的生物学变化过程。当精子与卵子相遇后，精子释放顶体酶，溶解卵子外周的放射冠及透明带，这一过程称为顶体反应。当精子进入卵细胞后，卵细胞表面立即发生变化，如产生某些物质，封锁透明带，使其他的精子难以再次进入。因此，到达受精部位的精子虽然有近百个，但一般只有一个精子能与卵子结合形成受精卵。

（二）着床

胚泡植入子宫内膜的过程，称为着床（implantation），也称为植入。包括定位、黏着和穿透三个阶段。受精卵在运行至子宫腔的途中，边移动边分裂。大约在排卵后的第 4 天抵达子宫腔，此时，受精卵已形成胚泡。胚泡在宫腔内游离 2 ～ 3 天后，吸附在子宫内膜上，并通过与子宫内膜的相互作用逐渐进入子宫内膜，于排卵后 10 ～ 13 天，胚泡被完全埋入子宫内膜中。着床成功的关键在于胚泡和子宫内膜的同步发育。

（三）胎盘分泌的激素及妊娠的维持

胎盘形成后，胎盘成为妊娠期一个重要的内分泌器官，大量分泌蛋白质激素、肽类激素和类固醇激素，使得妊娠能正常地维持。

1．人绒毛膜促性腺激素　人绒毛膜促性腺激素（human chorionic gonadotrophin，hCG）是早期胚泡和胎盘的合体滋养层细胞分泌的一种糖蛋白激素。其生理作用主要有：①与 LH 的作用相似，在妊娠早期刺激月经黄体转变成妊娠黄体，继续分泌雌激素和孕激素；②抑制淋巴细胞的活力，防止母体对胎儿产生排异反应，具有"安胎"的效应。

hCG 在受精后第 8 ～ 10 天就出现在母体血中，随后其浓度迅速升高，在妊娠 8 ～ 10 周达到高峰，然后又迅速下降，在妊娠 20 周左右降至较低水平并一直维持至分娩。由于 hCG 在妊娠早期即可出现在母体血中，并由尿中排出，因此，测定血或尿中的 hCG 的浓度是诊断早期妊娠的一个指标。

2．人胎盘催乳素（human placental lactogen，hPL）　又称人绒毛膜促生长激素（human chorionic somatomammotropin，hCS），是由胎盘绒毛组织的合体滋养层细胞分泌的一种单链多肽激素。虽然最初命名为人胎盘生乳素，事实上 hPL 几乎没有催乳作用，而主要是促进胎儿生长，因此又称为人绒毛膜促生长激素。其分泌量与胎盘的重量成正比，可作为检测胎盘功能的指标。

3．雌激素和孕激素　胎盘本身不能独立产生类固醇激素，需要从母体或胎儿得到前身物质，再加工合成雌激素和孕激素。妊娠 10 周左右，胎盘接替妊娠黄体开始分泌雌激素和孕激素，使妊娠得以维持。胎盘分泌的雌激素主要是雌三醇（E_3），由胎儿与胎盘共同参与合成。因此，临床检测母体尿中雌三醇的水平以反映胎儿在宫内的情况，如雌三醇突然降低，则预示胎儿危险或发生宫内死亡。雌激素可调控胎盘、子宫、乳腺和胎儿器官的生长。妊娠晚期，雌激素通过促进子宫的激活为分娩做好准备。胎盘分泌的孕酮，是维持妊娠期子宫处于静息状态的主要因素。

在整个妊娠期内，孕妇血液中雌激素和孕激素水平都保持在较高水平，对下丘脑 - 腺垂体系统起着负反馈作用，因此，卵巢内没有卵泡发育、成熟和排卵，妊娠期无月经出现。

五、分娩与授乳

分娩（parturition）是指胎儿和胎盘通过母体子宫和阴道排出体外的过程，是一个极其复杂的生理过程，子宫节律性收缩是分娩的主要动力。自然分娩的过程可分为三个产程：第一产程从规律的子宫收缩开始到子宫颈完全扩张，初产妇需 11 ～ 12 h；第二产程从胎儿由子宫腔经子宫颈和阴道排出体外，需持续 1 ～ 2 h；第三产程约 10 min，胎盘与子宫分离，胎盘、胎膜和脐带等妊娠附属物排出母体。妊娠末期，子宫平滑肌的兴奋性逐渐提高，最后出现强烈而有节律的收缩，驱使胎儿离开母体。分娩是一个正反馈的过程，分娩时，胎儿对子宫颈的刺激可反射性地引起催产素的释放，其可加强子宫肌的收缩，迫使胎儿对子宫颈刺激更强，如此反复，直到分娩过程完成为止。

妊娠后，由于催乳素、雌激素、孕激素分泌增加，乳腺导管进一步增生分支，腺泡增生发育，但尚不泌乳，其原因是血中雌、孕激素浓度过高，能抑制催乳素的泌乳作用。分娩后，由于胎盘的娩出，雌、孕激素浓度大大降低，对催乳素的抑制作用解除，乳腺开始泌乳。在哺乳过程中，婴儿吸吮乳头，可引起泌乳反射和射乳反射。

由哺乳引起的高浓度催乳素，对促性腺激素的分泌具有抑制作用。故在哺乳期间可出现月经暂停，一般为 4～6 个月，起到自然调节生育间隔的作用。

六、避孕

避孕（contraception）是指采用一定的方法使女性暂不受孕。理想的避孕方法应安全可靠，简便易行。一般通过控制以下环节达到避孕目的：①抑制精子或卵子的生成；②阻止精子与卵子相遇；③使女性生殖道内的微环境不利于精子的生存和活动；④使子宫内的环境不适于胚泡着床与生长等。如目前采用的女性全身性避孕药，为人工合成的高效能的雌激素和孕激素，可造成血液中雌激素、孕激素浓度明显升高，通过负反馈抑制下丘脑 - 腺垂体 - 卵巢轴的功能，从而抑制排卵；孕激素还可以使宫颈黏液黏稠度增加，不利于精子的通过。宫腔内放置避孕环，不利于胚泡着床，也可以达到避孕目的。男性常用安全套，既能达到避孕目的，又能预防性病。

 案例讨论 ···

患者，女，30 岁，未采取任何避孕措施，因月经周期不规律，结婚 3 年未孕就诊。该患者常规体格检查及一般血常规、尿常规等常规生理检查无异常。月经周期为 22～35 天，每次月经持续 3～5 天，经量适中，无痛经。妇科检查子宫大小正常，外生殖器形态正常。丈夫精液分析各项指标正常。

请分析：

1. 利用生理学知识分析该患者不孕的最可能的原因有哪些？
2. 根据以上分析，患者还需要做哪些检查来确定病因？

（韩维娜）

· 自测题 ·

一、选择题

1. 睾丸支持细胞的生理功能不包括
    A. 形成血精屏障
    B. 为生精细胞提供营养
    C. 支持生精细胞
    D. 产生雄激素
    E. 分泌抑制素
2. 下列不属于睾酮的生理作用是
    A. 促进蛋白质合成
    B. 减少性欲
    C. 促进精子生成
    D. 刺激男性副性征的出现

E. 刺激骨髓造血
3. 下列关于睾丸生理功能的叙述，正确的是
    A. 储存精子
    B. 促使精子成熟
    C. 输送精子
    D. 分泌雄激素
    E. 促进男性副性征出现
4. 灭活睾酮的器官是
    A. 肝
    B. 肾
    C. 肺

D. 靶组织细胞

E. 睾丸

5. 排卵后黄体分泌

　　A. 雌激素

　　B. 黄体生成素

　　C. 雌激素和孕激素

　　D. 孕激素

　　E. 雄激素

6. 关于孕激素的作用,下列哪项是错误的

　　A. 使子宫平滑肌活动减弱

　　B. 使子宫内膜呈增殖期变化

　　C. 促进能量代谢

　　D. 刺激乳腺腺泡发育

　　E. 促进子宫内膜呈分泌期变化

7. 雌激素对代谢的影响不包括

　　A. 增加肾小管对钠和水的重吸收,导致水钠潴留

　　B. 刺激成骨细胞活动,抑制破骨细胞活动

　　C. 降低血胆固醇水平

　　D. 升高血胆固醇水平

　　E. 促进肌肉蛋白质合成

8. 雌激素和孕激素作用的相同点是

　　A. 促进乳腺导管增生和延长

　　B. 使子宫内膜变厚

　　C. 使子宫输卵管平滑肌活动减弱

　　D. 减少宫颈黏液的分泌

　　E. 促进卵巢生长

9. 孕激素对子宫的生理作用是

　　A. 促进子宫内膜增厚和分泌

　　B. 提高子宫平滑肌的兴奋性

　　C. 提高子宫平滑肌对缩宫素的敏感性

　　D. 促进子宫颈分泌黏液

　　E. 促进输卵管的节律性收缩

10. 卵巢的描述下列错误的是

　　A. 对子宫内膜的变化是必需的

　　B. 从青春期开始卵泡开始发育

　　C. 每个月经周期中排出 15 ~ 20 个卵

　　D. 每月只有一个卵泡发育成熟并排卵

　　E. 卵巢位于卵巢窝内

11. 下列哪一种激素出现高峰是排卵的标志

　　A. FSH

　　B. 孕激素

　　C. 雌激素

　　D. LH

　　E. 促性腺激素

12. 女性月经周期中出现两次分泌高峰的激素是

　　A. 雌激素

　　B. 卵泡刺激素

　　C. 黄体生成素

　　D. 孕激素

　　E. hCG

13. 正常月经周期中雌激素出现第二次高峰的直接原因是

　　A. 雄激素的正反馈作用

　　B. 孕激素的正反馈作用

　　C. 催乳素的作用

　　D. 黄体生成素的作用

　　E. 卵泡刺激素的作用

14. 月经的产生是由于血液中哪种激素的浓度急剧下降所致

　　A. 生长激素

　　B. 雌激素和孕激素

　　C. 雌激素

　　D. 孕激素

　　E. 卵泡刺激素

15. 月经周期若按 28 天计算,排卵通常发生在

　　A. 第 8 天前后

　　B. 第 14 天前后

　　C. 第 20 天前后

　　D. 第 26 天前后

　　E. 第 10 天前后

16. 诊断早期妊娠需测定血或尿中的激素是

　　A. 孕激素

　　B. 雌激素

　　C. 卵泡刺激素

　　D. 人绒毛膜促性腺激素

　　E. 人绒毛膜促生长激素

17. 人绒毛膜促性腺激素的作用是

A．降低母体利用糖，将葡萄糖转给胎儿

B．在妊娠 8 ~ 10 周后继续维持妊娠

C．在妊娠 8 ~ 10 周内维持妊娠

D．增加淋巴细胞的活动，达到"安胎"效应

E．促进胎儿生长

18．妊娠时维持黄体功能的主要激素是

A．雌激素

B．孕酮

C．FSH

D．hCG

E．黄体生成素

二、名词解释

1．生殖　2．排卵　3．月经周期

三、问答题

1．简述睾酮有何生理作用?

2．卵巢分泌哪几种激素? 各有什么作用?

3．什么是月经周期? 月经周期中子宫内膜有哪些变化?

（伍爱荣　韩维娜）

中英文专业词汇索引

主要参考文献

1. 王庭槐. 生理学. 9 版. 北京：人民卫生出版社，2018.

2. 杨宏静. 生理学. 北京：人民卫生出版社，2016.

3. 彭波，杨宏静. 正常人体功能. 4 版. 北京：人民卫生出版社，2019.

4. 伍爱荣，廖发菊. 生理学基础. 3 版. 西安：第四军医大学出版社，2016.

5. 马晓健. 人体生理学. 2 版. 北京：北京大学医学出版社，2016.

6. 管又飞，朱进霞，罗自强. 医学生理学. 4 版. 北京：北京大学医学出版社，2018.

7. 朱文玉. 人体生理学. 4 版. 北京：北京大学医学出版社，2014.

8. 任传忠. 生理学. 北京：人民卫生出版社，2016.

9. 白波，王福青. 生理学. 7 版. 北京：人民卫生出版社，2017.

10. 彭波，曲丽辉，刘文彦. 正常人体功能. 4 版. 北京：人民卫生出版社，2019.

11. 杨桂染，周晓隆. 生理学. 北京：人民卫生出版社，2016.

12. 潘丽萍. 生理学. 2 版. 北京：人民卫生出版社，2011.

13. 彭波. 生理学. 2 版. 北京：人民卫生出版社，2010.